董 · 氏 · 针 · 灸 · 注 · 疏

董氏针灸注疏（第2版）

李红叶　王雄程　易聚虎　整理

刘毅　编著

U0335265

中国中医药出版社
·北　京·

图书在版编目（CIP）数据

董氏针灸注疏/刘毅编著；李红叶，王雄程，易聚虎整理. —2 版.
—北京：中国中医药出版社，2017.6 (2017.9重印)

ISBN 978 – 7 – 5132 – 4171 – 7

Ⅰ.①董… Ⅱ.①刘… ②李… ③王… ④易… Ⅲ.①针灸疗法 – 临
床应用 – 经验 – 中国 – 现代 Ⅳ.①R246

中国版本图书馆 CIP 数据核字（2017）第 093030 号

中国中医药出版社出版

北京市朝阳区北三环东路 28 号易亨大厦 16 层
邮政编码 100013
传真 010 64405750
北京市松源印刷有限公司印刷
各地新华书店经销

开本 710×1000 1/16 印张 19.5 彩插 1 字数 290 千字
2017 年 6 月第 2 版 2017 年 9 月第 2 次印刷
书 号 ISBN 978 – 7 – 5132 – 4171 – 7

定价 66.00 元
网址 www.cptcm.com

社 长 热 线 010 – 64405720
购 书 热 线 010 – 89535836
侵 权 打 假 010 – 64405753

微信服务号 zgzyycbs
微商城网址 https://kdt.im/LIdUGr
官方微博 http://e.weibo.com/cptcm
天猫旗舰店网址 https://zgzyycbs.tmall.com

如有印装质量问题请与本社出版部联系(010 64405510)

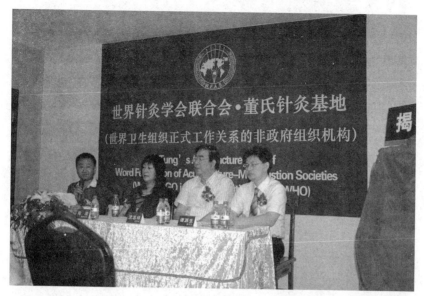

世界针灸学会联合会·董氏针灸基地揭牌仪式

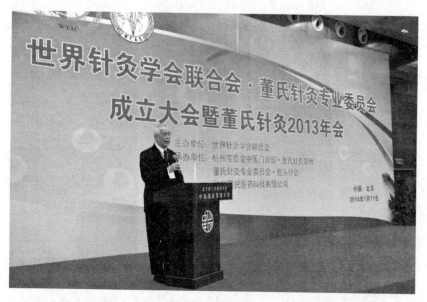

王全民先生在世界针灸学会联合会·董氏针灸专业委员会成立大会暨

董氏针灸 2013 年年会上发言

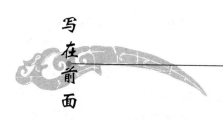

写在前面

本书初稿以 1968 年版《董氏针灸正经奇穴学》油印讲义为底本，为董氏针灸体系作注疏，深入剖析穴位命名、渊源及董氏针灸针道，穴道之后附上个人经验及诸位前辈用穴经验，以期更好地指导临床。今董氏针灸之镇山之宝重刻于大陆，使大陆爱好董氏针灸者受惠，并认识真正的董氏针灸，也是为董氏针灸在大陆的回归和传播做一点实事。1968年版《董氏针灸正经奇穴学》油印讲义原版，是本书的最大亮点。

"董公景昌医案语录注评 38 则"，以《内经》和《伤寒论》为基础，结合现代医学观点，选择从 1964 年到 1974 年跨越 10 年时间的 38则医案和语录进行分析和讲解，使读者亲身感受董公下针的风采。通过董公语录，使读者感受董公的教导，学习董氏针灸独门掌诊、下针的原则、注意事项及董门用针穴位加减变化之道。此乃本书的第二大亮点。

本书是笔者拜入董门后的第一部著作，记录了笔者认识董氏针灸和董氏奇穴的感受和学习历程。选择 8 篇文章，从 8 个不同的角度来认识和学习董氏针灸，从而让读者分享笔者学习董氏针灸的经验，体验笔者学习董氏针灸的心路历程。

恩师王全民先生乃董氏针灸第一代嫡传弟子，于 1973 年跟师于董公景昌先生。恩师宽宏儒雅，恩师的慈、恩师的俭、恩师的不敢为天下先的思想，深深地刻映在笔者的行事风格中，在做人、做学问方面，恩师是笔者永远追随的楷模。也承蒙恩师不弃，将董门绝学悉数传于笔者，笔者愿意为董氏针灸的发扬与回归，实实在在地做出自己的努力。感谢袁国本师伯为笔者的拙作题字写序，感谢袁师伯的鼓励与鞭策。同时也感谢杨维杰师伯，正是杨维杰师伯的存亡继绝、呕心沥血，打开了董氏针灸回归大陆之门。最后也感谢赖金雄师伯的高徒——廖裕仁师兄，引领我进入了董氏针灸之门。

本书初稿出来后，受到了大家的强烈关注，引起了激烈的讨论，也让一部分董针实践者理解了古董针的"董氏正经"理论和"五脏解部"体系，故而笔者在后期又重新投入精力，补充了1973年版《董氏针灸正经奇穴学》的穴道，在穴道后面附有"1973版增加"字样，以示区别，使读者在阅读过程中，能区分哪些是早期的穴道，哪些是后来增补的穴道。

笔者入门后，于2010年在杭州西湖区开办了大陆第一家董氏针灸临床基地——宝泰堂中医门诊部。2010年7月23日，国家中医药管理局国际合作司原司长、民间中医药开发协会会长、世界针灸学会联合会沈志祥秘书长，前往杭州宝泰堂门诊部，出席了世界针灸学会联合会董氏针灸基地揭牌仪式。

2014年1月11日，世界针灸学会联合会董氏针灸专业委员会成立大会暨董氏针灸2013年年会在北京隆重举行，来自世界各地的百余名专家学者与会，此次会议是国际针灸行业的一次盛会，标志着"董氏针灸海外盛行数十年回归大陆"。

董氏针灸专业委员会是在世界针灸学会联合会的领导下，由国家中医药管理局审核，民政部批准，于2013年8月27日正式注册成立的。王全民先生任董氏针灸专业委员会第一任主任，袁国本先生、计惠卿女士、于永林先生任副主任，刘毅先生任秘书长。

董氏针灸是以"五脏针灸"理论和"董氏奇穴"体系为主要特色的一种针灸治疗技术，具有用针少、见效快、安全度高的特点。近十几年来，董氏针灸第一代入室弟子王全民先生等人，为董氏针灸在世界各地的推广、传播身体力行、竭尽全力。王全民先生在大会上致辞，表达了董氏针灸专业委员会成立具有深远意义，将促进董氏针灸的快速发展。董氏针灸专业委员会将秉承"董氏针灸，造福人类"的宗旨，努力促进世界各国针灸学者之间的交流与合作，传播推广董氏针灸的独特治疗技术，努力为人类健康服务。

6年来，杭州宝泰堂中医门诊部经过对40多万人次的诊治，以董氏针灸结合纯中医手段治疗各种疾病，疗效显著，得到了患者和卫生系统领导的好评。同时，从 2008 年至今，已经培训了来自世界各地的董氏针灸临床医师和爱好者近万人，均取得了较好的临证效果，让世界各地的患者均能体验董氏针灸在临床应用中的神奇。笔者愿与各位用董氏针灸理论治病的医者进行交流和探讨，从而真正回归古针灸理论，也让董氏针灸这颗华夏大地上的璀璨明珠最终回归，并走向全世界。

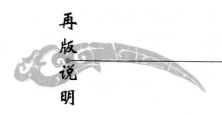

再版说明

《董氏针灸注疏》出版已整 6 年了，至 2016 年 11 月已第 8 次印刷，在同类针灸书籍中受欢迎度算名列前茅了，临床运用董氏针灸的人也越来越多，这也反证了董氏针灸在临床上有确切的疗效。不少医师对此书反复研读，有来电求问者，有上门探讨者，有网络质疑者，有谩骂嘲笑者……笔者也收到了很多问题的反馈和临床疗效分享的喜悦，从而引发了笔者再精耕董氏针灸，重著董氏针灸体系的愿望。

又一个 6 年的临证实践和体悟，对董氏针灸设穴体系和用针体系的反复推敲，结合传统经络的研究，形成了董氏针灸（五脏用针体系）和传统针灸（六经分手足为十二经络）结合的诊治体系，我们姑且称之为"五六结合"用针体系。自其同者视之，万物皆一，董氏针灸虽然看似"董姓针灸"，但董氏针灸的精髓是五脏用针体系，可以说传统针灸和董氏针灸的结合，才是华夏针灸的完整体系。

董公景昌先生籍隶山东平度，幼承庭训，专攻针灸，体察颖悟，尽得其奥，师门前辈多有讲述董公诊疗见闻，董公当年诊治以望诊为主下针治病，偶尔把脉下针效果卓然。经言"望而知之谓之神"，董门独特的望诊技能，含掌诊治病（"董公景昌医案语录注评 38 则"之第 37 则），很符合扁鹊医学特征，视色诊病、色脉合参是上古医学一大特色。

2013 年 12 月，成都老官山汉墓群发掘出的扁鹊学派医简，《敝昔医论》《经脉书》《脉数》《五色脉诊》等都属于扁鹊的经典言论，这次发现或重新找回了中医扁鹊学派的经典。目前仍未见相关资料出版，根据《内经》《脉经》和现有资料可大胆推测，董氏针灸的五色望诊及掌诊方法，是符合老官山汉墓《五色脉诊》的诊治方法的。经云：能合色脉，可以万全。第 2 版新增病案 100 余则，均从色脉结合入手，旨在从临床实效的角度来论证、还原古经脉理论。

"泠风则小和，飘风则大和"。引发笔者重著本书冲动的，是一本提纲挈领的典籍，让我坚信这些年坚持运用的色脉合参的临证道路是正确的，这本书的名字叫《经脉理论还原与重构大纲》，黄龙祥教授给了我醍醐灌顶般的指导，使我在实践中游刃有余，在理论上成竹在胸，坚信能使我越走越远，也希望通过我们的努力，使传统医学的道路，越走越宽。

这些年，一直在努力，一直不放弃，一直在总结，一直在修正，其中有师父的教导和期许，有师兄弟们的鼓励与支持，更有同仁对华夏针灸体系的热切与盼望，"然不然，可不可，困百家之知，穷众口之辩"，胸中万言却难述于笔端，总觉自我蟪蛄不知春秋，怕书不尽言，言不尽意，但经更多的临证和深研，力克自我心理上的如蚁负山、绠短汲深的自卑感，借助薄发的灵感即刻动笔，不让自我茶然疲役不知归。

本书增删了几个章节。新增部分如"针灸穴位及医案（陈渡人原著，王全民重编）"和"脉法与针灸的不传之秘"等章节。"脉法与针灸的不传之秘"也是笔者临床善用的方法，老官山扁鹊医论还未出版，但笔者相信本书的藏象针灸法则是接近扁鹊医论的，请读者检验。

第一版《董氏针灸注疏》旨在寻找失落的董氏针灸体系，所以在设穴原理方面花费了大量的笔墨，同时在用穴体系上，以穴位为中心，引用前辈们的个案去解释取效的机理，但有未尽之意。本次修订，删繁就简，同时加入了100余则验案和临床经验体会，或单针取效，或针药并用。各位读者看到此书之后，可以从这些验案中举一反三、触类旁通，如此，临床行针的时候就会容易多了，甚至得心应手。

本书参考书籍：《黄帝内经》《陈渡人董氏针灸医案》《四海同春》《脉经》《经脉理论还原与重构大纲》。

解语石

2016 年 12 月 31 日写于杭州

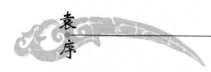
针灸医学，源于三皇，成书内经，盛始扁鹊。
古针之道，易陈难入，衍传之初，守神守机。
千金之后，守形守关，无问逆顺，针道渐失。
董氏家传，远追素灵，上应星象，下合五行。
景公先师，幼承祖考，专攻针道，诵记口诀。
体察颖悟，尽得其奥，别创新格，卓然有成。
为继绝学，公开家传，广收门徒，七十有三。
一九七三，删著精华，董氏针灸，正经奇穴。
先师亲定，七四零穴，国本有幸，执箸助编。
全书所本，一九六八，先师亲编，油印讲义。
斯书既出，洛阳纸贵，英文译书，遍传中外。
盛誉之际，否泰交错，七五亥月，溘然西归。
先师之德，传于里巷，先师之言，针学有方。
巍巍泰岳，涓涓细流，东海哲人，德范无庥。
心存先师，弟子互勉，四十年间，发扬董针。
杭州刘毅，勤探针道，全民师弟，唯一爱徒。
通古验今，注疏董针，戊子丑月，即将出书。
观其诚心，发扬董针，足资鼓舞，乐为之序。

江西瑞金 袁国本 序二〇〇九年元旦 于台北

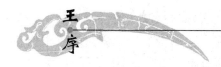

  刘毅（解语石）的《董氏针灸注疏》初稿已定，压在我心头上的一块大石头，可以放下来了。董氏针灸回归中国传统针道的路，终于打开了一扇门扉。这个开始虽然只是一小步，但是"九层之台，起于垒土；千里之行，始于足下"。希望这一小步，带动风起云涌的效果，让董氏针灸回归故土的路，走得更稳当。

  "先师董公讳景昌，籍隶山东平度，幼承祖考习医，专攻针灸之学，体察颖悟，尽得其奥，更别创新格，卓然有成。抗日战起，先师挟技报国，履役军旅，比自来台，服务社会，免费义诊军公人员及贫困民众，受惠者近三十万人次，里巷讴歌，春风遍野，针到病除，活人无算。其针法不拘常规，更能推陈出新。典籍所无者，乃手著《董氏针灸正经奇穴学》，顾不以踵门求治，誉满杏林为得计。宜其乎，继往圣绝学，兴后世仁风，先师名垂久远者矣。"（先师董公讳景昌灵表）

  这一段文字，是董师于 1975 年 10 月 5 日驾鹤西归后，由资深师兄们，殚精竭虑，对董师一生言行及对董氏针灸的继承与创新，所写下最简洁有力的述记。"幼承祖考习医，专攻针灸之学，体察颖悟，尽得其奥"写的是对董氏针灸的继承，与董师 1973 年亲著的《董氏针灸正经奇穴学》自序中所述"吾董氏针灸另有渊源，自成一派。奈先祖遗著毁于兵燹，至甚遗憾！所幸景昌记忆力强，对先祖面授之针术尚能牢记要诀，来台以后，施行义诊，计有三十万病患同胞深受董氏针术之惠，复因三十万人次之临床验证，董氏针术之疗效乃无可置疑者也"参看比较，则董师幼承祖考习医，专攻针灸之学，自幼即将董氏针灸"要诀"牢记在心，再体察颖悟"要诀"，以致尽得其奥之后，才能将自成一格的董氏针灸穴道，一一逐渐还原，表现在以星象五行为名的穴道上。进而"更别创新格，卓然有成"，"其针法不拘常规，更能推陈出新"，这是董师为董氏针灸创新的穴道，或表现在五行为名上，如木火穴；或表现在模拟现代医学名称上，如妇科穴、感冒穴。然不论继承或创新，关键就在"三十万人次之临床验证"，才能将牢记的"要诀"在临床验证中删芜存菁，发展成1973年的《董氏针灸正经奇穴学》。

最近有不知情的董氏后代弟子，居然认为董师亲著的1973年版《董氏针灸正经奇穴学》为"仓促出书"，实不明白整个董氏针灸的发展过程。除以上的讨论外，对于董氏针灸发展最重要的两份资料，一是1968年董师亲撰的《董氏针灸正经奇穴学》油印讲义，二是1964年左右陈渡人师兄撰写的《景昌奇穴——针灸穴位及医案》分别在最近一年内再现世间。两者俱为袁国本师兄所藏，前者尚有袁师兄的亲笔笔记在内，是1973年版的原始版本，也是刘毅这次注疏之所本，于2008年3月10日，袁师兄复印寄赠，作为余2008年5月1日中山讲课的重要资料之一。陈渡人师兄的钢版讲义复印本，则是2008年5月9日，中山讲课后，回台拜见袁师兄时，亲自所赠，同时也慨赠了由董师点穴、赖金雄师兄于1964年7月亲绘的"董氏针灸藏图"，此图已公布在明医网。陈渡人师兄是1964年5月16日拜在董师门下的，当时已是名中医师，他所撰写的《景昌奇穴——针灸穴位及医案》，其中穴位仅41条，但医案医话有267条，重要处且有自绘图解，十分珍贵。但因钢版油印，历经44年，字迹不清，余费心校对近一个月，始理出头绪。

这两本董氏针灸的出版品，加上赖金雄师兄亲绘的董氏针灸图，连上1973年董师亲著，从1964年到1968年，再到1973年，将董氏针灸的发展脉络，展现无疑。换言之，1973年董师亲著的《董氏针灸正经奇穴学》绝非"仓促出书"之作。实际上，董师出书是有计划的，在1968年油印讲义到1973年正式出书期间，因受当年出书有政府预审制的限制，书稿内容还曾见于郭家梁先生的《实用中国针灸经穴学》附录中。再以1968年油印讲义为例，手指部的穴道仅有6个，即大间、中间、小间、外间、浮间及还巢穴。还巢穴的定位与1973年版是一致的，即在无名指中节外侧（靠近小指）正中央，因此，许多针对还巢穴穴位的争议，在看过这两版的董氏针灸书后，应当画下休止符。

　　资料既出，又该如何整理？重点在"董氏针灸"还是"董氏奇穴"？前者以还原董氏针灸，上接《素》《灵》针灸的针道为主，后者以探究穴位治疗为主。探求董师著作《自序》本意："针术……垂今历两千五百年，医圣备出，遗著亦夥，惜以文字深奥，语意含蓄，非躬亲体验，实难领悟真谛，是以面授口传，居于重要地位，但囿于私自传习，秘而不宣，致高深医理，每失流传，良可惋惜……景昌先祖所传针术，异于'十四经'脉络，所设穴道部位亦与'三百六十五穴'者大不相同，且重针轻灸，治法简便而功效显著……吾董氏针灸另有渊源，自成一派。"余和刘毅，认为应该以失于流传的"高深医理"为主，并认为董氏针灸的另有渊源，除上接《灵》《素》外，道藏与星象五行，及董氏正经都应是董氏针道的渊源所在，这些都可从董氏解剖学（刘毅称之为"董氏解部"）里找到开启董氏针灸"要诀"的钥匙。2008年"五一"中山讲课，余和刘毅不约而同，都以董氏正经——董氏解剖学（解部）为讲课重点，这个契合点，也是促成收刘毅为徒的重要原因之一。

　　因此，委刘毅以重任，让年轻人挑重担，来撰述这本《董氏针灸注疏》。本书虽已完成，然书不尽言，言不尽意，犹有未能全备者，尚望各方专家名士严加指正，给刘毅再上层楼的机会。

王全民 撰于芝加哥隆柯居 二〇〇九年元月二日

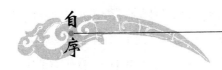

昔羲皇画卦砥砭制针，俞跗为医炊窍见应，黄帝问难针经生焉，越人过虢起死回生，针之力宏且着哉，迨汉之仓公、涪翁，唐甄权、孙思邈群贤历历垂训，针术之道具肇端于此！

然先圣既往，后圣未生，自宋明降，学者虽至穷年，或他经注我，或我注他经，或闭门造车，或妄猜圣意，终未究其蕴，余太息怅然。近世学者虽发明新针无数，不足以论之。

《河图》《洛书》因圣人而出，世秘之书待盛世而显。近有山东平度董公讳景昌师公，依家传古脉针术，横空出世而济世，书籍惜毁于兵燹，然董公受师于先祖，少小强记，牢记要诀，而复董针概貌于世焉。下针选穴颇合阴阳之道，更合于《素问》《针经》，穴名虽多异于十四正经，然考诸典道藏，方悟董门针术乃自成体系——董氏正经体系，以五脏解部为核心，异曲同工于《道德》及星宗、堪舆诸术，师公亦以针术擅名而独步天下，收门徒，立著作，以广针术，而吾董门针术灿然复明焉。

董门针术因师公仙逝，遗其穴、留其术而隐其道，犹圣人设河洛而不言，故后人注之，董门璀璨针术亦然，弟子或由世医角度强解其意而乱增其穴，不思针术渊源，或不思董门针道源流，不考诸子典籍，以理解理，以穴解穴，刻求其穴而忽其术，重其术而略其道，或称秘穴以密之，或强解圣意立说而示世以正宗，各逞其技而蒙蒙昧昧，不知其所以然。

余于黄帝第七十八花甲子之艮八运四年（2008年），受师于董门嫡传弟子王全民先生门下，承恩师慈、俭、不敢为天下先之思想，依艮运复古之特色，述董门针道于世，解董门穴名原由于今，意在恢复董门针术本色源流，与前辈著论颇有不同之思，无意自大交恶于往，亦无意盗名欺世于今，唯愿董门先祖泉下有知，不罪余之狂妄。

学术盛衰当以百年前后论升降，虽此董门针术灿若明珠，然世人多不识而非议众多，愿立此言，依师父全民先生及师伯袁国本先生传承，立足于临床，述董氏正经与五脏解部于斯书，或于董氏针灸有小补乎，则余愿足矣。

解语石作于杭州宝泰堂
2010 年 10 月

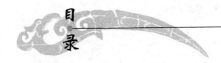

目 录

第一章　董氏针灸穴位精解／1

　一一部位（手指部位）／2

　二二部位（手掌部位）／25

　　附：灵骨、大白与反后绝穴运用经验／31

　三三部位（小臂部位）／43

　　附：血浊证的治疗思路／54

　四四部位（大臂部位）／59

　五五部位（足趾部位）／68

　六六部位（足掌部位）／70

　七七部位（小腿部位）／86

　八八部位（大腿部位）／109

　九九部位（耳部）／130

　十十部位（头面部位）／134

　十一部位（后背部位）／150

　十二部位（前胸部位）／161

第二章　1973年版《董氏针灸正经奇穴学》分类与数量／165

第三章　星光灿烂的董氏针灸／169

第四章　董氏针灸解部——五脏用针体系／174

　　附：董氏针灸穴道解剖项下之五脏解部——师父全民先生文／183

第五章　脏腑互通论／186

第六章　针道小论／194

第七章　脉法与针灸的不传之秘／201

第八章　医案 86 则 / 212

第九章　针灸穴位及医案（陈渡人原著，王全民重编）/ 223

第十章　董公景昌医案语录注评 38 则 / 241

第十一章　王全民先生董氏针灸随笔 7 篇 / 253

后记 / 271

董氏针灸穴位索引 / 273

附：董氏针灸穴位彩图 20 幅 / 277

董氏针灸注疏

第一章

董氏针灸穴位精解

　　笔者以下注解的关于董氏针灸奇穴的部位、解剖、主治、取穴、手术、注意、应用几项，以 1968 年版《董氏针灸正经奇穴学》的原版内容为主。1968 年版的《董氏针灸正经奇穴学》传世极少，董门的多位师伯、师叔也未曾见过，是研究董氏针灸早期设穴思想的最好书籍。在吾师全民先生的指导下，笔者以 1973 年版的《董氏针灸正经奇穴学》为辅，同时在董氏奇穴的定位、主治等方面参考了赖氏（赖金雄师伯）版《董氏针灸奇穴经验录》、杨氏（杨维杰师伯）版《董氏奇穴讲座——穴位学》、胡氏（胡文智师伯）版《最新实用董氏针灸奇穴全集》、胡氏（胡丙权前辈）版《董氏奇穴图谱治疗学》等诸多董氏针灸书籍，这些董氏针灸及董氏奇穴系列书籍，各位前辈依据个人的经验，对董氏奇穴有所增减或发挥之。

　　今笔者依据 1968 年版的《董氏针灸正经奇穴学》的原版内容做注解，兼顾 1973 年版的《董氏针灸正经奇穴学》常用穴位。对于 1973 年版《董氏针灸正经奇穴学》的内容，在本书中会特别注明，但是与后来的董氏奇穴书籍稍有不同的地方，请读者自行对照。

新增解部一项，是原版《董氏针灸正经奇穴》中没有的，是作者依据对董氏针灸奇穴穴位主治的理解而增添的。

新增解部，其实就是按照董氏针灸体系，将每个穴位归类到五脏体系之内。经云"能合色脉，可以万全"，也即是以此为原则，从临床角度来论述五脏针灸法则。因此，就必须知道什么董针穴位归什么脏腑，然后根据色脉来下针用药。

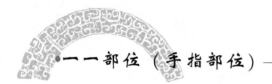

一一部位（手指部位）

【大间穴】

部位：食指第一节正中央偏向大指外开三分。

解剖：桡骨神经之皮下支，心脏及六腑分支神经。

主治：心脏病、膝盖痛、小肠气、疝气（尤具特效）、眼角痛。

取穴：平卧，手心向上，当食指第一节中央偏向大指三分是穴。

手术：五分针，正下一分属心脏分支神经，正下二至二点五分属大小肠经。

注意：禁忌双手同时取穴。

解部：心脏及六腑分支解部。

【小间穴】

部位：食指第一节外上方，距大间穴高二分。

解剖：桡骨神经之皮下支，肺分支神经，心脏及六腑分支神经。

主治：支气管炎、吐黄痰、胸部发闷、心跳、膝盖痛、小肠气、疝气、眼角痛。

取穴：平卧，手心向上，当食指第一节外上方，距大间穴上二分是穴。

手术：五分针，正下一分属心脏分支神经，正下一至二点五分属肺分支神经。

注意：禁忌双手同时取穴。

解部：肺分支解部，心脏及六腑分支解部。

【浮间穴】

部位：食指第二节中央外开（偏向桡侧）二分，距第三节指横纹三分三。

解剖：桡骨神经之皮下支，心脏及六腑分支神经。

主治：疝气、尿道炎、小肠气、牙痛、胃痛。

取穴：当食指第二节正中央线外开（偏向桡侧）二分，距第三节横纹三分三处是穴。

手术：针深一分至二分。

注意：禁忌双手同时取穴。

解部：心脏及六腑分支解部。

【外间穴】

部位：食指第二节正中线外开（偏向桡侧）二分，距第三节横纹六分六。

解剖：桡骨神经之皮下支，心脏及六腑分支神经。

主治：疝气、尿道炎、小肠气、牙痛、胃痛。

取穴：当食指第二节正中央线外开（偏向桡侧）二分，距第三节横纹六分六是穴。

手术：五分针，针深二分至二点五分。

注意：禁忌双手同时取穴。

解部：心脏及六腑分支解部。

【中间穴】

部位：食指第一节正中央。

解剖：桡骨神经之皮下支，肺分支神经，心脏及六腑神经。

主治：心悸、胸部发闷、膝盖痛、头晕、眼昏。

取穴：手心向上，当食指第一节正中央是穴。

手术：针深一分至二分五。

应用：外间、大间、小间、中间四穴同时用针，为治疝气之特效针（治疝气成方），单手取穴即可。

解部：肺分支解部，心脏及六腑分支解部。

☞解语石注

1.《素问·阴阳别论》："三阳为病发寒热，下为痈肿，及为痿厥腨痟；其传为索泽，其传为癫疝。"

《素问·五脏生成》："青，脉之至也，长而左右弹，有积气在心下支胠，名曰肝痹，得之寒湿，与疝同法。"

《素问·脉要精微论》："帝曰：诊得心脉而急，此为何病，病形何如？岐伯曰：病名心疝，少腹当有形也。"

从以上引述的经典原文中，我们可以知道，"疝"之为病，病在五脏六腑，每脏均能引发疝气，刺肝足厥阴脉的大敦穴及其他穴位，刺头顶的百会穴也能速效，甚至有过灸关元穴提升小肠气坠，针三阴交治疗瘀血疝气的病例。

再看五间穴的解部，解部在心、肺、六腑，而穴在大肠手阳明脉上，这样就能涵盖大部分疝气的治疗。

从经典的角度认识董氏奇穴，引申到董氏针灸治病的病机上，这样对治病就会更有把握。在此是想引起读者对董氏针灸的思考，从经典中寻找董氏针灸的核心，通过读前辈们的书籍来认识董氏针灸奇穴的实效，也更容易深入董氏针灸。关于六腑的解部，董氏针灸奇穴中一共有49个穴位作用于六腑，用法变化奇妙无穷。所以，董氏针灸奇穴解部涵盖的脉气通道，仅用十二经脉表里络别等是难以解释的。

2. 董公早期治疗疝气的医案：在陈渡人师伯《景昌奇穴——针灸穴位及医案》中共记载了1964年前后，4例董公以人皇为主穴治疗疝气的病例。

小间穴清肺热治咳吐黄痰，中间穴正刺二分治疗心绞痛，这些经验在临床上已得到了广泛的应用。

应用：五间穴应用以局部有反应点为针刺标准，对于心脏疾患，可刺出黄水，或刺出黑血者效果最好。

☞医案举隅

1. 徐某，76 岁，2008 年 3 月 27 日初诊。肺癌 5 年。5 年前确诊肺癌，化疗后症状消失。来南方后，由于今年南方冬天奇冷，出现咳喘、胸闷、心慌、夜不能平卧，经住院治疗，咳喘白天减轻，夜间仍然不能平卧，卧则气喘、痰多。经静滴抗生素及氨茶碱类，痰由黄变白，双下肢肿胀，右寸关脉洪尺弱，左寸稍数，左关尺沉。

查体见大间穴有乌黑反应点，遂先针左大间，双胫骨下端内缘骨面埋针，其夜咳喘减轻大半。后加减治疗，配合真武汤治疗效果良好，随访两年，症状控制良好。

2. 四例婴儿疝气，均刺血而愈，平均两次愈。

3. 五间穴治疗多例冠状动脉瘀堵，亚急性心梗患者（应该算心疝吧），针刺、刺血均能有效缓解胸闷，可预防急性心肌梗死，对缓解不典型前间壁心梗引起的喉咙紧缩感有良效。

4. 某男 45 岁，胸闷欲死，喉咙紧缩不能呼吸，心电图提示急性前间壁心肌梗死，要求留院治疗，婉拒之后来求治。刻诊：面黯，左关上小紧数，苔腻，先针保命四穴（水相、火主、火散、中白），后刺血五间穴，数分钟后症状缓解，以瓜蒌薤白半夏汤合二陈汤加味，20 天后复查心电图正常。

5. 小间穴和木穴刺血，治疗 5 例目内眦红痛患者，有效。

【还巢穴】

部位：在无名指中节外侧（偏向尺侧）正中央。

解剖：肝副神经，肾副神经。

主治：子宫痛、子宫瘤、子宫炎、月经不调、赤白带下、输卵管不通、子宫不正、小便过多、阴门发肿，治流产、安胎。

取穴：当无名指外侧（偏向尺侧）正中央点是穴。

手术：针深一分至三分。

注意：禁忌双手同时取穴。

解部：肝肾副解部。

☞各家论述

赖金雄师伯认为还巢穴有凤巢、凰巢之分，配妇科穴治不孕症 20 次左右可获喜讯。此三穴被赖师伯誉为送子观音穴。

胡文智师伯认为有还巢穴，还有凤巢一、二、三穴。案例描述：以凤巢一穴、二穴、三穴配妇科穴治子宫炎、子宫瘤、卵巢炎。以灸 12 次统计，在 3127 个案例中，有 3076 人痊愈，其余皆有减轻。

其余诸家运用颇为一致，均认为治疗妇科疾患配妇科穴治疗效果甚佳。

☞解语石注

还巢穴在无名指属三焦手少阳脉。《灵枢·本输》：三焦者，上合手少阳脉，出于关冲。《灵枢·经脉》：手厥阴之脉，其支者，别掌中，循小指、次指出其端。

还巢穴解部为肝副解部。董公依手足厥阴之脉相通之理，言无名指能疏肝（赖金雄语），疏肝的作用是通过三焦的第一个功能——通行诸气来实现的。（《难经·三十八难》言："三焦者，原气之别使，主持诸气。"）二是通过手足厥阴脉"同气相求"来疏肝。

还巢穴解部为肾副解部。三焦相火之气，寄于肾而实应用于三焦手少阳脉。所言解部为肾，有其体用的道理。三焦为阳气之父，生脾之土，一者通行诸气，二者运化水湿（张景岳语：上焦不治则水泛高原，中焦不治则水留中脘，下焦不治则水乱二便。三焦气治，则脉络通而水道利）。不孕的原因，大概有三：其一，无阳气生化则寸草不生；其二，无阴水灌溉则诸草不长；其三，为胞宫瘀阻。三焦通行诸气又运化水湿，津液生长，气运正常，瘀血得去，治不孕有理有据如斯。

治疗妇科肌瘤、囊肿疾患，针刺有效时间须根据病人的客观情况而决定。治疗子宫肌瘤患者 100 人，成功率大约为 70%。子宫肌瘤是囊性的好治，初发的好治。如果早期检查出来的是液性肌瘤，包括液性卵巢囊肿，用董氏针灸结合温中化瘀药物，大约 1 周能消除大半；体质好的、年纪轻的患者，用董氏针灸 2 次消除的占 10%，多数病人需要随月经周期调理，大约 2 个月能愈。依据月经周期用药，经前化瘀、经后温补、经中用攻法，药物以温经汤、当归芍药散为底方，益母草、泽兰、山甲为常用药，配合妇科穴、还巢穴、姐妹穴、人皇穴等，再辨别属于何种体质，进行体质的调理，1 个月治愈的有，半年治愈的也有，最长治疗周期为 1 年，子宫肌瘤均缩小甚至消失。

如果所患为盆腔单纯性囊肿，效果会更快，但是属于肌性的肉瘤则难治，属于肌壁肌瘤的更难治。有这样一个女病人，35 岁，身体瘦弱，未孕，有甲亢、甲瘤史，子宫长了个直径 7cm 的肌壁肌间肌瘤，散在小的子宫内肌瘤数个，曾用过温经汤加味，配合抵挡丸，也用过下瘀血汤，治疗了 6 个月，月经情况改善，面色好转，体质向好发展，小的肌瘤消除了，但是 7cm 的肌壁肌瘤大小没有变化。笔者也一直苦于没有良法，治疗到最后，自己也没有信心了，病人最终选择了手术。术后手术医师告知病人，这个肌壁肌瘤已经萎缩变黑，即使不做手术，这个肌壁肌瘤也会脱落。看来中医保守治疗的效果值得肯定。今天病人手术后出院复诊，要求调理时谈起来这个问题，我才恍然大悟。建议各位治疗这些病的时候，在提高自身治疗技术的同时，也多点耐心说服病人，有些肌瘤是可以化掉的，有些肌瘤最后是会脱落的。一点经验和大家分享。

☞ 医案举隅

1. 某女，26 岁，经期受凉痛经，为其针还巢、三阴交、门金穴，5 分钟后由持续性疼痛转为阵发性疼痛，半小时后痛止，留针 1 小时疼痛完全消失。

2. 某男，70 岁，夜尿频繁，每夜 6~7 次，严重影响睡眠，以还巢为主穴，针 1 次夜尿减为 3 次。

3. 某女，36 岁，痛经 20 年，西医诊断为子宫内膜异位症，面黄，月经不调，先期 5 天下血不畅，待月经增多腹痛欲死，行经淋漓不尽 20 余天，仍有左下腹牵扯感，求医 20 年未果。用傅青主调肝汤加巴戟天，配合针刺还巢、水相等穴，治疗 2 个月向愈。

4. 痛经用穴小结

（1）因气滞小腹寒凉者，针门金穴，痛经立解。

（2）因血瘀疼痛者，针人皇倒马针，立解。

（3）因虚而瘀者，多表现为宫缩性疼痛，针还巢、妇科，配合补肾的水相穴，可以逐步缓解痛经，再佐同类中药，可以治愈很多难治性痛经（即西医的子宫内膜病）。

（4）经后疼痛属虚者补肾，用水相、通肾系治疗，经前疼痛者用还巢调肝。

（5）经后小腹有牵扯感觉，白带夹血丝者，针三其穴。属虚者宜升提，针百会。

【指驷马穴】（1973 版增加）

部位：食指背第二节外侧（即尺侧），中央线外开二分之直线上。

解剖：桡神经，正中神经，肺分支神经。

主治：肋膜炎、肋膜痛、皮肤病、脸面黑斑、鼻炎、耳鸣、耳炎。

取穴：当食指背第二节中线外开（偏向尺侧）二分之中点一穴，其上三分之一穴，其下三分之一穴，共三穴。

手术：针深半分。

解部：肺分支解部。

☞解语石注

从本穴来看，本穴的解部是肺分支解部，有温（肾）阳补（肺）气的作用，依据笔者的经验，本穴组对咳嗽胸痛有效，效果比手太阴肺经穴位更好。也可以治疗女人面黯黑斑，可以作为肺肾虚弱引起女人面部黑斑的美容专穴。与中药菟丝子治面黯，效果类似。

指驷马属肺解部，在《董氏针灸奇穴经验录》里，赖师伯记载董公案例一则，即以取指驷马的温阳补气作用来实现的："董师治一妇人哺乳，其子已经十二岁，早已不吃奶，但看遍台北中医，竟无法回奶，经董师针刺本穴三次，竟将十二年乳水不退之疾治愈，神奇也。"

指驷马穴治疗酒渣鼻效好，肺热痤疮有效，对瘀血斑无效。

【指五金、指千金穴】（1973 版增加）

部位：食指背第一节中央外开（偏向尺侧）二分直线上。

解剖：桡神经，肺分支神经。

主治：肠炎、腹痛、鱼刺梗喉。【删】鱼刺梗喉。（全民按：【删】为董师口授修订时，删去之内容，后皆同此。）

取穴：当食指背第一节中央线外开二分直线上，距第二节横纹三分三为指五金，六分六为指千金。

手术：针深半分。

解部：肺分支解部。

☞解语石注

赖师伯记载治气痛有效；结合足千金穴、足五金穴，多有化瘀作用。笔者在运用此穴的时候没用针，只是用手按压穴区的结节点，治疗 1 例少腹疼痛，效果良好。余无甚经验。

【心膝穴】（1973 版增加）

部位：在中指背第二节中央两侧。

解剖：正中神经，心脏分支神经。

主治：膝盖痛、肩胛痛。

取穴：当中指背第二节两侧之中央点，共二穴。

手术：针深半分。

解部：正中（脊柱）解部，心脏分支解部。

☞解语石注

心膝穴作用于心火，多治疗心火不足引起的火不暖土之类的虚寒型骨性疼痛，现代医学多称之为劳损性疼痛及亚健康状态。

本穴用于治骨痛。董公强调骨骺痛多与心（解部）有关（出自陈渡人师伯未刊行版之《景昌奇穴——针灸穴位及医案》），所以在治疗疼痛疾患时，此穴多作用于骨骺。不少脊柱痛，凡不属于脊柱旁边的肌肉、筋膜、神经等引起疼痛者，本穴可以应用。本穴用治膝盖痛，多对于由骨质增生引起者有效，而用于软组织之类的疼痛效差；值得一提的是，赖师伯用此穴治疗膝关节无力、膝关节内侧曲泉一带疼痛等有效。但曲泉一带的疼痛应该是由骨痛引起的筋紧，或骨痛引起的软组织肿胀，治疗宜先缓解骨痛，筋紧肿痛的症状自然缓解，如果单纯治疗软组织病变，而忽视了骨痛的处理，治疗总是捉襟见肘。

曲泉一带的疼痛临床很常见到，在董氏针灸中，除了心膝穴可以治疗此类疼痛外，还有火膝穴、木火穴、人宗穴，读者应依据不同的病理情况选择对症的穴位处理。

【木火穴】（1973 版增加）

部位：在中指背第三节横纹中央。

解剖：正中神经，心脏及肝分支神经。

主治：半身不遂。（此穴曾用于治疗柬埔寨龙诺之半身不遂，有奇效）

取穴：当中指背第三节横纹中央点是穴。

手术：横针皮下半分。

注意：第一次限用五分钟，五日后限用三分钟，又五日后限用一分钟。时间及次数均不可多用。

解部：心脏解部及肝分支解部。

☞解语石注

本穴作用于心包手厥阴脉，能直接开启心包手厥阴脉之火，及调动肝气，故治疗下肢冰冷有效。

《董氏针灸奇穴经验录》：本穴为董师赴柬埔寨为龙诺治半身不遂时所发现之新穴。当时龙诺半身不遂，觉下肢冰冷无力，甚是痛苦，董师诊治时发现本穴呈乌黑色反应点，即在穴上扎之，顷刻下肢觉热，而且较有力。龙诺甚赞董师针技之神奇，其私人法籍西医师亦对董师之针技敬佩不已。

选用木火穴，一是病人有下肢冰冷的事实，二是木火穴处呈乌黑或紫黑反应点，方用之。因本穴针刺刺激甚强，木火穴的作用，是调动身体的元气，而不是调和身体的元气，故董公再三告诫，不可多用，并要递减用穴时间。

☞医案举隅

1. 男，40 岁，2008 年 7 月 17 日初诊。腰痛数月，牵扯左下肢疼痛，左小腿酸胀麻凉，他院诊断为坐骨神经痛，不安腿综合征。见面黯体瘦，羽音不足角音尖，左脉沉紧。遂针右木火、右三士穴，针完痛止，遂去木火穴，随证配穴，五次愈。

2. 静脉回流障碍，下肢水肿，足背肿胀，肉死如棉花，曾用灵骨大白穴配合局部针刺，用过 3 次木火穴配下肢外三关穴，配合真武汤、五苓散加化瘀血药，最后治愈 1 例。

3. 凡双下肢或单侧下肢冰凉，均可揉按此穴。

【肺心穴】（1973 版增加）

部位：在中指背第二节中央线。

解剖：正中神经，心脏及肺分支神经。

主治：脊椎骨疼痛、脖颈痛、小腿胀疼。

取穴：当中指背第二节中央线，距上下横纹三分三各一穴，共二穴。

手术：横针皮下半分。

解部：心脏解部及肺分支解部。

☞解语石注

病机十九条立法"诸痛痒疮，皆属于心"，此条之意，是说所有的疼痛均以心为立极点。有则求之，是指根据心气的虚实，虚则补之，实则泻之，如本穴；而无则求之，意思是说，找到引起心虚或者心实的原因，然后来处理外因引发的心虚或心实之证，就是解除病因法。治疗脊柱骨痛，参照心膝穴，本穴能治疗脖颈痛，还能治疗下肢小腿胀痛，其病机就是心火和肺气不足引起疼痛；如果是瘀血引起的疼痛及神经性的疼痛，此穴效果就差一些。

前辈经验：本穴可治尾椎区域痛，而心门穴可治疗尾椎尖区域痛，读者应用时宜注意二者的穴位主治范围不同；本穴还可以治疗髂后上棘两侧的疼痛。

【二角明穴】（1973 版增加）

部位：在中指第一节中央线。

解剖：桡尺交叉神经，肾神经。

主治：闪腰岔气、肾痛、眉棱骨痛、鼻骨痛。

取穴：当中指第一节中央线，距第二节横纹三分三一穴，六分六一穴，共二穴。

手术：横针皮下半分。

解部：肾解部。

☞解语石注

此穴在中指，本对应心及心包经，靠近掌指关节处，穴位的解部是肾，所以治疗以肾虚引起的腰痛为主，类似于火中补水之意，有金匮肾气丸样效果。所以治疗的疼痛，性质是虚性疼痛，疼痛部位以脊柱两侧至腰眼穴为主，多是劳损性疾患。

Marian Lee 认为这个穴专治闪腰岔气，即腰痛时无法呼吸，且无法站直和无法动腰（呼吸、站直、动腰，都会痛得要命）。这个穴也可以治肾亏腰痛，还有鼻骨痛。（Marian Lee 简介：据闻她曾私淑董氏针灸，并曾在台北景昌诊所跟董公见习过，但未正式拜在董公门下。她在美国教董氏针灸甚长时间，也曾出过董氏针灸英文书籍，目前绝版。）

在我 20 年的临床生涯里，曾用此穴治过三四个鼻骨痛，十分有效，但通常都治到 10 次以上。依我的经验，眉骨与鼻骨酸痛的病人，多半是与丈夫大吵过后的妇女，尤其是大哭大闹大叫过，约一星期至十天后，才发作眉骨、鼻骨酸痛，而且都是痛到很严重时才来针灸，而这个穴确实有效。

【胆穴】（1973 版增加）

部位：在中指第一节两侧中点。

解剖：桡尺神经皮下支，胆神经。

主治：心惊、小儿夜哭。

手术：以三棱针扎出血。

解部：胆解部。

☞解语石注

此穴治疗小孩子心惊、夜哭，在前辈们的实践中已经得到了验证。2009 年 5 月 15 日夜，某学员电话求助，自己的侄儿因为惊吓而夜不闭目，不停抽搐哭泣，给予针胆穴浅刺留针，逐渐安眠。本穴也治善忘，对心胆气虚证，有类似于温胆汤之效果。

古人留下的成语中有心惊胆战、心胆俱裂、胆大心细、心寒胆落等，说明了心胆之间有密切关系。在陈士铎的《辨证录》中记载的心胆关系很精彩，兹录入备参：人有入干戈之中，为贼所执，索金帛不与，贼褫其衣，将受刀，得释，遂失心如痴，人以为失神之病也，谁知是胆落之病乎……而心不能取决于胆，心即忽忽如失，一如癫痴之症矣。

凡十一脏取决于胆，本穴似能调情志，用此穴治疗部分抑郁症患者有效。笔者曾治疗数例产后抑郁症，有效。

【指三重穴】（1973 版增加）

部位：在无名指中节之外侧（即尺侧）。

解剖：尺神经，肝副神经，肾副神经。

主治：驱风，治脸面神经麻痹、乳肿大、肌肉萎缩。

取穴：当无名指中节中央线外开（偏向尺侧）二分之中点一穴，其上三分一穴，其下三分一穴，共三穴。

手术：针深半分。

解部：肝副解部，肾副解部。

☞解语石注

本穴也是三焦手少阳胆脉气所发，但其区段主治偏上，应用时偏治人体上部疾患。其机理是调整三焦阳气的升发，以火生土的功能作用十脾，从而起到促进脾气散精的作用。一般虚风内动之证，可以选用足三里及本穴；乳肿大的病机不太明确，但是大抵也是通过补脾而补胃来进行治疗；另外，赖师伯认为此穴对偏头痛效果好。

☞医案举隅

Marian Lee 医师治肌肉萎缩案：

我有过一个全身肌肉萎缩的病人。当他年轻体壮时曾和人打了一个愚昧不堪的赌，即他和他的朋友要赌谁能留在寒冷的太平洋里比较久。在跳进太平洋之前，他喝了小麦芽汁，希望能让他的皮肤更耐寒，果然小麦芽汁发挥了温暖他身体的功能，他比他的朋友留在太平洋里更久，也赢了这个赌。可是 20 年后，原来高大健硕的他，已瘦到只剩皮包骨了。他无法自己进食，也无法坐得很久。我用指三重穴来治他的肌肉萎缩，又唯恐指三重穴疗效不足以治如此的重症，因此，还在曲池穴上艾灸，最后虽未完全治愈，但病患手臂的力量已经恢复到可以自己进食了。这个病患应该是脾寒之证。

【指肾穴】（1973 版增加）

部位：在无名指背第一节之外侧（即尺侧）。

解剖：尺神经，肝副神经，肾副神经。

主治：口干、肾亏、心脏衰弱、背痛。

取穴：当无名指背第一节中央线外开二分之中点一穴，其上三分一穴，其下三分一穴，共三穴。

手术：针深半分。

应用：治痛宜三针同下。

解部：肝副解部，肾副解部。

☞解语石注

本穴也是三焦手少阳胆脉气所发，但是主治区段偏下。本穴作用类似于下肢的通肾穴及肾关穴，因手指穴位扎针痛，故用本穴机会少，但机理等同于通肾穴及肾关穴。赖金雄师伯以此穴治疗背痛效好。

本穴主治之口干，不是阳明经证的白虎汤证之口干，而是中焦停饮之证，或上实下虚之证。

笔者体验此穴可治腰椎带脉一带的疼痛，作用类似于《金匮要略》肾着汤的效果。本穴的选用多是配穴。

穴区有乌黑反应点者，多有心脏疾患，多见心绞痛、心脏扩大等表现。配地宗穴，可以治疗水气凌心之疾患，类似于苓桂术甘汤及真武汤之效。

糖尿病"中消"患者长期按压此穴，使津液敷布正常，可以缓解口干；也有降餐后血糖的作用。

【火膝穴】（1973 版增加）

部位：在小指甲外侧（即尺侧）角后二分。

解剖：尺神经，心脏神经。

主治：膝盖痛、关节炎、风湿性心脏病。【增】因生气而痰迷心窍之神经病（即精神病），两边同时用针。（全民按：【增】为董师口授修订时增添之内容，后皆同此。）

取穴：当小指甲外侧（即尺侧）角之后二分处是穴。

手术：针深半分。

解部：心脏解部。

☞解语石注

本穴多为开窍急救用穴。

本穴近心手少阴脉井穴少冲穴，阴经井穴为木性，木性喜升发而恶郁结，所以很多情志疾患，多由木火郁结所造成。《素问·缪刺论》：邪客于五脏之间，其病也，脉引而痛，时来时止，视其病，缪刺之于手足爪甲上，视其脉，出其血，间日一刺，一刺不已，五刺已。多数郁怒诱发的五脏疼痛，可以通过针刺少冲及大敦等穴来治疗。本穴治疗疼痛疾患的机理，可以从"诸痛痒疮，皆属于心"这个角度来理解。

关于一些情志疾患，比如一些精神性疾患，在赖金雄师伯的《董氏针灸奇穴经验录》中记载：董师曾治一妇人，因与夫吵架，而得急性精神分裂症。董师为其针双火膝穴，当时吐痰涎约两碗余，其病立愈。治疗精神性疾患的方法，在针灸治疗中叫醒脑开窍法，比如针刺十宣穴等，而金元四大家之一的张子和则善用吐法来治疗，董公用针针刺双火膝穴，也有子和催吐之功，故其病立愈。

2003年6月间，我曾经用此穴治疗一脑损伤后癫痫发作患者，当时因为不懂此穴运用机理，针刺两次后，癫痫症状虽缓解，但是患者神态漠然，手足冰凉，一派虚寒之象，最后以温中化痰之剂治疗近两个月，癫痫虽得到控制，但病人的近期记忆力很差。那时候针刺本穴纯属误治，现在想起来，单纯守形去针刺，是不能真正解除病人痛苦的。

本穴的适应证，应该是急性发作的痰迷心窍之疾。

笔者经验：用本穴治疗狐臭术后结节、伤口不愈合者，可用灸法。

【木穴】（【增】又名手感冒穴）（1973版增加）

部位：在掌面食指之内侧（即尺侧）。

解剖：正中神经，指掌侧固有神经，肝神经。【删】肝神经。【增】肺神经。

主治：肝火旺、脾气燥。【增】感冒、眼发干、眼流泪、流鼻涕、出汗感冒、手皮肤病、手皮发硬。〔全民按：赖金雄师兄增订稍不同处为：手掌皮肤硬化（鹅掌风）、角化不全（手掌心脱皮）。见《董氏针灸奇穴经验录》18页。〕

取穴：当掌面食指之内侧（即尺侧），距中央线二分之直线上，上穴距第二节横纹三分三，下穴距第二节横纹六分六，共二穴。

手术：针深半分。

解部：肺解部。

☞解语石注

木穴在食指第一节靠中指处，距离大肠手阳明脉甚远，只能以九宫八风洛书的取象来解释，取象为风为巽，巽主风，取木穴治眼疾患、手干裂诸症，以祛风取效。

董公1968年版《董氏针灸正经奇穴学》此穴的解剖部位是肝神经。吾师全民先生言："董师已将木穴的解剖修正为肺神经，赖师兄的书亦是肺神经。故木穴是以金制燥木。"而巽对应肝解部，肝胆相为表里，故有疏肝利胆之用。只要有肝胆火旺之证，均可选用此穴。董公言主治只有六个字——"肝火旺、脾气燥"，其中无非是金木关系。我们可以设想，地球自转的时候，无非就是东西互移，所以在人体中，肺金肝木关系，就是体用关系。所以，笔者认为，1968 年版的"肝神经"和 1973 年版的"肺神经"都对。

Marian Lee 认为：木穴不只用于肝实之证，也可用于肝虚之证，因为它可以双向地调节肝经。如果脉为迟脉，就一定是情绪低落；如果脉的频率过高，就是肝火或发脾气。当刺木穴后，病人能立即吐出一大口气来，这就是将肝气排出来，呼吸也会较顺畅。

笔者在治疗周围性面瘫时，见有流泪不止的情况，先检查本穴，若有反应点者，下针即效，能改善面神经对眼神经的刺激。

☞病案举隅

1. 某女，迎风流泪，木穴刺血，3 次愈。

2. 某男，慢性湿疹致手掌皮肤角化增厚，木穴刺血，第二天观察手掌皮肤变软。后继续针灸结合中药治疗至痊愈。

3. 小孩，咳嗽、鼻流清涕，为针灵骨、大白九菽，木穴刺血，当晚鼻涕减少很多。第二天续针如前法，两次愈。

【脾肿穴】（1973 版增加）

部位：在掌面中指第二节中央线。

解剖：正中神经，脾神经。

主治：脾肿大、脾炎、脾硬化。

取穴：当掌面中指第二节中央线，距第三节横纹三分三一穴，六分六一穴，共二穴。

手术：针深半分。

解部：脾解部。

☞解语石注

此穴作为对症处理用穴，下针有效，见乌黑反应点更有效。胡文智师伯《最新实用董氏针灸奇穴集》以本穴为中点，上下各设两穴，称为火星上穴和火星下穴，二者皆可说明本穴附近穴位的主治作用；单从穴名来看，汉代之前，心是属于火也兼属土的。

本穴对脂肪肝有效，笔者对于早期脂肪肝、早期酒精肝之类的病人，针刺本穴，配合中药，3个月后复查，肝脏脂肪变性均有不同程度的恢复。

☞病案举隅

患者，男，62岁，2008年6月7日初诊。3年前出现全身乏力，纳谷不香，偶有腹胀、低热，常当感冒治疗，身体渐消瘦，2年前出现皮肤紫癜，渐至双下肢浮肿，曾在山东省某医院化验和骨穿，诊断为骨髓异常增生综合征，经多方治疗无效，现于广东省某院住院化疗半年余，近期发现脾肿大了6cm余，各项检查支持脾肿大、脾功能亢进的诊断，专家拟行脾切除术，被家属叫停，遂要求试行中医治疗。

刻诊见：面黯神疲，眼睑稍肿，四肢消瘦，腹壁稍硬见紫斑，脾区压痛，双下肢肿胀可见紫斑，小腿内侧多处硬结，音低声微，自述头晕，胸闷，不能久站，行走数分钟则心慌心悸。近期纳食可，稍怕冷汗少，大便1日1次，小便清，口干喜饮温水。舌淡，前中无苔，有少许裂纹，舌根苔白腻腐；右脉总按滑，右关脉沉取稍涩，右尺脉有根，左脉总按细数，沉取左关指外有细副脉，关尺细。

处理：①控涎丹6g，分4次远食服，每服1.5g。②先针脾肿穴（发现局部有乌黑反应点），从左至右；后针右足三重穴（局部肌肉奇硬，后针二、三重穴，三重穴最后拔针时仍然气紧难拔）；再针双通肾、通胃穴；继针右中白穴（灵龟八法开外关，查中白有暗影，遂以中白代外关）。③制附子20g，太子参20g，白术30g，云苓30g，熟地10g，水蛭3g，莪术10g，泽泻30g，炙甘草5g，生姜50g，水煎分温三服，3剂。

2008年6月9日：患者精神较前两日好，自己要求吃面，诉大便1日1次，小便黄，患者面见喜色，说肚子瘪下去了，腹部按压肿胀明显消退，脾区按压稍痛，脾触诊缩小。舌淡，腻腐苔已化，仍有少许散在白苔，右脉稍滑，左脉尺部可触。

处理：在两边脾肿穴放血，先针右三重二穴，后针通胃、右灵骨、左中白穴共四针，拔针后右三重二穴出了不少黄水。

2008 年 6 月 14 日：病人昨日出院，复查 B 超提示：脾稍大，已接近正常。助手查：精神饮食喜见变，双目有神见笑颜，口渴不欲饮冻水，右舌根仍有腻苔，脉稍平尺有根，腹软无压痛，大便可，小便稍黄，夜尿两次。以补中益气汤善后。

因没有后续治疗，病人于 2008 年 8 月底去世。

【心常穴】（1973 版增加）

部位：在掌面中指第一节之中线外开（偏向尺侧）二分处。

解剖：正中神经，心脏神经，指掌侧固有神经。

主治：心跳、心脏病、心脏性之风湿病。

取穴：当掌面中指第一节之中线外开（偏向尺侧）二分，距第二节横纹三分三一穴，六分六一穴，共二穴。

手术：针深半分。

解部：心脏解部。

☞解语石注

本穴可以调整心率，心跳快刺血，心跳慢针刺，心跳快可配以大黄黄连泻心汤，心跳慢可配以桂枝甘草汤。

☞医案举隅

某男，27 岁，形体肥胖，有高血压、心脏扩大病史。某日熬夜后晨起心动过速，为其心常穴刺血，刺后心跳渐趋于正常。

【木炎穴】（1973 版增加）

部位：在掌面无名指第二节中央线外开（偏向尺侧）二分处。

解剖：尺神经，肝神经，指掌侧固有神经。

主治：肝炎、肝肿大、肝硬化。

取穴：在掌面无名指第二节中央线外开（偏向尺侧）二分，距第二节横纹三分三一穴，六分六一穴，共二穴。

手术：针深半分。

解部：肝解部。

☞解语石注

本穴以泻热为主，泻木气上炎引起的肝火之疾，有《辅行诀脏腑用药法要》小泻肝汤（枳实、芍药、生姜）之效，但比龙胆泻肝汤更注重脾胃，也有清心火的作用。

【三眼穴】（1973 版增加）

部位：在掌面无名指之内侧（即桡侧）。

解剖：正中神经，指掌侧固有神经。

主治：补针；功同足三里穴。

取穴：当掌面无名指中央线之内开（偏向桡侧）二分，距第二节横纹二分处是穴。

手术：针深半分。

☞解语石注

本穴无解部，也无应用经验，在此不乱作注。

【复原穴】（1973 版增加）

部位：在掌面无名指（第一节）之中线外开（偏向尺侧）二分处。

解剖：尺神经，肝神经，指掌侧固有神经。

主治：消骨头胀大。

取穴：当掌面无名指（第一节）之中央线外开二分直线之中点一穴，其上三分一穴，其下三分一穴，共三穴。

手术：针深半分。

解部：肝解部。

☞解语石注

本穴配合五虎穴，可治疗类风湿性关节炎引起的小关节肿胀疼痛，对某些腰椎间盘突出引起的坐骨神经痛有效，临床可酌情选用，以局部见乌黑反应点及青筋为应用标准。本穴笔者仅用过一次，在治疗一个膝关节积水患者的时候，发现本穴有青筋反应，点刺出血后，再配以其他穴位治疗而取效，因此，不敢肯定此穴就能治疗其他类型的膝关节积水，录此备参。

【眼黄穴】（1973 版增加）

部位：在掌面小指第二节之中央点。

解剖：尺神经，胆神经。

主治：眼发黄。

取穴：当掌面小指第二节之中央点是穴。

手术：针深半分。

解部：胆解部。

☞解语石注

赖金雄师伯记载本穴配肝门穴治疗急性黄疸有效；胡文智师伯以此穴配灵骨穴治疗少阳头痛头晕有效。笔者无应用经验，不去附会，录此备后来贤者运用考注。

【妇科穴】（1973 版增加）

部位：在大指（背）第一节之外侧（即尺侧）。

解剖：桡神经，正中神经，子宫神经。

主治：子宫炎、子宫痛（急、慢均可）、子宫瘤、小腹胀、妇人久年不孕、月经不调、经痛、月经过多或过少。

取穴：当大指（背）第一节之中央线外开（偏向尺侧）三分，距前横纹三分之一处一穴，距该横纹三分之二处一穴，共二穴。

手术：五分针，针深二分，一用两针。

解部：子宫解部。

☞解语石注

本穴配还巢穴，是治疗多数妇科疾患的特效穴。多数疾患，在针刺三次之后就有效用。穴在大指上，区段对应为子宫，配合还巢穴、姐妹一二等穴，可治疗妇科大部分疾患，但偏重于寒性妇科疾患。参阅还巢穴主治，唯须注意，妇科穴可以调理子宫内膜，而还巢穴偏重于卵巢。

【止涎穴】（1973 版增加）

部位：大指（背）第一节之内侧（即桡侧）。

解剖：桡神经，指掌侧固有神经。

主治：小孩流口水。

取穴：当大指（背）第一节之中央线内开（偏向桡侧）二分，距前横纹三分之一处一穴，又距该横纹三分之二处一穴，共二穴。

手术：针深二分。

解部：脾解部。

☞解语石注

本穴为 1973 版新增穴位，书中无五脏对应解部，但从本穴主治病症及其病机看，婴儿期间流涎多属于生理性流涎，此为暂时现象，随着婴儿年龄的增长，脾胃功能完善，可不治自愈。病理性流涎要给予足够重视，有可能是先天性脑部疾患；也有患儿因脾虚诸证引起流涎；还有一种常见病理性流涎，乃多是患儿口腔细菌感染引起。针刺本穴旨在止涎、消炎、补脾。

本穴名为止涎穴，不仅对口涎有用，对其他部位的病理性湿毒也有效。

【制污穴】（1973 版增加）

部位：在大指（背）第一节中央线。

解剖：桡神经浅支。

主治：久年恶疮、恶瘤开刀后刀口流水不止，不结口。

取穴：当大指（背）第一节中央线。

手术：以三棱针扎出黑血者当时见效。

解部：脾解部。

☞解语石注

本穴在 1968 年版中无记载，在 1973 年版中无解剖部位，但是依据吾师全民先生传授，本穴对愈合伤口及治疗恶疮、创口不敛等有效；结合病理分析，多数伤口不敛，乃由脾气大虚引起，本穴应作用于脾，病理是这样的，而且这个病理在实践中也得到了广泛的检验。

《董氏针灸奇穴经验录》载：某师兄之女，臀部长瘤开刀，久不收口，流水不止，董师为针本穴，一次而愈。

☞医案举隅

1. 笔者医案：朋友之子，12 岁，双手蜕皮，左足小趾蜕皮发炎肿胀，为针制污穴、木穴出血，三次而痊愈。

某男，30 岁，身体肥胖，尾椎尖疼痛肿胀有肿块，可扪及脓肿，于局部刺血排脓，遂针心门斜刺止痛，后针制污穴出血，三次而痊愈。

2. 山东学员吕明华医案：2009 年 10 月 2 日接一患者，自述 20 天前做腋下稍前一囊肿手术，术后 5 天，开始流分泌物，绵延 15 日，缝合处全开，在市医院一直做引流处理。10 月 2 日来就诊，此患者来以前吃饭一直不好，伤口长 3cm，内腔很大，分泌物（水样）很多，治疗用外用散剂外敷，一日一换药，无内服药，5 天后内腔已有色泽很好的肉芽。但是吃饭一直不好，更重要的是分泌物（水样）还是很多，第 6 日开始隔日制污穴刺血，3 天后分泌物（水样）开始减少，5 天后已无分泌物流出伤口，更重要的是胃口这几天好了很多。我想起王全民老师说把制污穴的接部定义成脾部，制污穴刺血也起到理脾作用。

3. 其他学员用此穴治疗牙龈脓肿破溃、颜面基底癌术后、甲沟炎、下肢刮伤等均见神奇之效。但本穴对于恶性肿瘤引起的破溃单纯刺血无效，须配合扶正抗癌的中药才会见效。

【五虎穴】（1973 版增加）

部位：在大指掌面第一节之外侧（即桡侧）。

解剖：桡神经浅支，正中神经，指掌侧固有神经，脾神经。

主治：治全身骨肿。【增】脚跟痛、脚痛、手痛、头顶痛。五虎一：五指痛；五虎二、三：脚趾痛；五虎三：头顶痛；五虎四：脚痛；五虎五：脚跟痛。

取穴：当大指掌面第一节之外侧（即桡侧），每二分一穴，共五穴。

手术：针深二分。

解部：脾解部。

☞解语石注

本穴作用于脾，脾为后天之本，气血津液生化之源，主四肢肌肉，主运化。本穴治疗的范围为四肢疼痛及扭伤，其取效机理就是助脾胃后天之本，以达到祛风除湿的作用。

1. 治疗全身骨肿，多是关节类疾患。不少类风湿性关节炎，早期见小关节对称性肿胀疼痛者，我们用中药的时候，可以选择健脾利水、祛风除湿之品，比如理中汤、苓桂剂、二妙散等；针刺可选用五虎穴，一般针三次即有良效。

2. 五虎一、二穴偏上，可以治疗手指痛、手指麻木。此类病症多是因为脾虚不能散精于四肢，故出现局部肿胀麻木。在很多颈椎病的案例中，遇见有手指麻木者，除使用中药里的理中除湿方之外，还可以依据《素问·缪刺论》提示的法则，先在对侧的下肢选用健脾利水、消肿除湿的穴位，然后选用五虎一、二穴处理。

3. 五虎二、三穴治疗脚趾痛者，除了扭伤疼痛外，急性痛风发作的时候，刺本穴组，亦可以缓解疼痛、排除食毒、降低尿酸指标，配合其他穴位，疼痛多在三次就可以控制。如某男，44岁，素有痛风病史，中医辨证为食毒，因吃海鲜诱发足大趾内侧剧痛兼肿胀，针刺本穴组加火菊、火散穴，一次痛减过半，以中药萆薢分清饮加乌头，两天完全消除病痛。

4. 以五虎三、四为主穴，可以治疗湿热型下肢坐骨神经麻痛。

5. 踝关节扭伤者、足跟痛者，以五虎四、五为主穴，配合中白穴、下白穴，病程短扭伤轻者，一次而愈，病程长扭伤重者，需要经过多次治疗。

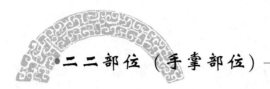

二二部位（手掌部位）

【重子穴】

部位：虎口下约一寸，即大指掌骨与食指掌骨之间。

解剖：有桡骨神经之分布与桡骨动脉，肺分支神经。

主治：背痛、肺炎（有特效）、感冒、咳嗽、气喘（小孩最有效）。
【删】感冒。

取穴：手心向上，当大指掌骨与食指掌骨之间，虎口下约一寸处是穴。

手术：一寸针，针深三分至五分。

解部：肺分支解部。

【重仙穴】

部位：在大指骨与食指骨夹缝间，离虎口两寸，与手背灵骨穴正对相通。

解剖：有桡骨神经之分布及桡骨动脉，肺分支神经，心细分支神经。

主治：背痛、肺炎、高烧、心跳、膝盖痛。【删】心跳。

取穴：当大指骨与食指骨之间，距虎口两寸处是穴。

手术：一寸针，针深三分至五分。

应用：重子、重仙两穴同时下针，为治背痛之特效针。

解部：肺分支解部，心细分支解部。

☞各家论述

两穴同时下针，为治背痛之特效针。可治背阔肌肌肉痛；治肩关节疼痛不论前中后外者；治气管炎痰不易咳出者；配下关穴治三叉神经

第一章　董氏针灸穴位精解

痛；治手指拘挛不伸。

☞解语石注

董氏针灸的奇效和董氏奇穴的传播过程，需要一本针灸生理、病理与临床用穴经验两方面结合的书籍。各位前辈在论述穴位的奇效时，记载形式多是个案或对症处理，在有效和无效之间、在个案和可重复性操作之间一直是用经验来衡量的。

对于疾病诊治的描述方式，董公及书籍助编者援用现代语文，用20世纪60~70年代台湾当时的语境来记述，与现代中医教材表达的方式有所不同，希望各位读者注意。

重子穴、重仙穴在手鱼际上，靠近肺手太阴脉，秉承肺金肃杀之气。"重"，道家的观点认为是"层"的意思。道家有"九重天""三十三重天"等描述。《果老星宗》的化曜中，"子"对应水星，"仙"对应辛而应金星，所以二穴治病的层次（重）就对应于星宗的水星和金星，董氏针灸奇穴的命名从这两个穴位就可窥豹一斑。

下面我们来逐一分析前辈的用穴经验。

1. 用于治肩周肌痛。这个作用是通过肺手太阴脉的经脉循行作用来实现的。肺手太阴脉循行于肩关节前，可以治肩前肌肉痛；肺脉与大肠脉相表里，也能治疗大肠手阳明脉所循行区域的疼痛，即肩关节外侧的疼痛。

2. 治背痛的原理。肺在背部的俞穴是肺俞，通过泻肺手太阴脉的荥穴来治肺区域在膀胱经上的疼痛，这个经验在孙培荣先生的《针灸验案汇编》里有详解。故重子、重仙二穴治疗第三胸椎周围的疼痛效果最明显。

3. 因重子、重仙穴靠近鱼际处，秉五输穴的荥穴特性，所以能够治颈痛、落枕等疼痛。我们看手掌八卦图（图1），重子、重仙穴在震宫。首先，重子、重仙二穴秉肺金之气，取木象之用，肝主筋，但凡所有的急性颈肩背痛，甚至全身其他地方的急性损伤，若为肝之筋拘挛急痛，取金克木象而运用这两个穴，下针必效。但对慢性疼痛，或脾虚之虚痛无效。读者应该区分用穴的机理所在。另外，荥穴主身热，这两个

董氏针灸注疏

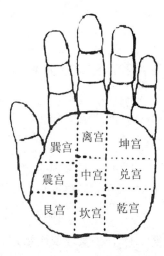

巽宫	离宫	坤宫
震宫	中宫	兑宫
艮宫	坎宫	乾宫

图1 手掌八卦图

穴位也有泄热作用，所以能治疗小儿肺炎发热，也能治疗某些下肢红肿热痛。

4. 不论书痉（手指不用，出现书写痉挛症状）还是关节、肌肉痉挛，取重子、重仙穴的作用，多为金克木之用，二穴在后天八卦图上对应震木，也是作为取象之用而获效。重子、重仙穴用于中风半身不遂者，则应以一侧肢体肌肉强直痉挛、下肢或有足内、外翻的筋脉拘挛情况为主；但中风患者的半身不遂若属于一侧肢体无力、发凉，则应以灵骨、大白二穴为主穴，或简单地用一下木火穴，取补肺脾之气的作用而达到治疗效果。所以，在十四经理论里，也有强直取阴经，无力取阳经的说法。

5. 我们再来看二穴的解部。重子穴的解部是肺分支解部，而重仙穴的解部是肺分支解部、心细分支解部。上述肺主气，取肺金克肝木筋急的作用来达到治痛的目的。还有一点，"病机十九条"有诸痛属心的论述，董氏针灸奇穴解部的重要性可见一斑。

6. 无效原因分析。慢性疼痛，不在二穴的主治范围内，而对于急性疼痛、明显的筋挛急不能转动的疼痛，在取用二穴的时候，为何有时效果也不好呢？因为我们取用某穴，或某穴要达到治疗的作用，必须是有"气"的。比如，脾土虚不能生肺金，而肺金也虚，此时若再取二穴或取其荥穴，则弱金岂能克强木？自然就无效了。肺金旺于秋季及立夏、立秋、立冬前各十八天，休于冬，囚于春，绝于夏。若在春夏休囚季用重子、重仙二穴，效果就没有秋季和立夏、立秋、立冬前各十八天的效果好。若遇火运流年并有客气为火加临的月日，肺金受克，用此二穴效果也不会好。还有很多的运气胜复情况也都应该考虑在内。但效果的好坏，具体落实到人，还必须从病、脉、证、穴来综合考虑。

以上仅仅以重子、重仙二穴来举例说明如何在下针前思考各种影响下针效果的因素，这样我们在选穴的时候就心里有数了。《伤寒论》里仲圣在举例后说"余皆仿此"，在这里我们思考其他穴位的时候，也应该以一个总体的思维来权衡穴位的可用与不可用。

【灵骨穴】（【增】此穴为治愈柬埔寨龙诺半身不遂之主穴）

部位：在手背面的食指与拇指叉骨间，第一掌骨与第二掌骨接合处，与重仙穴相通。

解剖：第一手背侧骨间筋，有桡骨动脉、桡骨神经、肺支神经。

主治：肺机能不足之坐骨神经痛、腰痛、脚痛、半面神经麻痹、半身不遂、骨骼胀大病，妇女经脉不调、难产、经闭，背痛、耳鸣、耳聋、偏头痛。【增】妇女经脉不调、倒经、脊椎骨疼、小便疼或次数过多，配大白用。〔全民按：袁国本师兄笔记，本穴主治为肠痛、经痛、耳聋、小肠气不通之腹痛、肠炎、跌打损伤、闪腰岔气、肺无抵抗力毛孔闭之感冒、白皮肤（肺主皮肤），补肺气，治肺喘，治小孩感冒发烧（加大白穴放血），即治肺 – 肠 – 肾 – 脑。〕

取穴：拳手取穴（拇指弯曲，抵食指第一节握拳），当食指、拇指叉骨间，第一掌骨与第二掌骨接合处，距大白穴一寸二分，与重仙穴相通。

手术：用一寸五分至二寸毫针，针深通透重仙穴（过量针）。

应用：针深一寸五分至二寸可避鬼邪。

注意：孕妇禁针。

解部：肺支解部。

【大白穴】（【增】此穴为治愈柬埔寨龙诺半身不遂之主穴）

部位：在手背面，食指与拇指叉骨间陷中，即第一掌骨与第二掌骨中间之凹处。

解剖：此处为第一手背侧骨间筋，有桡骨动脉、桡骨神经、肺支神经。

主治：小儿气喘、发高烧（特效）、肺机能不足而引起之坐骨神经痛。

取穴：拳手取穴（拇指弯曲，抵食指第一节握拳），距虎口底五分处是穴。

手术：用一寸针，针深四分至六分，治坐骨神经痛；用三棱针，治小儿气喘、发高烧及急性肺炎（特效）。

注意：孕妇禁针。

解部：肺支解部。

☞解语石注

估计用董氏奇穴者几乎没有不用此二穴的，赖师伯曾撰文言此二穴温阳补气之用为第一。在所有的董氏奇穴讲座中都以此二穴为重中之重，且从事董氏针灸者，此二穴之使用率也是最高的，其主治多不出《董氏针灸正经奇穴学》的范围。在此不再重复灵骨、大白二穴之作用，不过值得思考的内容还有很多。

1. 此二穴合用，温阳补气的作用到底有多强？温阳补气作用是通过什么实现的？考历代针灸典籍对此二穴的论述，也多见用合谷穴（这里不讨论灵骨和合谷的区别），而依黄龙祥教授校注的《黄帝明堂经》来看，合谷穴的定位在手大指歧骨间。其治风、治半身不遂，多用大肠手阳明脉的多气多血之特性。在历代书籍正经穴位的记载中，合谷穴多配健侧的曲池穴、肩髃穴等大肠手阳明脉的穴位来诱发气血的流动，从而达到治疗半身不遂的目的。加之大白穴近在第二掌骨的中段，也在三间穴之上少许，若以三间穴的穴性来考虑与合谷原穴相配，从《黄帝明堂经》及后世对阳经输木穴的考证来看，三间穴多用于清热散风，所以多用刺血治小儿高热，效果甚佳。若这样立论的话，就很难得出温阳补气的结论。

作为原穴的合谷穴，一可以祛风泻邪，二可以补（大肠）气固（肺）表，通过益气而用阳、回（束）阳、摄血等以治疗脱证及危证。从上述作用来看，二穴合用的确能补气，但其作用机理并非是温阳，因为阳气分先天之阳和后天之阳，先天之阳寄于脾，实用于肾，通过脾的散精功能而洒陈于五脏六腑，而后天之阳的化生全赖脾胃的运化，脾胃的升降正常则阳气自养。显然，合谷穴并非是作用于脾肾之首选穴，而加用三间穴也无明显的温阳作用。通过大量的临床验证，二穴合用通经活血作用是非常强的。通经活血之用，是要有血可活，如果脾胃升降失调，首先应该恢复的是脾胃升降功能，应恢复的是三焦相火生脾土的功能，这个在董氏奇穴中有中白穴补相火，通天、通关、通山穴补子（胃土）实母（心火）法可用；在中风下肢无力的治疗上，除了用灵骨穴、大白穴外，十四经的曲池、合谷穴也非常好用。

2. 灵骨、大白二穴倒马针，比用合谷穴加曲池穴加肩髃穴的效快，这是不争的事实。但效快并非说明效好、效果持久。西医治痛莫过于激素，激素也是过敏性休克急救时必用的特效药，效快但伤害性大我们都知道，但我们不知道中医的很多治疗也有类似激素的作用。倒马针就是在相邻的穴位下针，就好比先后用两颗手榴弹在不同的时空点去炸一个堡垒，不如用两颗绑在一起的手榴弹同时去炸一个堡垒的效果好，一加一大于二。

3. 灵骨、大白二穴治疗太阳、少阳两条经脉之坐骨神经痛，多数能马上取效，但是取效的时间并不长。也就是说，归根结底仍然是一种调动气血的作用，很多初学者看书后，以为这样就能治好下肢坐骨神经痛，可是取效的时间并不长，即使多次下针，临床报道中，也多是报喜不报忧。董公已经明言，此二穴仅仅针对肺机能不足之坐骨神经痛，而非全部坐骨神经痛。

任何肺机能不足之症均可用此穴，如现代腰椎间盘突出症，由咳嗽、喷嚏引起的腰腿痛，就是肺机能不足的表现。那么脉证指标就是右关脉大或左寸沉，面黄或面白，或商音不及等四诊症状均可直接参考，不用理会病位在哪里，抓住色脉合参的指证，直接下针即可取效。

4. 灵骨、大白二穴，在临床应用上适应于中风后下肢无力者，即对肌力低下的半身不遂效好。而对于强直痉挛者，用针就应考虑重子、重仙二穴了，再用灵、白二穴只会犯实实之弊。无论一个穴位的主治范围多么宽泛，都需要辨证用穴。

5. 笔者的一点小经验：这个穴组不一定要两针一起下，能下一针，绝不去两针倒马。针灵骨穴或大白穴时，以右手持针为例，用左手拇指从二间穴沿第二掌骨向上推移大肠手阳明脉经气向上，大拇指两个指节都用力在第二掌骨上，这样再针灵骨穴或大白穴，效果会提高不少。

6. 如果说灵骨穴补气，那么治疗酸痛的时候，大白穴就是引穴，既然补气了，那么该通的邪气，就顺畅排除了。对于疼痛病人，舌苔白腻湿邪重者，可以加门金穴来加强通腑的作用，那么再理解门金穴的止痛作用就简单了。《素问·六微旨大论》："出入废则神机化灭，升降息则气立孤危，故非出入则无以生长壮老已，非升降则无以生长化收藏。升降出入，无器不有，器散则分之，生化息矣。"通过上述临证经验和分析，再来理解经典里的话，也就简单一些，明了一些了。即灵骨入、大白出，灵骨升、大白降，配穴之妙，难以尽述，只待我们善思多用。

董公治肺癌主用此二穴，经言中气不足，溲为之变，笔者治疗小便不利（小便次数多，或尿不尽、尿淋漓）等症，灵骨穴针三分深，奏效也快。

☞病案举隅（李红叶医师）

1. 某女，咳嗽后致腰痛不能屈伸，为其针灵骨、大白，动气疗法，针入即感腰部开始松动，5分钟后痛止，留针半小时愈。

2. 某女，67岁，每于坐位起立时腰痛，严重时站不起来。察大白穴附近疼痛异常，遂在痛点下针，配灵骨，留针时令其重复坐下、起立的动作，几分钟后腰痛止。

3. 某男，29岁，患过敏性鼻炎多年，每遇天气变化喷嚏大作，鼻涕如水，体瘦，面色黧黑，舌淡苔水滑，脉沉。为其针脾三叉、灵骨、大白、镇静、水曲，另一组针驷马三穴、肾关、三阴交，每周3次，针6次后症状明显减轻，黧黑水色渐退，因不能来针灸，后以中药小青龙汤加减15剂，基本治愈。嘱服金匮肾气丸调其体质，随访至今未复发。

附：灵骨、大白与反后绝穴运用经验（解语石）

中医学认为，人体体表的每一个穴位均是体内脏腑、经络之气输注于体表之所在。根据穴位与脏腑对应的原则，凡是机体某一组织或器官有病，必然会在特定的穴位上有所反映。因而通过按压这些穴位的感觉，就能诊断内在脏腑的病变。

张颖清教授发现的第二掌骨侧的新穴的分布形式，与它们所对应的部位或器官，就像是整个人体在这里的大致缩小。头穴与足穴位于第二掌骨节肢的远端与近端，中点为胃穴。胃穴与头穴的中心点为肺心穴。肺心穴与胃穴连线的中点为肝穴。胃穴与足穴的连线分为6等分，从胃穴端算起，5个点依次是十二指肠穴、肾穴、腰穴、下腹穴、腿穴。第二掌骨节肢系统包含着整个人体各个部位的生理、病理的信息，故此群穴位被称为第2掌骨侧的全息穴位群。

第一掌骨理论是笔者结合临床发现的，《难经·七十八难》："知为针者信其左；不知为针者信其右。当刺之时，必先以左手压按所针荥输（泛指穴位）之处，弹而努之，爪而下之，其气之来如动脉之状，顺针而刺之。"

第一掌骨按照全息理论也有这样的对应关系，即远心端属头、近心端属足。但我们针灸医生不该把思维固化，临床上还是以左手按切，寻找针刺反应点为要务。第一掌骨多见压痛点和结节点，多见筋结，临床上按照这些反应点进行针刺效果就良好。大多数时候，我们在针刺之前，用手按压这些反应点，病人的症状已经开始减轻了，我们再针而刺之，效果就满意了。

反后绝穴和第一掌骨

《董氏针灸临床精要秘录》《董氏奇穴图谱治疗学》载有：

【反后绝穴】

部位：灵骨下一寸一分，靠拇指骨边。

手术：针深四至六分。

主治：肩背痛。

经过董氏针灸基地临床300例针刺实践，针刺第一掌骨压痛点（反后绝穴）治疗疼痛类疾患效果优于针刺灵骨穴、大白穴，三穴至三角针，三针齐下，有明显的行气活血、止痛舒胸的作用。

针刺手法：选用0.25毫针，针刺一寸，可透至重仙穴。

针刺要点：仔细寻找压痛点及筋结，在压痛点或筋结上下针。

陈建，男，52 岁。右侧肩关节活动受限半年余，外院诊断为冻结
肩，经各种治疗，效果不显，活动度小，后伸、外展活动受限。体检：
心脏扩大、高血压病、脂肪肝。舌苔白腻，脉左寸沉，双关滑兼软，尺
浮兼数。针刺：右侧灵骨、大白、第一掌骨压痛点（图 2），配左侧天
皇穴。针入后活动右侧肩膀，述后伸明显好转，外展稍受限，活动 40
分钟后起针，针后局部刺血拔罐，自述轻松。

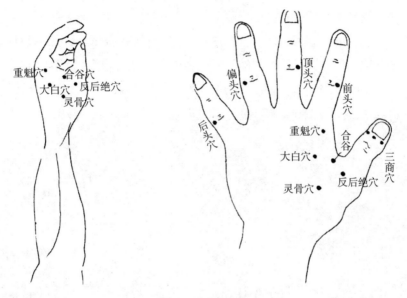

图 2　反后绝穴图

张某，男，51 岁。胸闷 1 天，既往有颈椎病史，左侧手掌麻木，
自述凌晨胸闷、呼吸短促，刻诊面黯、双关大。已时来针，先针左第一
掌骨压痛点，胸闷立舒，后针右火菊穴，起针后胸闷消、麻木减。提醒
其去检查心脏以排除心梗。

患者，女，57 岁。乳癌术后 5 年，述左肩背疼痛，活动无障碍，
肩前喙突部压痛明显，头昏烦躁、多梦眠差、腰痛，双寸脉沉涩、关滑
尺浮，此为虚痛，告知此痛难治，需假以时日。首次针灵骨、大白、第
一掌骨压痛点，配水相、水仙。针入后肩痛好转，出针后肩前喙突部稍
点刺拔罐微出血，自述感觉轻松，复切脉寸沉稍好。以后 10 余日，针
灵骨、大白、第一掌骨压痛点，或配中、下白穴，或配卜三皇穴，主穴

总以灵骨、大白、第一掌骨压痛点不变，期间配合补虚除痛法。调理1月余，疼痛消除。

患者，女，56岁，本小区保洁人员，肥胖体质，劳作过度致腰部广泛性疼痛，无明显压痛，后伸时第5腰椎中间疼痛，平卧时腰眼处酸痛，弯腰后腰部直立困难，面黯，脉尺沉。脉沉好治，针后取效容易，告知林女士针后即刻能轻松，林女士经人介绍来针，也信心十足，因为介绍人也是本小区保姆，曾因腰痛经针治1次，1年来未复发。遂针灵骨、大白、第一掌骨压痛点（图3），针后拔罐腰眼区域，经治后即感轻松无比，经过3次针治好转，后配金匮肾气丸，嘱不妄劳作，注意休息，复发的可能性就会较小，患者欣然离开。

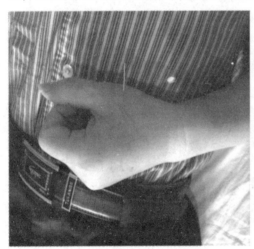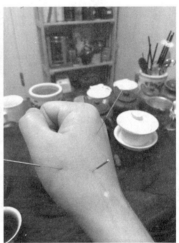

图3　针刺灵骨、大白、反后绝穴

灵骨、大白、反后绝穴的扩展应用，是根据师父王全民先生的要求，我们在临床实践中得出的结果。反后绝穴和第一掌骨之间的关系，也是师父提及之后，由宝泰堂中医门诊部医师共同实践出来的结果，成为我们目前调气止痛的首选针法和治痛的秘密武器。

【上白穴】

部位：手背面，食指与中指叉骨之间，距指骨与掌骨接合处下五分。

解剖：肺与心。【增】肝细分支交错神经。

主治：眼角发红、坐骨神经痛、胸下（心侧）痛。

取穴：手背向上，当食指掌骨与中指掌骨之间，距指骨与掌骨接合处下五分是穴。

手术：针深三分至五分。

解部：肺与心细分支交错解部。

☞解语石注

此穴近似于经外奇穴之落零五穴，在治疗急性腰痛时，可通过检查手背，看这个穴区有无压痛点来决定是否应用。依据解部对应的部位下针，也会有很好的效果。唯宜注意，其主治胸下（心侧）痛，笔者应用此穴治疗乳腺疼痛有效，治癌性疼痛也有效，也能缓解冠心病引起的胸闷。

【中白穴】（又名鬼门穴）

部位：手背，当小指掌骨与无名指掌骨之间，距指骨与掌骨接合处下五分是穴。

解剖：肾分支神经。

主治：肾脏病之腰痛、腰酸、背痛、头晕、眼散光、疲劳及坐骨神经痛、足外踝痛、四肢浮肿。【增】脊椎骨、腿骨骨骼胀大。

取穴：拳手取穴，当小指掌骨与无名指掌骨之间，距指骨与掌骨接合处下五分是穴。

手术：针深三分至五分。

解部：肾分支解部。

【下白穴】

部位：手背，小指掌骨与无名指掌骨之间，距指骨与掌骨接合处下一寸五分是穴（距中白穴一寸）。

解剖：肾肝分支交错神经。【删】肾分支交错神经。【增】心脾肾交错神经。

主治：牙齿酸、肝微痛，以及中白穴主治各症。【删】牙齿酸、肝微痛。【增】近视、腰腿疼。

取穴：拳手取穴，当小指掌骨与无名指掌骨之间，距指骨与掌骨一寸五分（即距中白穴一寸）是穴。

手术：针深三分至五分。

应用：【增】由后跟直上肩双侧疼，针双下白。

解部：肾肝分支交错解部。

☞解语石注

此二穴合论，因二穴同在三焦手少阳脉。

1. 中白穴，其作用可从中渚穴窥见大部分。中渚穴出于《灵枢·本输》。中者，《素问·五常政大论》："根于中者，命曰神机，神去则机息。"渚者，江上小洲也。中渚，通俗的理解就是江上的一个小岛，水由此分为两道。中渚穴是三焦手少阳脉的输木穴，考历代主治，多与三焦相火之气和肾之元气有关（《古法新解会元针灸学》）；位置依《灵枢·本输》《针灸甲乙经》记载：手小指后，次指本节凹陷中。

从这点来看，今之中白穴即为古之中渚穴，历代典籍记载的主治也涵盖了本穴的治疗范围。中白穴体在三焦手少阳脉，而用实在肾气。明白针灸的体用，就很容易理解董氏奇穴。又如通关、通山、通天三穴，穴体在胃足阳明脉，实用在心火。诸如此类的体用，董氏针灸奇穴中比比皆是。

《医宗金鉴·刺灸心法要诀》：中渚主治肢体麻，战振蜷挛力不加。《针灸铜人腧穴》《医心方》：五指掣不可屈等。对于中渚穴治疗腰痛的记载，在历代流传下来的针灸典籍中也有很多，在此不一一列举。根据《针灸铜人腧穴》和《医心方》的记载，此穴用于中风手功能挛缩的病人有效，常配合腕顺一、二穴，张世杰教授《古法针刺举隅》中记载的腕骨穴治疗中风手指拘挛的情况，可以看做腕顺一、二穴的延伸治疗。而根据《医宗金鉴》和董公的记载，此穴用于下肢疼痛，效果也很好，我常用治臀中肌疼痛及髂峪外侧疼痛，多见右关沉弱之象。

对于中白穴后面括号里的"鬼门穴"，大家似乎并没有注意到。鬼门穴在此出现的意义又是什么呢？在吾师全民先生指点下，笔者豁然顿悟。

我们常用"鬼门关"来形容人之将死的危状，进一步人就过了"鬼门关"而死，退一步就把病人从"鬼门关"拉回来而生。鬼门穴之意，就是急救用穴，是把脾败水盛、三焦相火上越、肾阳暴脱的病人从"鬼门关"拉回来的要穴。由于近些年针灸在急救领域里已无施展机会，所以此鬼门穴的急救作用也逐渐被人们忘记了，但是读者还是要知道此穴的急救作用。虽然针灸热遍全球，但国外对针刺的限制更多，且流于治痛的理疗作用。所以，恢复一针二灸三药的中医治疗原则，还是要靠国人来完成的。

针刺中白穴有类似于补中益气汤之效；但是脾胃太过虚弱之病，针中白反而有拔起胃气的作用，犹如补中益气汤中的黄芪、升麻、柴胡用量太过的情况。

本穴善治第 12 胸椎附近疼痛。如一老嫂，83 岁，好打麻将，腰背痛 3 个月，疼痛以胸 12 椎体为中心，向上下放散，针中白，一针消除大半，3 次疼痛消失。

2. 下白穴之用，董公 1968 年版的《董氏针灸正经奇穴学》的解剖是肾肝分支交错神经，在 1973 年版的《董氏针灸正经奇穴学》出版后又修改为心脾肾神经。笔者认为，1968 年版的《董氏针灸正经奇穴学》中记载的肾肝交错神经，已经涵盖了心脾肾神经。虽然主治为心肝脾肾的病症，但并非直接针对心脾解部，但如果要再加上一个肺，统调五脏，也是能够说得通的。从中渚穴五输穴的输木穴性来说，泻火（三焦相火）经之木穴，肺金的（火）乘（木）侮关系被解除，也能治疗肺病。从病机角度上讲更为恰当一些。所以，笔者认为，下白穴的肾肝交错解部，通过牙齿酸、肝微痛的主治，已经能够涵盖心脾的治疗了。毕竟下白穴还是在三焦手少阳脉上，三焦少阳脉能通调周身水气而已。

【腕顺一穴】

部位：小指掌骨外侧，距手横纹二寸五分。

解剖：此处为小指外转筋，有腕骨背侧动脉与支脉、尺骨神经、肾分支神经。

主治：肾亏之头痛、眼花、坐骨神经痛、疲劳，及肾脏炎、四肢骨肿（女人用之效更大，两手不宜同时用）。【增】近视眼。

取穴：当小指掌骨外侧，距手横纹二寸五分处是穴。

手术：针深二分至四分。【删】二分至四分。【增】五分至一寸五分。

解部：肾分支解部。

【腕顺二穴】

部位：小指掌骨外侧，距手横纹一寸五分，即腕顺一穴下一寸。

解剖：此处为小指外转筋，有腕骨背侧动脉与支脉、尺骨神经、肾分支神经。

主治：鼻出血以及腕顺一穴主治各症。

取穴：当小指掌骨外侧，距手横纹一寸五分处是穴。

手术：针深二分至四分。

应用：腕顺一穴与腕顺二穴互相配用。

解部：肾分支解部。

☞解语石注

此二穴位置是正确的。而胡文智师伯定位腕顺一、二穴位置刚好相反，是不符合董氏针灸奇穴原义的。

腕顺一、二穴在后溪穴之后，其主治可以参考后溪穴。《针灸甲乙经》记载："狂，互引，癫疾数发，后溪主之。"有用后溪穴浅刺治面瘫引起的耳鸣、耳痛、眼闭合不全的，效好，似乎是从疏通小肠手太阳之脉气入手。但是《普济方》的记载似乎更加全面，特录于此以备读者思考：手足挛急（肝）、手足擅掉（肝、三焦）、头风痛（三焦、膀胱）、伤寒不解（膀胱）、盗汗不止（肝、心）、中风不语（包络、肝）、牙齿痛（胃、大肠）、癫痫吐沫（胃）、腰背强痛（肾）、筋骨痛（肝、胃）、咽喉闭塞（肾、胃、肺）、伤寒项强或痛（膀胱）、膝胫肿痛（肾）、手足麻木（胃）、眼赤肿（肝、心）、伤寒头痛（膀胱）、表汗不出（肺、胃）、冲风泪下（肝、胆）、破伤风眩（肝）、产后风（肺）、喉痹（肾、肝）、手麻痹（大肠）等伴随病症，后溪穴悉主之，先取后溪穴，后取申脉穴。

腕顺一、二穴调整脊柱的功能，也是以"实子"的作用来实现的。因为脊柱病多责之于脾、肾二脏。针刺腕顺一、二穴，通过属兑宫的"金"来联系脾、肾，从而实现对脊柱功能的调整。从整个腕顺一、二穴区来看，涵盖了后溪穴区，而后溪穴对应坤卦，乾健坤顺，所以刺腕顺也有取坤土之意。奇经八脉体系中，后溪通督脉，也可以作为治疗脊柱疾患的参考。

腕顺一、二穴治疗近视，乃从补肾的角度入手。如图4所示，从图中的掌诊来看，腕顺一、二穴所在的区域属于肾水区域，而在十四经中则属于少阴君火所在的区域，所以有水火互调的作用。请读者参阅《辨证录》中陈士铎的论述：

人有能近视而不能远视者，近视则蝇脚细字，辨析秋毫，远视则咫尺之外，不辨真假，人以为肝血之不足，谁知是肾火之本微乎！肾火者，先天之火也，是火存于肾水之中，近视之人，既非水之不足，何致火之无余？不知先天之火，天与之也，

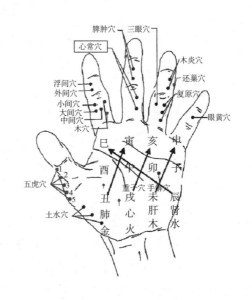

图4　董氏掌诊三合局图解

生来火微，火者光焰自短，盖眼目之中，不特神水涵之，抑亦神火藏之也。故凡光能照远者火也，试看江上渔波之中，渔火明透于数十里之外，水气烟岚不得而掩之也，如渔火细小，则光亦不大，而若隐若现之象矣，可见火盛者光照远，火衰者光照近也。近视之人，正神火之微耳，神火藏于目中，而发于肾内，治近视之病，必须补肾火为主。然而

火非水不养，虽近视之人原有肾水，然能保其后天之不斫削乎？水中补火，不易之道也。

【手解穴】

部位：小指掌骨与无名指掌骨之间，即屈小指，使其指尖触及手掌处。

解剖：肾脏敏感神经。

主治：主解晕针与下针后而引起的一切麻木以及气血错乱之刺痛。

取穴：手心向上，当小指掌骨与无名指掌骨之间，即屈小指，使其指尖触及掌处是穴。

手术：针深三分至五分，用三棱针刺血立解；用毫针刺十分至二十分钟全解。

解部：肾脏敏感解部。

☞解语石注

1. 手解穴为心手少阴脉之少府穴。少府者，少阴心脉脉气之府，少阴心脉脉气所聚。少阴本为君火，阴经荥穴也为火性，火中之火，主明则下安，主不明则十二官危也。晕针时神散，针心手少阴脉之火穴，来通府室之路，董公未明言。

对于手解穴解晕针的机理，若认为"病变于色者，取之荥。晕针时脸色必变，此亦是手解穴解晕针的道理"（《董氏奇穴讲座——穴位学》），是值得商榷的。若病变于色，皆能取荥穴，那么黑变病、白癜风等病难道都能够用十二经的荥穴治愈？并且晕针的时候脸必变色吗？晕针的处理办法很多，针人中、刺激井穴、针足三里，甚至口含凉水扑面都能解晕针，这些都是解晕针的办法，但不能以"病变于色者，取之荥"来解释。

"病变于色者，取之荥"，出自《灵枢·顺气一日分为四时》。岐伯原意的第一层意思是想说明百病生于六淫之气，而气合有形而脏有名，我们知道，五脏应四时，而一日内也有四时，子午卯酉之时分之，而人形不合于一日分之四时则病，故"顺天之时，而病可与期，顺者为工，逆者为粗"；第二层意思是想说明五脏五变，人有二十五输，以应五时而有五变，五变应五输；第三层，岐伯原意是想说明冬刺井，春刺荥，夏刺输，长夏刺经，秋刺合，是谓五变，以主五输。这是从篇名的顺气一日亦主四时来分一日是春夏秋冬长夏之五时的用针的。"病变于色者，取之荥"的意思，仅仅说明春刺荥而已，并非所有的病变于色者，均应刺荥穴来治疗，更不能解释为晕针必色变。

2. 手解穴的主治中，除了解晕针外，还能解"下针后而引起的一切麻木以及气血错乱之刺痛"，其道理还是在安心君归府室之路，使心君归府来达到调整气血之平衡。此达府室之法，也可用于脑损伤，甚至植物人状态，辨证为心脑通道不畅，神不归心。

3. 心手少阴脉之火穴为何为肾脏敏感解部？这个是从八卦图的"火水未济"和"水火既济"两卦来考虑的。水之体在肾脏，而用在心火，乾坤交互成泰，其用为水火。《外经微言》中陈士铎非常清楚地论述了水火互用之理。运用手解穴的原理请参阅掌诊三合局图，结合此水区有少阴君火所过的情况，就会明白其中的道理。

4. 手解穴应用，在前辈的经验中也有记载。本穴是治疗针灸后气血错乱的专用穴，这时被针的部位应有红肿的现象；也可以用本穴来治疗因外伤疼痛所导致的沮丧及躁动，本穴可以镇痛及镇静。治疗因晕针所造成的害怕、颤抖、面色惨白、冷汗等时，还应让病人高举双腿，额头上放一方冷毛巾来抚平情绪。术者自己一定要沉着。这时也可艾灸足三里穴，让血回流到脑部。如果晕针很严重，可用汤匙去压病人的舌根，使其呕吐，胃气因而上升，同时也让气上举回到心脏。

☞医案举隅

1. 一人年40岁，腰痛3年，加重10天，腰部以胀痛为主，伴巅顶痛，心胸烦热，夜不能寐，腰椎CT无异常，小便黄，舌尖红，苔白，脉弦。

第一日，先针左少府（手解穴），后针右少府（手解穴），针完后头痛消失，又针左太溪。均留针30分钟。

第二日，述当晚安睡，头痛未作，腰痛减轻，小便变清，脉似无变化，又针 1 次，其痛消失。

第三日，脉平痛消，至今已过 1 周，胸闷未作，二便可，眠安。

2. 学员的亲戚，男，18 岁，长时间运动后，肌肉酸痛，双足无力不能站立 3 天，西医检查无异常，用补脾药无效。切脉见左寸稍沉，余脉稍大，嘱其自己用手捶打足解穴，掐手解穴及中白穴，2 小时后，电话告知无异常，行动自如。

【土水穴】

部位：在拇指第一掌骨之内侧。

解剖：拇指对掌肌，桡神经，脾分支神经，肾分支神经。

主治：胃炎、久年胃病。【增】手指、手掌疼及手骨疼（对治）。土水放黑血，七日一次，治鼻蓄脓。

取穴：当拇指第一掌骨之内侧，距该掌骨小头一寸处一穴，后五分处一穴，又及五分处一穴，共三穴。

手术：针深三分，每用一穴即可。

解部：脾分支解部，肾分支解部。

☞解语石注

本穴在 1968 年《董氏针灸正经奇穴学》原版上，袁国本师伯是以钢笔字记载的。

土水穴，从穴名来看，关乎脾、肾二脏。久年胃痛多因肝脾不调、脾肾俱虚所致。脾肾同居下焦，脾为孤脏，脾虚生化无源，四脏皆虚。脾足太阴脉虚，肝木来乘之则痛，而肺金来克复。土水穴在肺手太阴脉上，又合于后天八卦的艮宫，艮宫对应天留宫，应在立春，而象以凶风。《灵枢·九宫八风》："风从东北方来，名曰凶风，其伤人也，内舍于大肠……"所以董氏针灸奇穴取土水穴名，其取象、取用都合于理达于道。五行中的土、水、木三行也为万物生长之理。杨维杰师伯以《灵枢·经脉》手鱼际青赤来诊断胃肠病也很有道理。从理论上说，手鱼际的范围，包括土水穴、鱼际穴、重子穴、重仙穴，它们都可以诊断胃肠道疾患。若以五输穴理论中荥穴夹输穴的夹穴理论来解释，也无不可。

笔者常配灵骨穴，用于虚性腹胀，类似于厚朴生姜半夏甘草人参汤的作用。用治肺癌有虚热表现者，类似于应用麦门冬汤的思路，取得了不错的效果，因为肺肾解部可以治疗一些以寒热错杂、燥湿相混病机为主的病症。曾治一肺癌病人，精神萎靡、食少纳差、咳喘痰多、面色潮红、全身虚热、六脉洪数，以毫针在此穴泻血分气分交界处邪热，后补三里等穴，以白虎人参汤加味与麦门冬汤间隔使用，补泻兼施，近期效果良好。

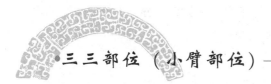

三三部位（小臂部位）

【其门穴】

部位：在手横纹后两寸处，桡骨之外侧。

解剖：此处为拇短伸筋，头静脉，桡骨动脉支，后下膊皮下神经，桡骨神经，肺支神经。

主治：妇科经脉不调、赤白带下、大便脱肛、痔疮痛。

取穴：当桡骨之外侧，距手横纹两寸处是穴。

手术：臂侧放针斜刺约与皮下平行，针深二分至五分。

解部：肺支解部。

【其角穴】

部位：桡骨之外侧，距手横纹后四寸（距其门两寸）。

解剖：此处为拇短伸筋，头静脉，桡骨动脉支，后下膊皮下神经，桡骨神经，肺支神经。

主治：妇科经脉不调、赤白带下、大便脱肛、痔疮痛。

取穴：当桡骨之外侧，距手横纹四寸处是穴。

手术：臂侧放针斜刺约与皮下平行，针深二分至五分。

解部：肺支解部。

【其正穴】

部位：桡骨之外侧，距手横纹六寸（距其角两寸）。

解剖：此处为拇短伸筋，头静脉，桡骨动脉支，后下膊皮下神经，桡骨神经，肺支神经。

主治：妇科经脉不调、赤白带下、大便脱肛、痔疮痛。

取穴：当桡骨之外侧，距手横纹六寸处是穴。

手术：臂侧放针斜刺约与皮下平行，针深二分至五分。

应用：其门、其角、其正三穴共享（即一用三针）。

解部：肺支解部。

☞解语石注

此三穴合论。

1. 此三穴是董氏针灸奇穴中最有韵味的一组穴，三穴的命名大有深意，且能体现董氏针灸的博大精深。在 1968 年版的《董氏针灸正经奇穴学》里，董公有段自序非常耐人寻味："董氏先祖所传医术异于十四经脉络，所设穴道部位与上述三六五穴略有不同，治法亦异，重针轻灸，功效显着，盖另有渊源，自成一派也。奈遗著毁于兵燹，至深遗憾。景昌年幼少忆强，幸获先祖面授，尚能牢记'要诀'……"从董公的自述中可知，董氏先祖传授董公要诀，而很多穴位却不复存在了，幸有董公通过记忆的要诀来推测穴位。所以笔者认为，1968 年版的《董氏针灸正经奇穴学》，最能代表古老的董氏针灸，1973 年版的《董氏针灸正经奇穴学》中命名的制污穴、妇科穴、感冒穴等这些富有时代气息的穴名，自然只能解释穴位的主治，而不能从穴名来考证董氏针灸奇穴的源流了。而从其门、其角、其正三穴的命名可知，董氏针灸奇穴的命名来源于星象，而董氏针灸针术则来源于道家。

考《说文解字》，"其"作"萁"，这三穴可理解为萁门、萁角、萁正。而在脾足太阴脉上，血海上六寸也有一个萁门穴，疑董门先祖为避开与下肢穴名的重复，改"萁"为"其"。此三穴虽在大肠手阳明脉和

三焦手少阳脉之间，但大肠
手阳明脉和肺手太阴脉表里
相通，故也作用于肺，解部
为肺支解部。

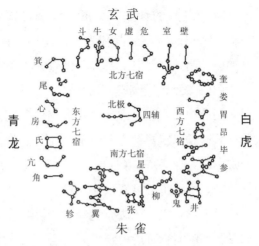

图5 二十八星宿图

我们看二十八星宿图
（图5），从左侧看，东方七
宿其、尾、心、房、氐、
亢、角，加上南方七宿的第
一个轸星，而"轸"的读
音和"正"相近。所以，
从这条"帝出乎震"的东
方苍龙来看，刚好对应成其门、其角、其轸三穴，而因为读音近似故现
代写成其门、其角、其正三穴。董氏针灸奇穴中还有很多穴名来自星
宗，后面会有论述。董氏针灸奇穴能算得上"句中有图，言下见象，或
半或约，无余无失"（《丹元子步天歌》清代天算家梅文鼎语）了。所
以，用"星光灿烂"来形容董氏针灸奇穴一点都不过分。

2. 根据《开元占经》《果老星宗》的干支配星来看，在干支化合
中，地支除了有三合局外，还有三会局。传统认为三会局的力量更大，
更证明了帝之苍龙出乎震之王相，东方三会木局中是寅卯辰三支会木
局，轸应对为卯，寅对其尾，辰对其角，这样就完整地解释了三其穴的
化木局作用。三会局之体为木，其用为火，而其在腕部，腕踝针中也有
用此穴治疗周期性精神病的记录，同时，和上古时俞跗炊穴定窍，以脉
气发现穴位的古义也相符。

三其穴的主治更能体现此三穴的木火之性。穴在大肠手阳明脉和三
焦手少阳脉之间，而主治是妇科经脉不调、赤白带下、大便脱肛、痔疮
痛等。从这些病症来看，均能以泻阳明大肠之火和少阳三焦之火来治
疗。三其穴的解部是肺支解部，有三个层次：一是通过肺与大肠相表里
的作用来治疗大肠疾患，二是根据针向的不同来泻三焦之火，三是
（木）火平则肺金安，腑通则脏安。在陈渡人师伯《景昌奇穴——针灸
穴位及医案》中，记载运用三其穴凡七见，可见董公深谙此理。

3. 三其穴的针法，是董氏针灸奇穴中少有规定三穴共享的穴组（即一用三针）。不像其他穴位，能用一针的就不用倒马，能用两针倒马的就不用三针倒马。吾师全民先生的经验，是从大肠经三穴共享平刺向少阳三焦经，对痔疮、脱肛效好。盖一泻三焦和大肠之火气，而因手足太阴脉相通，恢复脾升之功能而治肛门之患。从1964年董公下针来看，那时候以三棱针点刺出血为主。陈渡人师伯1964年医案记载：三奇穴主治急性痔疮、女人赤白带下、胃肠炎、子宫炎、腹部胀满，手术针二分。可见董公早期以此三穴治疗胃肠炎、腹部胀满及妇人病等。

对于三其穴的针法，笔者认为刺向三焦手少阳脉可泻三焦相火，刺向大肠手阳明脉可泻大肠之火，也可以三棱针微刺出血。

4. 此三穴前面已经说过，是董氏针灸中设穴最有韵味的一组，体现了木性。那么，总结此三穴的主治，就很有必要了。经过总结，此三穴主治痰饮、水湿疾患，类似于经方之大柴胡汤合桂枝茯苓丸之效。

笔者用三其穴，治疗过不少手掌湿疹患者，对于"三高"偏于湿热型者效果很好，成为调理亚健康状态的主穴，也成为笔者临床治疗时的排毒圣穴。当今社会物质丰富，饮食偏于滋腻，但人们大多精神压力大，紧张、压力、过劳、过食等都容易造成气滞血瘀、食积湿毒等"富贵病"。

如果病人看起来精气神似乎很足，面红，挺着将军肚，则多有高血压、高脂血症，或便秘、头痛、腹胀，甚至哮喘、肥胖、闭经、痤疮等，针三其穴后，大多感觉气机通畅而精力充沛。此即以泻为补，通腑安脏，能祛除体内有害的痰饮、瘀血、食毒，三其穴配合分枝上下穴，对一些邪实型糖尿病疗效也满意。

☞ 医案举隅

1. 小姨夫，小学校长，49岁，应酬多，大腹便便，经常服用降压药，痔疮疼痛出血准备做手术，痔核5cm，向外脱出。取左右三其穴刺血各1次，第5日自摸已消失，嘱戒酒，配服桂枝茯苓丸。随访半年血压控制良好，痔疮未复发，自我感觉良好。

2. 同村玩伴，40岁，重体力劳动者，同样为痔疮伴便血脱肛，取三其穴刺血两次，针百会，第 2 日便血消失，第 5 日痔核消失，脱肛好转，嘱用补中益气丸。

【火串穴】

部位：在腕横纹后三寸，两筋骨间陷中。

解剖：有总指伸筋，骨间动脉，后下膊皮下神经，桡骨神经，肺分支神经，心之副神经。

主治：便秘、心跳、手下臂痛。

取穴：手平伸，掌向下，从腕横纹中央直上三寸处取之，握拳屈肘掌心向下，现凹沟处是穴。

手术：针深三分至五分。

应用：左手下臂痛针右手穴，右手下臂痛针左手穴。

解部：肺分支解部，心之副解部。

【火陵穴】

部位：去火串穴两寸。

解剖：有骨间动脉，桡骨神经之后支，心之副神经。

主治：胸痛及发闷发胀、手抽筋。【增】腿坐骨神经疼。

取穴：手抚胸取穴，距腕横纹五寸，当桡骨与尺骨之间是穴。

手术：针深五分至一寸。

解部：心之副解部。

【火山穴】

部位：去火陵穴一寸五分。

解剖：有骨间动脉，桡骨神经之后支，心之副神经。

主治：胸痛及发闷发胀、手抽筋。

取穴：手抚胸取穴，距腕横纹六寸五分，当桡骨与尺骨之间是穴。

手术：针深一寸至一寸五分。

应用：左手抽筋取右手穴，右手抽筋取左手穴；胸部发闷发胀及痛，则火陵、火山两穴同时用钊，但只可单手取穴，即用右手穴则不用左手穴，用左手穴则不用右手穴。

解部：心之副解部。

【火腑海穴】

部位：火山穴上两寸，按之肉起，锐肉之端。

解剖：有拇长屈筋，桡骨动脉，中头静脉，外膊皮下神经，桡骨神经，肺分支神经，心之副神经。

主治：咳嗽、气喘、感冒、鼻炎、坐骨神经痛、腰酸腿酸。

取穴：手抚胸取穴，距火山穴二寸，当长桡腕伸肌与短桡腕伸肌之间。

手术：针深五分至一寸。

应用：治贫血、头昏眼花、腰酸腿酸、疲劳过度时，下针十分钟后取针，改用垫灸三壮至五壮（无须下针，仅灸三至五壮亦可），隔日一灸，灸上三月，益寿延年；灸至第五、第十、第十五次时，下灸七壮至九壮（大壮），即每月大壮三次，小壮十二次。

解部：肺分支解部，心之副解部。

☞解语石注

因部位均在三焦手少阳脉，故四穴合论。从手腕向肘关节上排四穴，火串穴和火腑海穴解部为肺（分支）、心（之副）解部，中间火山、火陵二穴为心（之副）解部。从董门思维来看，其作用于上焦，而穴又在三焦手少阳脉上，所以有上、中、下三焦同治之效。

火串穴近三焦手少阳脉的支沟穴。支沟穴，为治疗便秘及胁痛主穴，也有治疗冷痹之用，可补可泻。而火串穴还作用于心，根据火串穴的解部，董门认为此穴能调理三焦气机治心悸，多取补心火之用。火应心，串为火性，火串穴能补能泻，补此穴则能强化人体之相火，让人全身暖洋洋，所以有培育相火之能势，没有三焦相火滋生化气，脾土、脾水不过是一堆死阴。道家的重阳思想，素有强壮火性，消除阴霾以迎阳神之说。服丹法、艾灸法、附子法，均是道教三千六百法门之一。而针法固本培元，火串穴是不错的选择。

　　火山穴、火陵穴之用可看做火串穴的延伸，可结合三阳络穴来论。三阳络穴出自《灵枢·寒热病》："皮寒热者，不可附席、毛发焦、鼻槁腊、不得汗。取三阳之络，以补手太阴。"三阳络穴在古穴名称中有通门、通间之别称（《类经图翼》）。"手足三阳之经与三焦相交而通阴，手之三阳化阴而通于大交脉，三阳聚结而名之。"（《古法新解会元针灸》）从以上论述来看，此穴是阳结而化阴之穴，阳极则生阴。《灵枢》中提及的症状，类似于干燥之症，不得汗。从而推想干燥综合征这种病，近世多以滋阴法为治而效微，而从阳化阴来治，无疑《灵枢》给出了不错的方案。因无治疗干燥综合征病人的治疗经验，故置此以待验证。

　　火山、火串二穴，用泻法，治愈外感不得汗的大青龙汤证引起的高热，以刺血为主；用补法以针刺为主，治下肢酸沉困痛。

　　火腑海穴，有前辈认为是手三里穴。是不是手三里穴，验证起来很简单。我们根据1968年版的《董氏针灸正经奇穴学》的记录来取穴——手抚胸取穴，就知道该穴与手三里穴还有不少差距。且从董公提及的主治来看，此穴还是与三焦手少阳脉关系更大。

　　火腑海穴，在临床中，笔者多用于下肢酸痛病人，辨证属于心脾两虚的疼痛，都可以选用，这个穴位的功效类似于通天穴。另外，此穴对于癌症后期的虚损性贫血、疲劳，留针五分钟，能让左寸脉转强，从而提高患者本身抗病能力和生活质量。

　　此四穴中近腕关节的火串穴、火陵穴可治疗胸腹疾患，以治疗虚性便秘效果最好，多见"脾约"诸证；治疗下肢痛，多用于虚损性疼痛（多用于治疗血管性疼痛，对神经类疼痛也有效，但不如治疗血管性疼痛效好）。

　　此四穴取效机理责之于其心、肺解部。心应血脉，调血以调气，肺应气，调气以活血，从而达到气血同治的目的。

　　关于针灸的体位问题，笔者在"明医网"上有不少论述。其大意是，随体位的变化，取穴的位置则不同。如养老穴，也是手抚胸取穴（古称"绳位"），而平伸位则效微；伏兔穴若平卧取穴，就比董氏针灸的通天穴略低；足三里穴屈膝时取穴则最准，而伸膝取穴则靠下。所以此四穴的取穴，都要严格按照手抚胸取穴的"绳位"来取穴下针，这是取效的关键。

【手五金穴】

部位：尺骨外侧，距豌豆骨六寸五分，去火山穴后开（偏向尺侧）五分。

解剖：肝分支神经。

主治：坐骨神经痛、腹痛、小腿发胀、脚痛、脚麻。

取穴：手抚胸取穴，当尺骨外侧，距豌豆骨六寸五分，即火山穴后（偏向尺侧）五分是穴。

手术：针深三分至五分。

解部：肝分支解部。

【手千金穴】

部位：尺骨外侧，手五金穴上一寸五分。

解剖：肺分支神经。

主治：坐骨神经痛、腹痛、小腿发胀、脚痛、脚麻。

取穴：手抚胸取穴，当尺骨外侧，距豌豆骨八寸（距手五金穴一寸五分）是穴。

手术：针深三分至五分。

应用：手五金与手千金二穴同用。左侧坐骨神经痛，取用右手穴；右侧坐骨神经痛，取用左手穴，即用交叉取穴的方法治疗。

注意：两手五金穴、千金穴同时使用会引起气血错乱，应忌之。

解部：肺分支解部。

☞解语石注

此二穴合论。名五金、千金者，手、足、指皆有，指有五金穴、千金穴，手有五金穴、千金穴，足也有五金穴、千金穴。

手五金、千金二穴的定位，在"豌豆骨"尖以上，尺骨的内侧。而足五金、足千金二穴，则应以"外踝骨"尖为定位点，沿腓骨缘向上摸穴，比用侧下三里穴外开五分而后下两寸的定位方法更准确。因为侧三里穴经过一次以足三里穴为定位点的转换，若足三里穴、侧三里穴定位不准确，侧下三里穴定位也不准确，侧下三里穴外开五分后又下两寸就更难掌握，而用腓骨缘和外踝来定位则很准确。

手足五金、千金四穴，穴在太阳和少阳之间，而用在五运六气中为阳明燥金。它们虽然都作用于太阳脉，但从主治上分析似乎都和大肠（非手阳明燥金的大肠脉气）有关，所以可治疗腹痛在大肠区域者，这一点已在临床上验证过。又与足太阳膀胱经的太阳之金有关，对与足太阳经气阻滞有关的坐骨神经痛、小腿发胀、脚痛、脚麻等症状的治疗，则是对应在经络上。董氏奇穴的解部，至少有三个层次：一是在经络，二是在藏象之脏腑，三是在实体之脏腑。所以，董氏奇穴的解部，有多层次多角度的含义。

手五金穴、手千金穴的解部分别为肝、肺分支解部，此为应用二穴的辨证法眼。手五金穴可解为"强金克木"，而表现出来的"肝"为藏象中的肝病木象，呈现金木交战格局，体在乾金而用在肝木，一言生理，一言病象而已。我们以地球的运动作比喻：地球自转的时候，南北二极不动，呈现的格局就是东西互相交换。所以金木疾患体虽有二，但到临床的时候，有时候二者合而为一。再如《辅行诀脏腑用药法要》中的二十五药药精图中，辛味为生理上的肺味，我们知道，辛入肺，不仅如此，辛味在应用上能补肝，是肝之用味，所以《辅行诀》中大小补肝汤均以辛味为主，故此穴应用与补肝汤类同。

笔者经验总结：①无论身体何处发生疼痛，辨证为肝肺同病的证型，都可以选用。②《素问·咳论》："肝咳之状，咳而两胁下痛，甚则不可以转侧。"对于咳嗽属木火刑金（由于肝火过旺，耗灼伤阴，出现干咳、胸胁疼痛、心烦、口苦、目赤，甚至咯血等）者，火旺配火主穴，用泻法；合并悬饮者配水曲穴，用泻法。这些穴位之间的配伍，类似于我们平时用药中的疏肝凉肺之剂，解除咳嗽胸闷就有了思路和依据。③本穴组可补可泻。

☞医案举隅

2009 年 9 月 21 日戌时，在青岛即墨，一中年人，面色黧黑，身体胖，因"腰痛牵扯右下肢疼痛 2 天"来诊，切脉右寸关大，针左手千金、五金，右足千金，针入，其痛若失。

【肠门穴】

部位：在外尺骨筋腱之外侧，距腕骨三寸。（全民按：从手五金穴至心门穴，取穴时，均为手抚胸取穴，从此比较手五金、手千金的在尺骨外侧，与肠门、肝门、心门的在尺骨内侧，即知其中取穴在尺骨内外之巧妙。）

解剖：有尺骨动脉之背支及尺骨神经，肝之支神经，肾之副神经。

主治：肝炎之肠炎、头昏眼花。

取穴：手抚胸取穴，当外尺骨筋腱之侧，距腕骨三寸是穴。

手术：针深三分至五分。

解部：肝之支解部，肾之副解部。

【肝门穴】

部位：在外尺骨后侧，去腕后六寸。

解剖：此处为指总伸筋，歧出前膊骨间动脉之分支，肝之支神经。

主治：急性肝炎（特效）。

取穴：手抚胸取穴，去腕后六寸，当外尺骨中部下侧是穴。

手术：毫针，针深三分至五分。针下后，肝痛立消。此时将针向右旋转，胸闷解除；再向左旋转，肠痛亦解除。

应用：肠门穴与肝门穴同时使用，可治肝炎及引起之肠炎。

注意：禁忌双手同时取穴。

解部：肝之支解部。

【心门穴】

部位：在尺骨鹰嘴突起之上端，去肘尖一寸五分陷中。即肘内侧大骨外，去肘端一寸五分。

解剖：在二头膊筋间，有下尺骨副动脉，桡骨神经支，心之分支神经。

主治：心脏炎、心跳胸闷、呕吐、肝霍乱。【增】丹毒、小肠气（疝）、大腿弯前侧痛。

取穴：手抚胸取穴，当下尺骨内侧陷处，距肘尖一寸五分是穴。

手术：针深四分至七分。

应用：禁忌双手同时取穴。

解部：心之分支解部。

☞解语石注

此三穴颇有韵味。穴在小肠手太阳脉，从腕到肘依次为肠门、肝门、心门。此三穴为董氏针灸奇穴中仅有的以脏腑、以"门"命名的穴位，可见其直通肠、肝、心的作用，取穴法如上用手抚胸取穴。三穴在小肠手太阳脉上，分析其主治机理如下。

"小肠者受盛之官，化物出焉"（《素问·灵兰秘典论》）。根据小肠的生理功能，肠门穴调理肠道，主治急性胃肠炎，有特殊效果。

《素问·脉要精微论》："中附上，左外以候肝，内以候鬲；右外以候胃，内以候脾……"所以在中附上的区域可以候肝，查肝病之象。所以董氏针灸奇穴在中附上的位置设肝门穴，以直通肝实体之病。从《素问·脉要精微论》中附上区域所候之症状来看，均是急性肝炎的伴随症状，这就很好解释肝门穴的主治了。陈渡人师伯的医案中记载董公言："肝门穴也是诊断肝病的诊断点之一。"同时，诊断点也是治疗点之一。

《素问·脉要精微论》："下竟下者，少腹腰股膝胫足中事也。"而"下竟下"正是靠近心门穴附近肘窝一点的位置。同篇中岐伯曰"心为牡脏，小肠为之使"，都足以说明心门穴不仅仅是对于尾椎痛有治疗作用，对于少腹腰股膝胫足等部位疼痛均有治疗作用。由于小肠的化湿作用，但凡见关脉濡软，湿气侵人之腰腹下肢的疼痛均可选用此穴。

比如某女，走路不慎摔倒致左侧膝盖痛牵连大腿内侧至腹股沟，屈伸不利，按压右侧心门穴疼痛明显，遂针之，针入即感活动自如，连针2次愈。

《灵枢·论疾诊尺》："审其尺之急缓大小滑涩，肉之坚脆，而病形定矣。"从尺肤的张力与弹性程度，以及润泽与寒热状况，如缓、急、滑、涩、冷、热、浮、沉等，结合肠门、肝门、心门三穴的直接对应脏腑的作用来用针，效好于单纯用三穴。

三穴为肠、肝、心之门，治疗相应病症，需考虑既然为"门"的穴位，能开也能关，肝门穴、心门穴宜补不宜泻，针刺不对的情况下，直接损害肝气、心气。故吾师全民先生说："看此三穴针刺手法即知是否为董门嫡传，一般董门嫡传弟子注重此三穴的刺法是以 30°角斜刺，而不是直刺到心包手厥阴脉中。"

赖师伯经验：肝门穴配三黄穴，治乙肝。

心门穴治疗尾骨尖痛，肺心穴治疗尾骨痛而不治疗尾骨尖痛，二者宜区别。心门穴治疗左寸关脉虚弱的下肢神经痛，大意也是补心火，赖师伯用于治疗膝关节内侧疼痛及胸锁乳突肌处疼痛，也多和心火虚弱有关。

附：血浊证的治疗思路（解语石）

"血浊"二字，首见于《灵枢·逆顺肥瘦》曰："刺壮士真骨，坚肉缓节监监然，此人重则气涩血浊。"血浊，指血的浑浊。

血浊是指血液受体内外各种致病因素影响，失却其清纯状态或丧失其循行规律，影响其生理功能，因而扰乱脏腑气机的病理现象。换言之，血流动力学异常、血液中滞留有害代谢产物以及循行障碍等，皆可称为血浊。

浊存于血中，致病极为广泛。如血浊失荣，污脑浊神，则致头脑昏沉，记忆衰退，精神涣散，思维迟钝；浊血污心，则致心悸胸痹，怔忡眩晕；浊血污肺，则致息微气弱，咳嗽痰喘；浊血污肝，则致烦躁易怒，胀痛积瘕；浊血污脾，则致胃胀呕逆，纳呆泄泻；浊血污肾，则致阳痿遗泄，耳鸣头空；浊血凝涩关节，则致关节僵直，疼痛不适；血中积浊，则致血脂高黏，流变失常；浊血停着皮肤，则致面色晦滞，易生斑点；浊血凝涩，久则化生痰瘀毒，四者胶结，生积生瘕，或为癌肿，等等。

临证特点常见眩晕、胸闷、头目昏蒙等。检查见血糖增高、血压增高、胆固醇和（或）甘油三酯升高，出现包括低高密度脂蛋白血症在内的各种血脂异常。

痰浊内阻证：形体肥胖，头重如裹，胸闷，呕恶痰涎，肢重，口淡，食少。舌胖，苔滑腻，脉滑。

气滞血瘀证：胸胁胀闷，走窜疼痛，舌质暗有瘀点或瘀斑，脉弦或涩。

上文引自王新陆发表于《山东中医药杂志》（2007 年）的《血浊证的辨证治疗》一文，详细论述了"血浊"的概念和分型。中医治病，无非气血，血为气之母，气为血之帅，由此引申出很多的治疗原则。有关血浊病治疗的文献很多，我们可以简单分类：

1. 如果血浊没有形成瘀血，则是滑脉。《濒湖脉学》云："滑脉为阳元气衰，痰生百病食生灾。"就是和摄入过多、运动太少有关系。那么我们除了控制饮食、多运动之外，治疗的方针就是强脾，增强脾胃的运化，半夏白术天麻汤、温胆汤是主方。那么针灸的治疗，在董氏针灸中更为简捷，主穴是肝门穴、肠门穴、门金穴、腕顺穴，至于机理就不再细说了。此 4 穴是"清血四穴"，可以治疗的病种很多，对于临床上很多血液检查指标超标的病症都有很好的疗效，如血糖、甘油三酯、癌胚抗原、铁蛋白超标等经过最多 2 周的针刺，常常有很好的效果，这是第一梯队的用穴。如果效果稍差，就可以加上分枝上穴、分枝下穴、水俞穴针刺。当然了，气虚可加灵白、太溪、脾三叉等。

《金匮要略·胸痹心痛短气病脉证治》："胸痹之病，喘息咳唾，胸背痛，短气，寸口脉沉而迟，关上小紧数……"冠心病早期，表现出滑脉，就是左寸沉迟，左关脉上有一个小、紧的脉跳动较快，在二菽之上轻取即得，其实就是一个左关脉上小、浮、数的滑脉，因为早期冠脉改变临床症状不典型，常常因为出现非常严重的胸闷或胸痛或胸背放射痛才被重视，此时检查发现已经出现心肌梗死了。上工治未病，而切脉诊断冠状动脉早期改变（狭窄、堵塞、痉挛），经过冠脉造影检验符合率超过 80%，临床意义非常大，希望各位临床医师重视此篇的临床意义。

如果右关脉小紧数、右寸沉，那就是肺心病或肺系病了，原则同上所述，治疗举一反三即可有效。

2. 如果血浊形成瘀血，则是涩脉。常见左寸偏内见涩脉，可以诊断甲状腺、小脑、腮腺病；如果涩脉见于左寸偏内，常诊断为乳癖等病。治宜活血化瘀、通阳散结。

3. 寸脉如此，关、尺脉亦仿此，诊脉的依据就是《素问·脉要精微论》"前以候前，后以候后。上竟上者，胸喉中事也；中附上，左外以候肝，内以候膈；右外以候胃，内以候脾；下竟下者，少腹腰股膝胫中事也"。

4. 治疗原则：滑脉健脾祛痰饮，涩脉补气化瘀血。用针用药就有了指证。

5. 限于篇幅，本篇论述完全可以扩充为一本小册子，内容涵盖现代社会所有的"血浊病"。糖尿病、高脂血症，各种癌症指标（CA 系列、各种抗原、铁蛋白、癌胚抗原等）等的异常，均可如此治疗，我们已经形成了治疗规范，希望各位读者按此思考临证，定能游刃有余。

【人士穴】

部位：在前臂桡骨里侧，去腕横纹四寸。

解剖：此处为桡骨近关节处之上侧，有桡骨动脉支，外膊皮下神经，桡骨神经之皮下支，肺支神经，心分支神经。

主治：气喘、手掌及手指痛、肩臂痛。

取穴：手平伸，掌心向上，从腕部横纹上行四寸，当前臂桡骨内侧是穴。

手术：针深五分至一寸。

应用：针五分治气喘、手掌及手指痛（左手痛，针右手穴；右手痛，针左手穴）、肩臂痛、背痛；针一寸治心脏病、心跳。

解部：肺支解部，心分支解部。

【地士穴】

部位：在前臂桡骨中部内缘，去人士穴三寸。

解剖：肱桡骨肌内缘，拇长屈肌外缘，正中神经之分支，为桡骨神经与后臂神经之分布区，有桡骨动脉、头静脉、肺支神经、心分支神经。

主治：气喘、感冒、头痛及肾亏、心脏病。

取穴：手平伸，手心向上，去腕横纹七寸，即去人士穴后三寸，当前臂桡骨内侧是穴。

手术：针深一寸治气喘、感冒、头痛及肾亏；针深一寸五分治心脏病。

解部：肺支解部，心分支解部。

【天士穴】

部位：在前臂桡骨之后部内侧，去地士穴三寸。

解剖：肱桡骨肌内侧，为桡骨神经、后臂神经及正中神经分布区，有桡骨动脉、头静脉、肺支神经、肾之副神经。

主治：气喘、鼻炎、臂痛、感冒、胸部发胀。

取穴：在前臂桡骨之后部内侧，去地士穴三寸是穴。

手术：针深一寸五分。

应用：天士、地士、人士三穴，可左右两手同时取穴，并配灵骨穴，为治哮喘之特效针。

解部：肺支解部，肾之解部。

☞解语石注

《素问·灵兰秘典论》："黄帝问曰：愿闻十二脏之相使，贵贱何如？岐伯对曰：悉乎哉问也，请遂言之。心者，君主之官也，神明出焉。肺者，相傅之官，治节出焉。肝者，将军之官，谋虑出焉。胆者，中正之官，决断出焉。膻中者，臣使之官，喜乐出焉。脾胃者，仓廪之官，五味出焉。大肠者，传道之官，变化出焉。小肠者，受盛之官，化物出焉。肾者，作强之官，伎巧出焉。三焦者，决渎之官，水道出焉。膀胱者，州都之官，津液藏焉，气化则能出矣。"王冰注："位高非君，故官为相傅。主行荣卫，故治节由之。"张景岳注："肺主气，气调则营卫脏腑无所不治。"

三穴解部对应肺、心、肾解部。从《素问·灵兰秘典论》分析十二官之主，心为君主之官，肺犹宰相而辅佐君主，而肺为相傅之官，主治节，有治疗调节之意。

考《说文解字》"士"字解为"事"。《白虎通》注曰："士者事也，任事之称。"人士、地士、天士在太阴肺脉上，从肺为相傅之官而任事，穴名之意，可明矣。

上述三穴的主治，有滋水涵木之意，可以治疗喉源性咳嗽、大逆上气的燥咳有效。

本穴组的用法，不像"三三部位"前面9个穴位，不用"绳位"取穴法，而是以桡骨为基准，在桡骨内侧取穴。治心源性哮喘属虚者，心动过速属实者，下针即效。配穴考虑加用灵骨穴、地宗穴等，常有危象随针而顿除的应针之喜。

【曲陵穴】

部位：在肘窝横纹上，试摸有一大筋，在筋之外侧。

解剖：有肱二头肌腱，为后臂皮神经及桡骨神经、正中神经之分布区，有桡骨动脉、头静脉、心之支神经、肺之分支神经。

主治：抽筋、阳霍乱、气喘、肘关节炎、心跳。

取穴：平手取穴，在肘窝横纹上，在大筋之外侧以大指按下，肘伸屈时有一大凹陷处是穴。

手术：针三分至五分。

应用：用三棱针刺曲陵穴内侧之静脉血管，使其出血，可治霍乱、肝霍乱、心脏麻痹。

解部：心之支解部，肺之分支解部。

☞解语石注

1. 此穴与尺泽为一穴，只是穴名不同。正经尺泽之名重在言肺手太阴脉合穴之性，而曲陵则反其道，以肌肉大筋为山而名之，喻之以地势，肘窝腘窝诸穴，都是踞山傍水，兵家必争之地。须注意，针在肌腱旁的凹陷处治内科病；如治疼痛，可以针到肌腱上。

2. 尺泽穴的妙用，诸家论述详尽。"续貂"以言之：尺泽之妙用多多，肺手太阴脉之合穴，其穴性主水，及《难经》补井当补合之论，有井、合共享之妙；穴在肘窝血郄之侧，有通经（此经作手太阴讲）活血（此血作手少阴讲）之妙，更有克制肝木挛急之筋病之象。

安徽彭某曾以指压尺泽穴治疗肾脏疼痛者。病人为女性，换肾术后疼痛，肌注杜冷丁止痛无效，彭先生以指压对侧尺泽穴，不足一分钟，痛已止矣。

陆建中先生著《董氏棱针治疗学》之经验：曲陵穴放血治疗咽喉炎，除胸闷、平喘，治疗重感冒、甲状腺肿。

笔者的经验：其一是宗 1973 年版《董氏针灸正经奇穴学》原著中推荐的病症；其二宗《内》《难》《脉经》《甲乙经》等对此穴的用法。

（1）治疗中风强直性痉挛，手足不伸、痉挛者，有肺肾同治、滋水涵木之效。

（2）腹胀、咳喘者，用之有厚朴生姜半夏甘草人参汤之效。

（3）以干呕、烦闷、腹满为主的水入即吐的"水逆"者，适当配穴有五苓散之效。

（4）肩背痛、汗出中风、小便数，用之有桂枝汤之效。

（5）可治情志疾患，肺主魄，治惊风、恐惧不安、短气。《千金方》称此穴为"鬼受""鬼堂"。

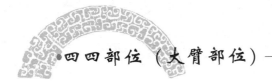

•四四部位（大臂部位）

【分金穴】

部位：在后臂肱骨之前侧，去肘窝横纹一寸五分。

解剖：有肱二头肌，为后臂皮下神经、正中神经之分布区，有肱动脉、头静脉、心之分支神经、肺之交叉神经。

主治：感冒、鼻炎及喉炎之特效针。

取穴：手抚胸取穴，当后臂肱骨下部之中央，去肘窝横纹一寸五分处是穴。

手术：针深五分至一寸。

解部：心之分支解部，肺之交叉解部。

【后椎穴】

部位：当后臂肱骨之外侧，去肘横纹二寸五分。

解剖：肝副神经，心之副交叉神经，直属脊椎骨神经。

主治：脊椎骨脱臼、脊椎骨胀痛、肾脏炎、腰痛。

取穴：手臂下垂，当后臂肱骨之外侧，去肘横纹二寸五分是穴。

手术：针深三分至五分。

解部：肝副解部，心之副交叉解部，直属脊椎骨解部。

【首英穴】

部位：当后臂肱骨之外侧，去肘横纹四寸五分。

解剖：肝副神经，心之副交叉神经，直属脊椎骨神经。

主治：脊椎骨脱臼、脊椎骨胀痛、肾脏炎、腰痛。

取穴：手臂下垂，当后臂肱骨之外侧，去后椎穴二寸处是穴。

手术：针深三分至五分。

应用：后椎、首英两穴通常同时用针（即所谓回马针），效力迅速而佳。

解部：肝副解部，心之副交叉解部，直属脊椎骨解部。

【富顶穴】

部位：当后臂肱骨之外侧，去首英穴二寸五分，去肘横纹七寸。

解剖：肝之副支神经，心之分支神经。

主治：疲劳、肝弱、血压高、头痛、头晕。

取穴：手臂下垂，当后臂肱骨之外侧，去首英穴二寸五分。

手术：针深三分至五分。针浅刺治疲劳、肝弱；深刺治头痛、头昏及血压高。

解部：肝之副支解部，心之分支解部。

【后枝穴】

部位：当肩中与肘之直线上，去富顶穴一寸（去肘横纹八寸）。

解剖：心之分支神经。

主治：血压高、头晕、头痛、皮肤病、血管硬化，杀菌。

取穴：手臂下垂，当后臂肱骨之外侧，去富顶穴一寸是穴。

手术：针深三分至七分。

应用：富顶、后枝两穴同时下针，可治颈项疼痛扭转不灵及面部麻痹。

解部：心之分支解部。

【肩中穴】

部位：当后臂肱骨之外侧，去肩骨缝二寸五分。

解剖：此处为三角筋部，头静脉后，有回旋上膊动脉、腋窝神经、心之分支神经。

主治：膝盖痛（特效针）、皮肤病（对颈项皮肤病有特效）、小儿麻痹、半身不遂、心跳、血管硬化、鼻出血、肩痛。【删】皮肤病及心跳五字。

取穴：手臂平垂，当肩骨向下二寸半中央是穴。

手术：针深五分至一寸。

应用：左肩痛针右肩穴，右肩痛针左肩穴，具有特效。

解部：心之分支解部。

【背面穴】

部位：当肩骨缝之中央，举臂有空陷处。

解剖：有三角筋，回旋上膊动脉，头静脉枝，锁骨神经枝，丹田神经。

主治：腹部发闷、发音无力。

取穴：举臂，当肩骨连接处有空陷处之中央是穴。

手术：针深三分至五分。

应用：用三棱针时，可治全身疲劳、两腿发酸、呕吐、肝霍乱、肠霍乱、阴阳霍乱。

解部：丹田解部。

【人宗穴】

部位：在后臂肱骨内缘与肱二头肌腱间之陷处，去肘窝横纹三寸。

解剖：在二头膊筋之旁，桡骨副动脉、头静脉及内膊皮神经、肺之副神经、心之分支神经、肝之副支神经。

主治：脚痛、手痛、肘臂肿痛难动、面黄（胆病）、四肢浮肿、脾肿大、感冒、气喘。

取穴：屈肘测量，以手拱胸，当后臂肱骨内缘与肱二头肌腱间之陷处，去肘窝横纹三寸是穴。

手术：用毫针，针深五分治感冒气喘，针深八分治臂肿，针深一寸二分治肝、胆、脾病。

注意：下针时，偏外伤肱骨，偏里伤肱二头肌腱，针刺部位应特别准确。

解部：肺之副解部，心之分支解部，肝之副支解部。

【地宗穴】

部位：在后臂肱骨内缘与肱二头肌腱间之陷处，去肘窝横纹六寸（去人宗穴三寸）。

解剖：在头静脉后，有回旋上膊动脉、腋窝神经、心之支神经。

主治：心脏病及血管硬化；能使阳证起死回生。

取穴：屈肘测量，以手拱胸，当后臂肱骨之中部内缘与肱二头肌腱间之陷处，去人宗穴三寸是穴。

手术：针深一寸治轻病，针深二寸治重病，两臂穴位同时下针。

注意：下针时，偏外伤肱骨，偏里伤肱二头肌腱，针刺部位应特别准确。

解部：心之支解部。

【天宗穴】

部位：在后臂肱骨内缘与肱二头肌腱后部间之陷处，去地宗穴三寸（距肘窝横纹九寸）。

解剖：在头静脉后，有回旋上膊动脉、腋窝神经、六腑神经、小腿神经。

主治：妇科阴道痒、阴道痛、赤白带下（具有速效）、小腿痛、小儿麻痹、狐臭、糖尿病。

取穴：屈肘测量，以手拱胸，当后臂肱骨内缘与肱二头肌腱后部间之陷处，距地宗穴三寸是穴。

手术：针深一寸至一寸五分。

注意：下针时，偏外伤肱骨，偏内伤肱二头肌腱，取穴部位应特别准确。

解部：六腑解部，小腿解部。

【云白穴】

部位：在肩尖前约二寸，背面穴向胸方向斜下开二寸。

解剖：有三角肌，回旋上膊动脉、头静脉支、锁骨神经支、六腑神经、肺之副支神经。

主治：妇科阴道炎、阴道痒、阴道痛、赤白带下、小儿麻痹。

取穴：垂手取穴，当肩关节前方，骨缝去肩尖约二寸许处是穴。亦即背面穴向胸方向斜下开二寸。

手术：针深三分至五分。

解部：六腑解部，肺之副支解部。

【李白穴】

部位：在云白穴稍向外斜下二寸。

解剖：头静脉后，有回旋上膊动脉、腋窝神经、肾之副支神经、肺之支神经。

主治：狐臭、脚痛、小腿痛、小儿麻痹。

取穴：当臂外侧，从云白穴稍向外斜下二寸处是穴。

手术：针深三分至五分。

解部：肾之副支解部，肺之支解部。

【支通穴】

部位：在上臂后侧，首英穴向后横开一寸。

解剖：有头静脉，后回旋上膊动脉支，后膊皮下神经，肝之副支神经，肾之副支神经，后背神经。

主治：高血压、血管硬化、头晕疲劳、腰酸。

取穴：自肩后侧直下，去肘横纹四寸五分，当首英穴向后横开一寸处是穴。

手术：针深六分至一寸。

注意：贴近肱骨后缘下针。

解部：肝之副支解部，肾之副支解部，后背解部。

【落通穴】

部位：在上臂后侧，即富顶穴向后横开一寸。

解剖：有头静脉，后回旋上膊动脉支，后膊皮下神经，肝之副支神经，肾之副支神经，后背神经。

主治：血压高、血管硬化、头晕疲劳、四肢无力、腰酸。

取穴：自肩尖后侧直下，去肘横纹七寸，当富顶穴向后横开一寸处是穴。

手术：针深六分至一寸。

解部：肝之副支解部，肾之副支解部，后背解部。

【下曲穴】

部位：在上臂后侧，即后枝穴后开一寸。

解剖：有后回旋上膊动脉，头静脉，后膊皮下神经，腋下神经，肺支神经，肝之支神经。

主治：血压高、坐骨神经痛、半身不遂、小儿麻痹、神经失灵等症。

取穴：当肩尖后直下，后枝穴向后横开一寸处是穴。

手术：针深六分至一寸。

解部：肺支解部，肝之支解部。

【上曲穴】

部位：在上臂后侧，肩中穴后开一寸。

解剖：有三角筋，后回旋上膊动脉，头静脉，后膊皮下神经，肾之支神经，肝之副神经。

主治：小儿麻痹、坐骨神经痛、臂痛、血压高、小腿胀痛。

取穴：当上臂后侧，肩中穴向后横开一寸处是穴。

手术：针深六分至一寸五分。治左臂痛用右臂穴，治右臂痛用左臂穴。

应用：用三棱针刺血治肝硬化及肝炎。

解部：肾之支解部，肝之副解部。

【水愈穴】

部位：在上臂之后侧，即背面穴后稍斜下开二寸。

解剖：有三角筋，后回旋上膊动脉，头静脉，后膊皮下神经，腋下神经，肾之支神经。

主治：肾脏炎、肾结石、腰痛、腿酸、全身无力、小便蛋白尿、臂痛、手腕手背痛。

取穴：自肩后直下，背面穴向后横开（稍斜下）二寸处是穴。

手术：针深三分至五分。

应用：用三棱针刺出黄水者，为主治肾脏病之特效针；用三棱针刺出黑血者，主治手腕手背痛。用三棱针刺左边穴治左臂痛，刺右边穴治右臂痛。

解部：肾之支解部。

☞解语石注

1. 手臂四四部位的穴位是最为复杂的。吾帅全民先生于 2008 年 5

月1日回国于广东省中山市讲学时，曾详解四四部位，告知学员要整体去看这"四四部位"的17个穴位；对其主治大体分为三个层次来讲解。笔者听完后如醍醐灌顶，按照自己的理解记录如下。（图6）

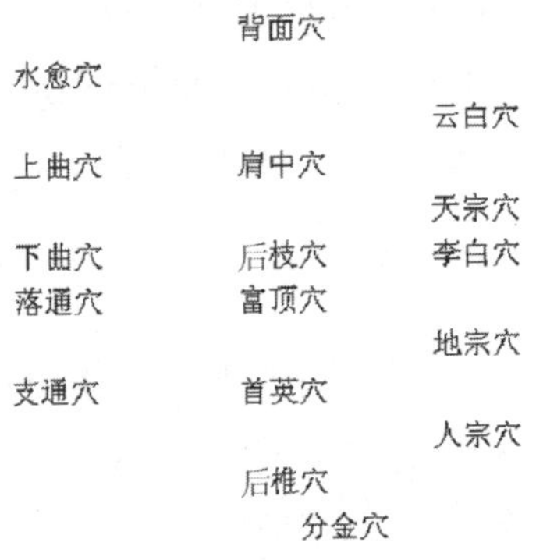

图6　四四部位（1）

师父全民先生讲解的第一个层次。因为背面穴的解部是丹田解部，故以背面穴作为立极点。肩中穴、后枝穴、富顶穴、首英穴、后椎穴、分金穴，可以看作任、督二脉。从各穴的主治上看，也确实如此。董公用后椎、首英二穴治疗脊痛，数个病案记载下针立瘥。

前面的云白穴、天宗穴、李白穴、地宗穴、人宗穴五穴，从解部上看，多是肺、心解部和六腑解部，主治病症也跟肺、心、六腑、小腿关系密切。

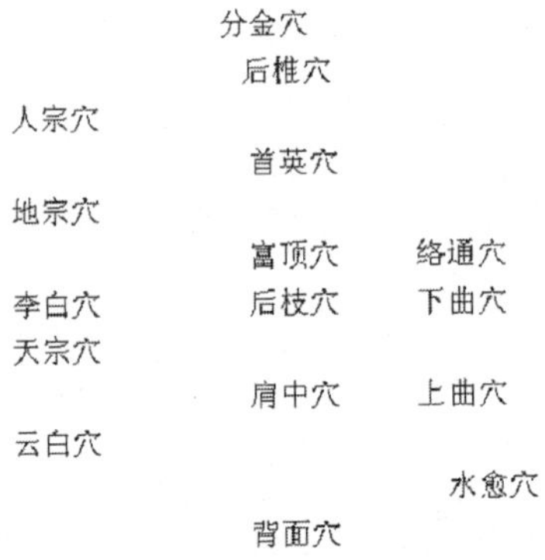

图7　四四部位（2）

后面的水愈穴、上曲穴、下曲穴、落通穴、支通穴五穴，解部多是肝、肾解部，主治病症也多和水、木有关。

这样看来，"四四部位"的穴组就非常清楚了，手臂前面的五穴多与上焦肺、心关联，对应五行为金、火；而中间七穴，治疗范围则和脊柱相关；手臂后面的五穴多与下焦肾、肝关联，对应五行为水、木。

陈渡仁师伯对建（肩）中穴的注释：建（肩）中心，建（肩）中前肺，建（肩）中后肝，亦可佐证。我们再倒过来看上臂的"四四部位"，这不就是一个非常明显的先天八卦图吗？（图7）那么董氏针灸奇穴的取象治疗法不就很明显了吗？有了这个取象法，再去理解这17个穴位的主治，从大方向上就有了指导原则。但一物一太极。其中有些变化大体就是八卦的单个变化。比如，后椎穴能治疗脊柱病变，但也能治疗肾脏病，犹如头面部位之马快水穴、马金水穴、水金穴、水通穴等，用上穴治下病。易道就是不易的变易之道，简易到能够把握方向之道。这样的理解才是深触《易经》的核心。所以，这些变化并不影响从整体上来把握应用这组穴。

水愈穴，与肾水有关，但部位在三焦手少阳脉和胆足少阳脉在肩后的交界处。三焦通调水道，少阳生艮土，故先天八卦中水愈穴应艮土之位。水愈穴其体为火，其用为水，所以董公把用此穴主治描述为：扎出黄水者为主治肾脏病之特效针，笔者常用肩后三针（分枝上下穴、水俞穴）治疗肾衰竭，不少病例是肌酐持续不降，也有一部分是"多囊肾"患者效果尚可；而扎出黑血者主治手腕手背痛，此为循经取穴之作用。

2. 笔者兼纳诸家治验。

（1）后椎、首英二穴，治疗腰病，腰椎小关节紊乱，腰椎轻度滑脱，第一、二腰椎压缩性骨折，腰椎扭伤不属于肌肉、肌腱而属于腰椎骨和小关节错位者。

（2）富顶、后枝二穴合用，治疗肝气不足引起心气不足的母子同病者，有大补肝汤之效，可以治疗此类多种病症。大补肝汤，治肝气虚，其人恐惧不安，气自少腹上冲咽，呃声不止，头目苦眩，不能坐起，汗出，心悸，干呕不能食，脉弱而结。运用在低压高、高压低的高血压病效果尚可。

（3）肩中穴治膝关节疼痛，属膝关节骨病而引起筋肉同病者，如治疗膝关节骨质增生等；也有鼻出血一针止血的病例。

（4）背面穴补虚，治疗属于脾肾俱虚的理中丸证效果斐然。

（5）人宗、地宗、天宗三穴，治胸闷下针立除（此胸闷属于上焦肺心疾患）；小腿疼，天宗穴下针即效。这些主治都忠于1973年版原著，唯加入五脏解部后，下针依据穴位深浅，更有层次，治疗效果更好。

笔者经验：①人宗穴主治肝脾病效果最好，比如肿胀、疼痛、脚手痛等，以活血化瘀为能事，常配合当归芍药散治疗一些妇科疾患及风湿疼痛诸疾患。②地宗穴救急。某夜网友呼吸困难、胸闷欲死，考虑急性心梗，嘱针地宗穴，下针即刻缓解。③天宗穴第一主治是妇科阴道痒，下针即效；同时也是治疗小腿痛、不安腿综合征等的特效穴。

（6）李白穴、云白穴、上下曲穴应用时，应辨别清楚属于肺虚肺郁者，还是肝虚肝郁者。

（7）支通穴、落通穴治疗属于肝肾不足的后背痛、血管性疾患，水愈穴治疗肾脏疾患、肾虚水泛疾患，常常都有应针之喜。

（8）定嗽三针：曲陵、分金、曲池，对多种咳嗽，下针即效。

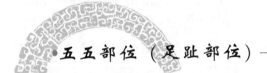

五五部位（足趾部位）

【火包穴】

部位：在足次趾底第二道横纹正中央。

解剖：心之神经，肝之神经。

主治：心痛、胎衣不下及兼治肝病。【删】肝病。【增】真正之心痛（小疼大叫，大疼全身僵硬）。

取穴：平卧，当足次趾底第二道横纹正中央是穴。

手术：用三棱针刺三分深使其出黑血，立即见效。用毫针针深三分，五分钟见效。

注意：禁灸，孕妇禁针。

解部：心之解部，肝之解部。

【上瘤穴】

部位：在足底后跟前缘正中央。

解剖：后脑（小脑）总神经。

主治：脑瘤、脑积水（大头瘟引起者）、小脑痛、脑神经痛、体弱。

取穴：平卧，当足底后跟硬皮之前缘正中央是穴。

手术：针深三分至五分。

注意：针深过量（超过五分）会引起心中不安，应忌之。

解部：后脑（小脑）总解部。

【海豹穴】

部位：在大趾之内侧，本节正中央。

解剖：有大趾长伸筋，浅腓骨神经，心之分支神经。

主治：眼角痛（角膜炎）、疝气、大指及食指痛、妇科阴道炎。

取穴：当大趾之内侧（即右足之左缘、左足之右缘），大趾本节（脚趾甲后）正中央是穴。

手术：针深一分至三分。

应用：左手痛在右脚取穴，右手痛在左脚取穴。

解部：心之分支解部。

【木妇穴】

部位：在第二足趾中节正中央外开三分。

解剖：心之副神经。

主治：妇科赤白带下、月经不调、经痛、子宫炎、输卵管不通。

取穴：当足次趾中节正中央向外开三分是穴。

手术：针深二分至四分，贴趾骨下针（用细毫针，粗针痛苦）。

解部：心之副解部。

☞解语石注

五五部位的四穴在足底或足趾边缘，针起来非常痛，不到万不得已最好不要去针，且三棱针点刺是首选。但可以作为诊断用穴。

1. 火包穴。笔者以之治疗心梗心痛有效。赖师伯《董氏针灸奇穴经验录》记载：心绞痛其痛位在膻中穴偏左，其痛甚剧，在床上打滚，满头大汗。余治一邻妇，半夜邀余往诊，未带针具，仅以手指用力掐穴，15分钟即告痊愈。

2. 上瘤穴解部为后脑（小脑）总解部，如果说后溪通督脉，那上瘤穴更是通过督脉作用于小脑，更是通督要穴，此后溪通督更有针对性。前辈及同仁中有不少用其治疗脑瘤、脑积水（大头瘟引起者）、小脑痛、脑神经痛及体弱等的验案。笔者用之治疗某些小脑萎缩行走不稳者、帕金森症等，配合中药，尚能显效。

《董氏针灸奇穴经验录》：余之学生李某之嫂车祸后脑震荡，三天昏迷不醒，嘱其针上瘤、正筋，并在然谷穴放血，4小时后苏醒。

3. 其他二穴的解部为心之分支解部、心之副解部。《素问·至真要大论》病机十九条："诸痛痒疮，皆属于心。"大凡在董氏针灸奇穴中，扎针很痛的手指足趾上的穴位，多和心有关。有人曾说，针灸是通过在人体上合理地造成一些疼痛来达到治病的目的的。虽然这样不能正确解释用针取效的原理，但依据《内经》所论，造成剧烈疼痛的穴位多能反映到"心解部"上来。

海豹穴，其主治兼大敦穴及大都穴的主治。笔者经验：对于结膜炎、眼有血丝者，刺血有效，因大敦穴疏肝；也可以作为妇科炎症属肝火旺盛者的治疗选穴。

木妇穴，顾名思义，以疏肝解郁来治疗妇科病。赖师伯记载本穴为治白带特效穴，因扎针太痛，故以阳陵泉治白带，赤带用曲泉穴治疗。

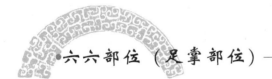

·六六部位（足掌部位）

【火硬穴】

部位：在第一跖骨与第二跖骨之间，去跖骨与趾骨关节五分。

解剖：心脏支神经，肝之副神经。

主治：心跳、头晕、产后胎衣不下、骨骼胀大、下颏痛（张口不灵）、子宫炎、子宫瘤，强心（昏迷状态时使用）。

取穴：当第一跖骨与第二跖骨之间，去跖骨与趾骨关节五分处是穴。

手术：针深三分至五分。

注意：禁灸，孕妇禁针。

解部：心脏支解部，肝之副解部。

【火主穴】

部位：在第一跖骨与第二跖骨之间，去火硬穴一寸。

解剖：心脏支神经，心脏动脉，有感腓骨神经支，前胫骨筋。

主治：难产、骨骼胀大、心脏病而引起之头痛、肝病、胃病、神经衰弱、心脏麻痹、手脚痛、子宫炎、子宫瘤。

取穴：当第一跖骨与第二跖骨连接部之直前陷中取之，即去火硬穴一寸处是穴。

手术：针深三分至八分。治手脚痛时，左用右穴，右用左穴。

注意：禁灸，孕妇禁针。

解部：心脏支解部，心脏动脉解部。

☞解语石注

此二穴合论。诸位前辈对此二穴已运用娴熟，各位从事董氏针灸者也多用此"大"穴。此二穴在肝足厥阴脉上，穴近原穴太冲和荥穴行间。历代典籍记载，太冲穴也为应用极其广泛而有实效之穴，明清以后很多针灸歌赋中都有大量的记载，其中最经典的为马丹阳《天星十二穴治杂病歌》："太冲足大指，节后二寸中。动脉知生死，能医惊痫风。咽喉并心胀，两足不能行。七疝偏坠肿，眼目似云朦。亦能疗腰痛，针下有神功（针三分，灸三壮）。"

太冲穴为肝足厥阴脉之原穴，太冲穴名解，诸家书籍已很详细。今录《淮南子·诠言》以备诸考："故神制则行从，形胜则神穷，聪明虽用，必反诸神，位置太冲。"在十二经脉独取寸口以决死生的寸口脉法之前，还有遍诊法，或叫遍切法，以切十二经脉走向循行路线上重要的穴点来决脏腑气血之盛衰。在刘澄中《经脉医学与经络密码破译》、李健明《发现古脉》、廖育群《岐黄医道》中均有大量的论述。本书考《素问》《灵枢》《明堂》《甲乙》诸书，希望得到对以太冲穴诊断和治疗的全面认识。

《素问·至真要大论》："阳明司天，燥淫所胜，则木乃晚荣，草乃晚生，筋骨内变，民病左胠胁痛，寒清于中，感而疟，大凉革候，咳，腹中鸣，注泄鹜溏，名木敛，生菀于下，草焦上首，心胁暴痛，不可反侧，嗌干面尘，腰痛，丈夫㿉疝，妇人少腹痛，目昧眦，疡疮痤痈，蛰虫来见，病本于肝。太冲绝，死不治。"此段论述的是阳明司天燥淫所胜导致的阳明燥金克制肝木的病理状态，此状态若太冲脉绝则不治。

同篇中也有关于阳明燥金之气胜复的情况："阳明之复，清气大举，森木苍干，毛虫乃厉，病生胠胁，气归于左，善太息，甚则心痛否满，腹胀而泄，呕苦咳哕，烦心，病在膈中，头痛，甚则入肝，惊骇筋挛。太冲绝，死不治。"

取此两段经文的意义在于：第一，穴位的功能可以用来诊断疾病。今人盖国才也有类似论著可参。第二，临床选穴无误，但遇见运气的太过和不及以及客气的胜复情况，此时单凭穴位主治来选穴，效果就会大打折扣。《黄帝内经》已经给出了原则——"制己所胜，侮己所不胜"，方有生机，非不顾天时，而徒守穴位的主治。天地合气，命之曰人，人生天地之间，自然要考虑天时，如五运的太过不及和六气的客主加临、胜复情况。在地，则要考虑异法方宜、堪舆地理等情况。这些情况考虑周全后，再根据人体具体的病、脉、证来选择恰当的穴位治疗。现在流行的子午流注针法，仅考虑了一日之气环周流注的情况，而忽略了地域及五运六气方面的影响，故失去了一个更大的天地层面，所以针效就大打折扣了。

《灵枢·九针十二原》："阴中之少阳，肝也，其原出于太冲，太冲二。"《灵枢·本输》："肝出于大敦，大敦者，足大指之端及三毛之中也，为井木；溜于行间，行间，足大指间也，为荥；注于太冲，太冲者，行间上二寸陷者之中也，为输……"此段论述肝足厥阴脉之走向出处，而肝为何是阴中之少阳，在其他篇章中自有答案，在此不赘述。

《灵枢·厥病》："厥心痛，色苍苍如死状，终日不得太息，肝心痛也，取之行间、太冲。"

《素问·刺热》："肝热病者，小便先黄，腹痛多卧身热，热争，则狂言及惊，胁满痛，手足躁，不得安卧；庚辛甚，甲乙大汗，气逆则庚辛死。刺足厥阴少阳。其逆则头痛员员，脉引冲头也。"

《素问·刺疟》："足厥阴之疟，令人腰痛少腹满，小便不利，如癃状，非癃也，数便，意恐惧，气不足，腹中悒悒，刺足厥阴。肝疟者，令人色苍苍然，太息，其状若死者，刺足厥阴见血。"

《素问·刺腰痛》："腰痛上寒，刺足太阳阳明；上热，刺足厥阴；少腹满，刺足厥阴。"

《灵枢·杂病》："心痛引背，不得息，刺足少阴，不已，取手少阳。心痛引小腹满，上下无常处，便溲难，刺足厥阴。"

而《黄帝明堂经》归纳的主治更为全面，发挥了《素问》《灵枢》的治病范畴，录此备用：肝，注于太冲，太冲者，土也。在足大趾本节后二寸，或曰一寸五分陷者中。足厥阴脉之所注也，为输。刺入三分，留十呼，灸三壮。主环脐痛，阴寒，两丸缩，（腹）坚痛不得卧。呕，厥寒，时有微热，胁下支满，喉（痹）痛，嗌干，膝外廉痛，淫泪胫酸，腋下肿，马刀瘘，肩肿，吻伤痛。暴胀，胸胁榰满，足寒，大便难，面唇（色）白，（时）时呕血。腰痛少腹满，小便不利如癃状，羸瘦，意恐惧，气不足，腹中悒悒。狐疝。飧泄。黄瘅，热中。善渴。男子（癫疝）精不足。乳难。女子疝及少腹肿，溏泄，癃，遗溺，阴痛，面尘黑。目下眦痛，女子漏血。

皇甫谧《针灸甲乙经》中的论述与《黄帝明堂经》类似。今录首都医科大学王宝华老师依据《针灸甲乙经》归纳的太冲穴主治如下：①泌尿生殖系统疾病：环脐痛，阴囊两丸缩，坚痛不得卧；小便不利如癃状，狐疝；癃，遗溺，阴痛，男子精不足；女子疝及少腹肿，女子漏血；腰痛少腹满。②消化系统疾病：肝胀者，胁下支满；暴胀，胸胁榰满，大便难，时呕血；羸瘦，意恐惧，气不足，腹中悒悒；溏泄，飧泄；黄瘅热中善渴。③外经病：膝外廉痛，淫泪胫酸，足寒，腋下肿，马刀瘘，肩肿吻伤痛。④外感病：互引，善惊；呕，厥寒，时有微热。⑤官窍病：喉痛，嗌干，目下眦痛；面唇白，面尘黑。

再回到董氏针灸奇穴上来。火主穴的命名，深意有二：

其一，肝主谋虑，谋成于心，《尔雅·释言》："谋，心也。"《淮南·诠言》："神有制则形可使，神失守则形必乱。神形相得，聪明得用，谋虑乃成，是亦太冲之象也。"（《针灸穴名释义》）太冲穴被董门先祖命名为火主穴。火主者，心主也，其深意在于运用了肝的生理功能结合体用来命名火主穴，穴体在肝足厥阴脉，其用在心手少阴脉。《中藏经·生成论》："五脏者，肺、肝、心、肾、脾也。金生水，水生木，木生火，火生土，土生金，则生成之道，循环无穷；肺生肾，肾生肝，肝生心，心生脾，脾生肺，上下荣养，无有休息。"《素问·天元纪大论》中关于五脏生成之序，均能作为肝体木用火的直接证据。

其二，再说木火之性，火之明是用，其体在木，无木之体何来火之用？体用之间应阴阳五行之象，用五输穴理论来解释太冲和火主之间的关系也可以，肝木之原穴，本来即为阴中之少阳，为生发原气之源头，合于原穴之理。木中土穴，利用木火之性来作用于心火之用，也是合乎情理的，但不合董氏针灸设穴体系。木生于土，木燃于火，应象如此。

关于火硬穴的命名。火硬穴即为行间穴，《古法新解会元针灸学》解释可参："行间者，通行筋经、骨缝、关节、膏泽、肢膜相隔之中间，又因人痫风痰热冲闭，心包不开，转因肝能生心，心生穴入肝，肝气遇冲逆而发癫风，泻行间泻肝经怒气以定风，故名。"行间为溜，"行"为行动，其性均为动态的流动，在董氏针灸奇穴体系中又对应肝心解部，是非常合乎体而实于用的。

火主穴解部对应心脏动脉，更是防止心血管病诸如心梗、冠心病要穴是根据上述火硬穴（行间穴）的通行"筋经、骨缝、关节、膏泽、肢膜相隔之中间"的流动性来决定的，能通行于"筋经、骨缝、关节、膏泽、肢膜"者，血液、淋巴液是也。

按照经脉循行的大体规律，阴经循行在阴面，阳经循行在阳面，但肝足厥阴脉循行在足背，所以也有了阳经的部分属性。火主穴之下是肾足少阴脉，内侧为脾足太阴脉，外侧是胃足阳明脉，而其本身秉木体火用之性，依下针角度的不同而使针感传到不同的经脉。

☞医案举隅

1. 某少年，发育期间阴茎勃起疼痛，口服镇静剂无效，泻火硬穴，两小时平复。

2. 某妇，颞颌关节紊乱致张口不开 5 年，咬东西疼痛，泻火硬补灵骨，3 日痊愈。

3. 同事之母，眼睛或干涩或迎风流泪，有白内障，针木穴无效，辨证为血虚生风，燥湿互结，后先泻火硬，再针木穴、中白，1 周痊愈，唯内障问题没有解决。

4. 治膝关节积水引起的肿胀疼痛，泻火主，适当配伍"一一部位"诸穴，或通肾穴、通山穴等，配合四神煎，常常随治痛止。

5. 某男，咳嗽上气，咽喉肿痛，左手关脉弦硬，右寸弱，针水金、水通、分金无效，疑其为肝咳，加针泻火主，三日咳止嗽停。

6. 某友酒后心区疼痛、心慌脉数，按压心常穴，后按压火主穴，数分钟症状消除。

【门金穴】

部位：在第二跖骨与第三跖骨连接部之前凹陷中。

解剖：有总趾短伸筋，第一骨间背动脉，趾背神经，十二指肠神经，胃之支神经。

主治：肠炎、胃炎、腹部发胀及腹痛、盲肠炎。【增】退烧，加倒马针治鼻炎。

取穴：当第二跖骨与第三跖骨连接部之前凹陷中，即与火主穴并列。

手术：用细毫针，针深五分（具有特效）。

注意：单足取穴，禁忌双足同时取穴。

解部：十二指肠解部，胃之支解部。

☞ 解语石注

此穴即为胃足阳明脉之输穴。《针灸大成》记载有："主面目浮肿，及水病、善噫、肠鸣腹痛、热病无度、汗不出、振寒疟疾。"东垣曰："气在于足取之，先去血脉，后深取足阳明之荥输，内庭陷谷。"笔者2008 年 8 月在山东潍坊讲解董氏针灸奇穴时，曾提及该穴的 5 个主治：

腹满、面肿、咳逆、肠鸣、水肿，这些只是归纳了《针灸大成》里的主治，而该穴的解部，为十二指肠解部、胃之支解部。古代没有十二指肠的名称，但总体上属于胃足阳明脉的延伸。

门金穴为丹道之穴，董氏先祖把陷谷穴命名为门金穴。门金穴的名称，可以从五运六气的阳明燥金之气来理解。门者，谷神之门、玄牝之门，是谓天地根。绵绵若存，用之不尽。其体在胃土之脉，其用秉金气的肃降功能，一体一用，司阳明之合。

门金穴的调气功能非常强。故1968年版《董氏针灸正经奇穴学》记载仅单针一侧即可。吾师全民先生用来治疗女性痛经，常常下针即止。笔者遵恩师之法，用在临床依男左女右下针，对于腹痛属于阳明者，常有针入气调痛止之喜。

《灵枢·经筋》："足阳明之筋，起于中三指，结于跗上，邪（斜）外上加于辅骨，上结于膝外廉，直上结于髀枢，上循胁，属脊；其直者，上循骭，结于膝；其支者，结于外辅骨，合少阳；其直者，上循伏兔，上结于髀，聚于阴器，上腹而布，至缺盆而结；上颈，上挟口，合于……其病足中指支，胫转筋，脚跳坚，伏兔转筋，髀前肿，疝，腹筋急，引缺盆及颊，卒口僻，急者目不合，热则筋纵，目不开。颊筋有寒，则急引颊移口；有热则筋弛纵缓，不胜收故僻。"从这段原文看，门金穴在"结于跗上"之处，对于"腹筋急，引缺盆及颊，卒口僻，急者目不合"等人体前面的，胃足阳明脉循行部位的疼痛或病变均有疗效，特别是对于腹部筋急引起的少腹、大腹疼痛，有很好的疗效，且对于颈（前为颈，后为项）部的疼痛，比如胸锁乳突肌前面疼痛、胸锁关节疼痛等，均能应用门金穴作为主穴针治。

本穴前辈经验还可以治疗经行腿痛、中指麻木、巅顶痛等疾患，笔者也在临床中进行了验证。

门金穴，我们称之为"肠胃清道夫"，对于寒、热、湿邪影响胃肠道的疾患均有效。

【木斗穴】

部位：在第三跖骨与第四跖骨之间，去跖骨与趾骨关节五分。

解剖：脾神经，肝神经。

主治：脾肿大（硬块）、消化不良、肝病、疲劳、胆病、小儿麻痹。

取穴：当第三跖骨与第四跖骨之间，去跖骨与趾骨关节五分处是穴。

手术：针深三分至五分。

解部：脾解部，肝解部。

【木留穴】

穴位：在第三跖骨与第四跖骨之间，去跖骨与趾骨关节一寸五分。

解剖：肝神经，脾神经。

主治：白血球症、脾肿大、消化不良、肝病、疲劳、胆病、小儿麻痹。【增】中指无名指痛（即伸屈不灵）。

取穴：当第三跖骨与第四跖骨之间，去木斗穴一寸处是穴。

手术：针深三分至五分。

解部：肝解部，脾解部。

☞解语石注

此二穴合论。二穴均当足第三跖骨与第四跖骨之间。根据经脉别行关系，其部位属于胃足阳明脉，故此二穴当以脾胃之土为体。故董门先祖以此二穴来对应脾解部。

1. 此二穴的命名也来源于星宗。北斗星不是一颗星，而是由天枢、天璇、天玑、天权、玉衡、开阳、摇光等七星组成，亦称北斗七星。古人把七星联结起来想象成一个酒勺。天枢、天璇、天玑、天权四星为斗身，也称斗魁；玉衡、开阳、摇光三星组成斗柄，也称斗纲。

昴，《史记·天官书》："昴曰髦头。"髦，《说文》："发也。"昴又称为留，留有簇聚、团属之意，昴宿正是由一团小星星组成的。古人用昴宿来定四时，《尚书尧典》："日短星昴，以正仲冬。"

从以上论述的星象来考虑，木斗穴的斗，应在北斗星，木留穴应在昴星，木留穴也可以称为木昴穴。北斗星在中应土位，昴星应西方白虎金位纳甲为庚，金体木用。故董门先祖以此星象命名了此二穴，而对应了脾肝解部之用。刘完素《素问要旨论》："自昴至心十四宿，为阴。"故木斗、木留二穴也是作为从阳引阴之用，或治疗阴病为主。

2. 近年来笔者用木斗、木留二穴加脾肿穴治疗过 3 例脾肿大的患者，均在短期内取得非常好的效果，乏力、消瘦、疲劳等症状明显减轻，借助现代医学的影像学，脾实体明显变小，有两例完全治愈。

此二穴消瘤效果甚好，赖师伯《董氏针灸奇穴经验录》记载：董师以此二穴配腑肠穴治一妇人锁骨窝里长一癌瘤，针上穴，一次消八次愈。

同书中记载此二穴解除全身气血不通引起的麻木，下针即解，也得到了笔者的验证。这个"解"的作用不同于手解穴和足解穴，木斗、木留二穴的解麻木作用是通过肝藏血、脾统血的功能来实现的，不同于手解穴作用于心主血的功能，也不同于足解穴作用于多气多血的阳明脉的作用。临床能分清楚五脏功能和十二经络功能，下针即效，仍有见山之喜。此二穴合用妙处多多，能调和肝脾，同时也是人身的"神经调节穴"。

用穴指征：面黯，双关脉浮。

【六完穴】

部位：在第四跖骨与第五跖骨之间，去跖骨与趾骨关节五分。

解剖：肺之分支神经，肾之支神经。

主治：偏头痛，止血（包括跌伤刀伤出血或打针血流不止）。

取穴：当第四跖骨与第五跖骨之间，去跖骨与趾骨关节五分处是穴。

手术：针深三分至五分。

注意：哮喘、肺病、痰多、体弱患者均禁用此穴。

解部：肺之分支解部，肾之支解部。

【水曲穴】（【增】又名马灵穴）

部位：在第四跖骨与第五跖骨之间，去跖骨与趾骨关节一寸五分。

解剖：肾之支神经，肺之分支神经。

主治：腰痛、四肢浮肿、腹胀、颈项神经痛、妇科子宫病。【增】全身骨痛、神经疼、肌肉萎缩、麻木。

取穴：当第四跖骨与第五跖骨之间，去六完穴一寸处是穴。

手术：针深三分至五分。【增】五分至一寸。

解部：肾之支解部，肺之分支解部。

☞解语石注

此二穴合论。二穴对应在正经上的穴位，分别是侠溪与足临泣。二穴均能治水，诸家详述尽矣。六完穴，穴名来源于术数。我们知道，在先天八卦中，六为坎水；完，《说文解字》："全也，宽也。"六完穴，可以理解为水全水宽之意，所以在跟学生交流的时候常比喻此二穴为"大禹治水穴"。

此二穴为肺肾解部或者肺肾分支解部，肺为水之上源，肾主水，故董门以肺肾二脏作为此二穴的解部是很有深意的，明白了这个道理，很多疾患的处理，就不会出现书中不载，手里无穴可用的境地。通过此二穴治疗肺肾二脏引起的淫胜之实证，即病理之水，临床便会下针有效。虚证则不推荐此二穴倒马合用，所以，我们再看原著中董公的提示：哮喘、肺病、痰多、体弱患者均禁用此穴。

水曲穴，可以当作足临泣穴来用，配水愈穴用来治上部淫胜之水的各种病患，均有佳效。

笔者经验：六完穴止外伤出血，下针立止，配马快水穴治肾积水引起的疼痛也是下针即止。配三其穴治疗妇人月经淋漓不尽，有效。

笔者应用水曲穴，临床治疗病种就更广泛了，如治疗水饮上冲的头痛；治疗关节痛因于水湿者；治疗"着痹"引起的肌痛、肌肉萎缩、周围神经痛等症状；适当配伍，还可用于减大腿和臀部的肥胖。

【火连穴】

部位：在第一跖骨内侧，去趾骨与跖骨关节一寸五分。

解剖：心之分支神经，肾之副支神经。

主治：血压高而引起之头晕眼昏、心跳、心脏衰弱。

取穴：当第一跖骨内侧，去趾骨与跖骨关节一寸五分。

手术：针深五分至八分，针横第一跖骨底缘刺入。

注意：单足取穴，孕妇禁针。

解部：心之分支解部，肾之副支解部。

【火菊穴】

部位：在第一跖骨内侧，去趾骨与跖骨关节二寸五分。

解剖：心之分支神经，肾之分支神经。

主治：手发麻、心跳、头晕、脚痛、高血压、头昏脑涨、眼昏、眼皮发酸、颈项扭转不灵。

取穴：当第一跖骨内侧，去火连穴一寸处是穴。

手术：针深五分至八分，针与跖骨成直角，沿跖骨底缘刺入。

注意：单足取穴，孕妇禁针。

解部：心之分支解部，肾之分支解部。

【火散穴】

部位：第一跖骨内侧，去趾骨与跖骨关节三寸五分。

解剖：心之分支神经，肾之副支神经，六腑副神经。

主治：脑痛、脑涨、眼角痛、肾亏、头晕、眼花、腰酸背痛。

取穴：当第一跖骨内侧，去趾骨与跖骨关节三寸五分处是穴。

手术：针深五分至八分，针横跖骨底缘刺入。

注意：单足取穴，孕妇禁针。

应用：火连、火菊、火散三穴可同时下针，主治以上各症及脑瘤、脑膜炎。但要特别注意单足取穴，双足不可同时下针。

解部：心之分支解部，肾之副支解部，六腑副解部。

☞解语石注

此三穴合论。三穴在脾足太阴脉起始部，其主治可以看作正经穴位太白穴、公孙穴主治的延伸。从解部可以看出，三穴与心火、肾水有关联；而三穴在脾土脉上，又以火命名，在五行中占了四行。

1. 从主治来分析。以上三穴能治疗的病症多与脾土有关。土强克水，则关联肾；土弱则子盗母气，则关乎心火。这样以脾为立极点来看这些症状，就很容易根据虚实乘侮来找到与其他脏的连属关系了。

2. 从五运六气来分析。《素问·至真要大论》："太阴司天，湿淫所胜，则沉阴且布，雨变枯槁，胕肿骨痛，阴痹，阴痹者，按之不得，腰脊头项痛，时眩，大便难。"

"太阴在泉，客胜则足痿下重，便溲不时，湿客下焦，发而濡泻，及为肿，隐曲之疾；主胜则寒气逆满，食饮不下，甚则为疝。"

"太阴之胜，火气内郁，疮疡于中，流散于外，病在胠胁，甚则心痛，热格，头痛喉痹项强，独胜则湿气内郁，寒迫下焦，痛留顶，互引眉间，胃满，雨数至，燥化乃见，少腹满，腰脽重强，内不便，善注泄，足下温，头重，足胫胕肿，饮发于中，胕肿于上。"

"太阴之复，湿变乃举，体重中满，食饮不化，阴气上厥，胸中不便，饮发于中，咳喘有声，大雨时行，鳞见于陆，头顶痛重，而掉瘛尤甚，呕而密默，唾吐清液，甚则入肾窍，泻无度。太溪绝，死不治。"

"帝曰：善，治之奈何？岐伯曰：高者抑之，下者举之，有余折之，不足补之，佐以所利，和以所宜，必安其主客，适其寒温，同者逆之，异者从之。"

从以上经典原文来看，无论土运太过或不及，太阴或胜或复，均可引起相关脏腑病变。再根据原文，"雨化五"，湿邪重浊，上蒙清窍，出现头重如裹等症状，以此来分析此三穴的主治，所治疗脑瘤、脑痛等疾患，病机应以湿为主（病机十九条：诸湿肿满，皆属于脾）。

若有太阴太过及太阴胜复的情况，多见湿气化火而出现"火气内郁，疮疡于中，流散于外，病在胠胁"等症状，那么火连、火散、火菊三穴刚好就有了散阴火的作用，也就是上文岐伯所言："高者抑之，下者举之，有余折之，不足补之，佐以所利，和以所宜，必安其主客，适其寒温，同者逆之，异者从之。"

3. 关于火与土的问题，汉代之前，心解部是兼属火土二部的。中医治疗原则中，有补土伏火法，平常实践中也常用此法。农村封炉子时，为了保住火而不浪费煤，总是在下面封住主气口，而上面盖上盖子，撒上煤灰。这样就好理解这个"补土伏火"了。医学之用，取象比类，原理一致。

4. 火菊应为火聚，"菊"应为"聚"的音误，刚好与后面的火散穴形成一对聚散火气的组合穴位，火聚穴即公孙穴，公孙又通冲脉，实有聚火作用。

5. 火散穴即然谷穴，古称然骨穴、燃骨穴、龙泉穴、龙渊穴等，意即水中之火不藏，上升燃烧成雷火为害，临床常见猝病暴痛者，本穴刺血多有奇效，不可忽视。

《素问·缪刺论》："帝曰：愿闻缪刺奈何？取之何如？岐伯曰：邪客于足少阴之络，令人卒心痛、暴胀、胸胁支满、无积者，刺然骨之前出血，如食顷而已……"

救急一例：上海女人，53岁，急性胰腺炎发作，淀粉酶超高，心腹痛欲死，呼吸急促，上气不接下气，欲做剖腹手术，电话求助，急嘱针火散穴，刺黑血出，痛立止，后予大柴胡汤，三天病愈免去一刀。

从经文和上述病例来看，凡阴火上冲诸暴病，诸如暴头痛、暴腹痛、高血压危象等均可选用此穴。

临床有一类"本虚标实"的高血压患者，兼见头痛、失眠者，用此三穴治疗，效果较好。总以心脾两虚为主，即为用穴指征。急性心梗，冠脉痉挛，面黑神欲脱者，用火散穴配合火主、水相、中白穴，我们称之为"急救四穴"，经多次验证，均有良好的效果。

【水相穴】

部位：在内踝直后，跟筋前缘陷处。

解剖：肾之支神经，脑神经。

主治：肾脏炎、四肢浮肿、肾亏而引起之腰痛、脊椎骨痛、背痛、妇科产后风、白内障。

取穴：当跟筋前缘陷处，在内踝尖直后二寸处是穴。

手术：针深三分至五分，或过量针亦可（即针沿跟筋前缘刺透）。

解部：肾之支解部，脑解部。

【水仙穴】

部位：在水相穴下二寸处。

解剖：同水相穴。

主治：同水相穴及肾亏之痛。

取穴：在水相穴直下二寸处取之。

手术：针深五分。

解部：肾之支解部，脑解部。

☞解语石注

此二穴合论。水相、水仙二穴，应北方七宿，其兽为北方玄武水神。水相穴，相当于肾足少阴脉之太溪穴。太溪为肾脉之原穴，关于其主治，诸家论述详备，录《针灸大成》一段论述供参："太溪（一名吕细），足内踝后五分，跟骨上动脉陷中。男子妇人病，有此脉则生，无则死。足少阴肾脉所注为俞土。主久疟，咳逆，心痛如锥刺，心脉沉，手足寒至节，喘息，呕吐，痰实，口中如胶，善噫，寒疝，热病汗不出，默默嗜卧，溺黄，消瘅，大便难，咽肿垂血，疭癖寒热，咳嗽不嗜食，腹胁痛，瘦脊，伤寒手足厥冷。"肾生脑髓，肾病多脑鸣、头晕之症，责之于肾虚证。此二穴治肾阴、肾阳之虚，可达生髓之用，故水相、水仙二穴，解部在脑，是取二穴之用，其体仍在肾。大陆有张士杰，独取太溪一穴，屡起沉疴于捻指之间。其所著《古法针刺举隅》一书，颇多深意，其运用的援物比类法也实为中医思维之大法。

《素问·示从容论》："雷公曰：于此有人，头痛筋挛，骨重，怯然少气，哕噫腹满，时惊，不嗜卧，此何脏之发也，复问所以三脏者，以知其比类也。"此例，若不触类旁通，则易辨为：①厥阴根起于大敦，其经气与肾脉上会于巅顶而主筋，头痛筋挛乃厥阴经气之为病。②少阴根起于涌泉，为生气之源而主骨，骨重少气，乃少阴经气之为病。③太阴根起于隐白，与胃以膜相连，哕噫腹满，时惊，不嗜卧，乃太阴经气之为病。因此，就以上三经而施治。而同篇中之黄帝却对雷公之问作了如下分析："今予所言皆失，八风菀热，五脏消烁，传邪相受，夫浮而弦者是肾不足也，沉而实者是肾气内着也，怵然少气者是水道不行，行气消索也，咳嗽燥冤者是肾气逆也，一人之气，病在一脏也，若言三脏俱行，故非法也。"

我们换个角度思考，假如我们临床接诊的时候，有一人以头痛来就诊，述患有高血压、坐骨神经痛、感乏力、腹胀满、呃逆、夜眠易醒，这时候我们要怎样处理呢？其实按照上面所述，单针太溪一穴，即可达到治疗效果，因为"一人之气，病在一脏也，若言三脏俱行，故非法也"。

明·张介宾《类经》将此注释为："头痛者，以水亏火炎也；筋挛者，肾水不能养筋也；骨重者，肾主骨也；哕噫者，肾脉上贯肝膈，阴气逆也；腹满者，水邪侮土也；时惊者，肾藏志，志失则惊也；不嗜卧者，阴虚目不冥，病本于肾也。而言三脏俱行，故非法也。"这就更加清楚地说明此例仅调肾以治即可。否则，若不比类，倘面临"若视深渊，若逐浮云"之疾，将若逐浮云而莫知其际，而舍本逐末。

因此，"善为脉者，必以比类奇恒，从容知之"。即审视色脉予以分析，再加以综合，使类者比之，以尽格物致知之道，"以起百病之本"，而"治之极于一"。如是，则可澄其源而流自清，灌其根而枝乃茂，做到补泻勿失，用针稀疏。不然，将"不知比类，足以自乱"。（摘自《古法针刺举隅》）

此二穴妙用多，有水养万物之意，多以补虚为主，凡尺脉不在本位者（12 菽以下为肾脉），均可选用，然后根据脉位的不同，搬运脉气即可一穴有数穴的效果，做到疏穴简针。

【水晶穴】（1973 版增加）

部位：在内踝尖之直下二寸。

解剖：子宫神经。

主治：子宫炎、子宫胀、子宫瘤、小腹气肿胀闷。

取穴：当内踝尖之直下二寸处是穴。

手术：针深五分至一寸。

解部：子宫解部。

☞解语石注

此穴多用于妇科疾患，作为还巢穴和妇科穴的配穴。

【花骨一穴】（1973版增加）

部位：在足底第一与第二跖骨之间。

解剖：脾、肺、肾神经。

主治：沙眼、眼角红、眼皮炎、眼迎风流泪、怕光、眉酸骨痛、鼻骨痛、头痛、牙痛、耳鸣、耳聋。

取穴：当足底第一跖骨与第二跖骨之间，距趾间叉口五分一穴，又五分一穴，再五分一穴，再八分一穴，共四穴。

手术：针深五分至一寸。

解部：脾、肺、肾解部。

【花骨二穴】（1973版增加）

部位：在足底第二与第三跖骨之间。

解剖：脾之神经。

主治：手指无力、手臂痛。

取穴：当足底第二与第三跖骨之间，距趾间叉口一寸一穴，又五分一穴，共二穴。

手术：针深五分至一寸。

解部：脾解部。

【花骨三穴】（1973版增加）

部位：在足底第三与第四跖骨之间。

解剖：脾之神经。

主治：腰痛、坐骨神经痛、脊椎骨痛。

取穴：当足底第三跖骨与第四跖骨之间，距趾间叉口二寸处是穴。

手术：针深五分至一寸。

解部：脾解部。

【花骨四穴】（1973 版增加）

部位：在足底第四与第五跖骨之间。

解剖：肺之神经。

主治：脊椎骨痛、坐骨神经痛、小腹痛、胃痛，止血。

取穴：在足底第四与第五跖骨之间，距趾间叉口一寸半是穴。

手术：针深五分至一寸。

解部：肺之解部。

☞解语石注

此四穴无甚经验，不好强解。

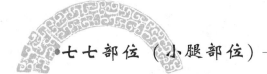

七七部位（小腿部位）

【正筋穴】

部位：在足后跟筋中央上，距足底三寸五分。

解剖：脊椎骨总神经，脑之总神经。

主治：脊椎骨闪痛、腰痛（限脊椎部位）、颈项筋痛（扭转不灵）、脑骨胀大、脑积水。

取穴：当足后跟筋正中央上，距足底三寸五分处是穴。

手术：针深五分至八分（针透过筋效力尤佳）。体壮坐位扎针，体弱侧卧位扎针。

解部：脊椎骨总解部，脑之总解部。

【正宗穴】

部位：在正筋穴上二寸处。

解剖：脊椎骨总神经，脑之总神经。

主治：脊椎骨闪痛、腰痛（限脊椎部位）、颈项筋痛（扭转不灵）、脑骨胀大、脑积水。

取穴：当足后跟筋之正中央上，距正筋穴二寸处是穴。

手术：同正筋穴。

应用：正筋、正宗两穴相配同时下针。

解部：脊椎骨总解部，脑之总解部。

【正士穴】

部位：在正宗穴上二寸处。

解剖：肺之分支神经，脊椎骨总神经。

主治：肩背痛、腰痛、坐骨神经痛。

取穴：当足后跟筋之正中央上，距正宗穴上二寸处是穴。

手术：针深五分至一寸。

解部：肺之分支解部，脊椎骨总解部。

☞解语石注

此三穴合论。此三穴在足太阳之筋斜入小腿的部位，起于足跟。足跟又称跟腱，跟腱古来禁刺，因古代针体较粗，恐针伤筋，现代针体细软，当无此虑。

《灵枢·经筋》："足太阳之筋，起于足小趾，上结于踝，邪上结于膝，其下循足外侧，结于踵，上循跟，结于腘；其别者，结于腨外，上腘中内廉，与腘中并上结于臀，上挟脊上项；其支者，别入结于舌本；其直者，结于枕骨，上头，下颜，结于鼻；其支者，为目上冈，下结于頄；其支者，从腋后外廉结于肩髃；其支者，入腋下，上出缺盆，上结于完骨；其支者，出缺盆，邪上出于頄。其病小趾支跟肿痛，腘挛，脊反折，项筋急，肩不举，腋支缺盆中纽痛，不可左右摇……"

"足少阳之筋，起于小指次指，上结外踝，上循胫外廉，结于膝外廉；其支者，别起外辅骨，上走髀……"

"足少阴之筋，起于小指之下，并足太阴之筋邪走内踝之下，结于踵，与太阳之筋合而上结于内辅之下……"

"足厥阴之筋，起于大指之上，上结于内踝之前，上循胫，上结内辅之下……"

"足太阴之筋，起于大指之端内侧，上结于内踝；其直者，络于膝内辅骨，上循阴股，络于髀，聚于阴器……"

从《灵枢·经筋》的原文来看，跟腱是足三阴之筋和足太阳之筋、足少阳之筋上行的必经之地，或在跟腱，或在跟腱之侧。正筋穴、正宗穴二穴的位置，刚好就在跟腱上。在下者必上，在上者必下。跟腱部位在下，又是足五脉入小腿的部位，从经筋循行的角度来讲，针刺跟腱，能调整足三阴之筋和足太阳之筋、足少阳之筋。由于经筋循行于人体的广泛性和病理特征的复杂性，董门先祖提炼了治疗的最精华部分，直接对应于脊柱总解部和脑之总解部，这是很有道理的，也有大量的验案和论著来证明二穴的效果。

此二穴作用于经筋，针刺的时候刺透跟腱，效果虽好，但容易引起不适。所以，在上文"手术"中袁国本师伯记载董公原意时，就补充了"体壮坐位扎针，体弱侧卧位扎针"。有人说扎针的时候晕针，是"晕的好不如晕的巧"，这是完全错误的。本来虚证，为了见效快，强刺激一些敏感穴位，血气全部调动到病所，必然导致脑部供血不足，症状虽然会暂时缓解一些，但伤害性更大。古语有"药不眩瞑，厥疾弗瘳"，这是指使用大毒药物接近中毒量的一种有效量，与针灸引起的晕针完全不同。虚证用针引起的晕针，是犯了虚虚之弊，经云：阴阳俱虚，毋复针，调之以甘药。

不仅针对此二穴，凡是不辨病患虚实，以短效为目标，针刺一些敏感穴位或针刺经筋结合点时，总会容易引起患者针后体虚乏力、面色㿠白、脉更变虚弱沉细，虽然患者局部疼痛减轻了，但这其实是以戕害人的正气为代价的。中气不建，出入则塞，虽调之以四隅之穴，无中气之斡旋，升降何能正常？若用针，也以卧位或轻浅刺为主、为上策。圣人设的规矩，规矩不能令人巧，靠犯"虚虚之弊"来换取治病疗效，是不合针道的，必然是按住了葫芦起来了瓢，此处痛消，彼处又起，痛虽除，而正气更虚，把四隅位的肢体之邪，引入为脏腑深层病症，看起来是病退了，实际恰恰相反，不仅病者不知，许多医者也不知。

出现这种"虚虚之弊"后，我们更应该从培养中气入手。小建中汤用于偏于脾阳虚者，理中汤用于偏脾肾阳虚者，补中益气汤用于偏于中气下陷者，均可作为补偏救逆的好方剂。灸针补亦可。在董氏针灸中，以针补虚，重点在于补中焦。下三皇穴的轻刺、斜刺，通天、通关穴的补火生土（或称补土实火），肩中穴和背面穴的补丹田作用，上肢的中、下白二穴等，均可补偏救逆。

此二穴位于膀胱足太阳脉。太阳为表，肺也应太阳居于上焦。此治筋病者多见，宜参考重子穴、重仙穴的应用。针后不效者，应从心脾考虑火土问题。正筋穴和正宗穴，笔者曾用于一些脑损伤术后昏迷不醒的病人。这类病人多伴有手术引起的局部水肿、二便失禁等情况。用此二穴能有效地缩短病程，如结合门金穴、腑肠穴或承气汤类通阳明之腑，再结合针心手少阴脉的荣火穴——少府穴（手解穴）来通心脑府室之路。在目前笔者有限的医案（40余例）观察中，以此为主穴，配合其他穴位疗效尚好。

正士穴的作用可看做正筋、正宗二穴的延伸。前文讲过，士者，事也。肺为相傅之官，主事，从主治上讲，"肺"主治节应皮毛，此穴能通肺气，所以能治疗脊柱病变和"肺"病变，如肺气虚之各种痛症。

本穴组有兴奋脊髓、恢复大脑功能的作用，主治范围很广泛。

本穴组的解部是董氏针灸解部中的另外一个层次，即实体对应。董氏针灸奇穴除了对应五脏脏气外，还可以对应脊柱骨、脑等实体。又如"四四部位"的后椎穴、首英穴，也是作用于人体的实体结构；又如门金穴，作用于十二指肠，金林穴作用于二尖瓣，水仙穴作用于脑，木枝穴作用于胆等。

【搏球穴】

部位：在正士穴正上二寸五分。

解剖：心之分支神经，肺之副支神经。

主治：腿转筋、霍乱、腰酸背痛、鼻出血。

取穴：平卧，脚跟用软垫垫高，当下腿后侧，在正士穴正上二寸五

第一章　董氏针灸穴位精解

分处（即腓肠肌下缘）是穴。

手术：针深一寸至二寸，以针尖抵骨效力为最佳。

应用：与四花中穴配合主治霍乱转筋及肾亏。

解部：心之分支解部，肺之副支解部。

☞解语石注

此穴主治可参看承山穴的主治。承山穴主治各种腰背痛，治疗痛经，以艾灸之，效果也好，又主痔疮及各种出血症。

《灵枢·卫气》："岐伯曰：博哉，圣帝之论，臣请尽意悉言之。足太阳之本，在跟以上五寸中，标在两络命门，命门者，目也……"从这段论述中，我们能够看出，承山穴（搏球穴）所在的部位，就是膀胱足太阳脉之本所在。也就是说，依此理论，此处可治疗膀胱足太阳脉的"本"病。从搏球穴的主治来看，看似不相关的一些主治病症，实际均是膀胱足太阳脉的病理表现。

此穴解部对应心、肺，位属足太阳之脉。《金匮要略》："从春至夏衄者太阳，从秋至冬衄者阳明。"太阳为三阳（一阳为少阳，二阳为阳明，三阳为太阳，不单指膀胱足太阳脉）在外。春夏衄血者，乃三阳之气太过，又因肺主皮毛先受其邪，开窍于鼻，导致血热妄行上于鼻腔而出血。此时针刺对应心肺的搏球穴，效在理中。而督脉上的上星穴，也是针治衄血的效穴，大抵作用都是泄督脉之热。而少商穴治疗鼻衄的作用则在于泻肺脉脉气之过亢，以达到脉气平衡。腕顺两穴在手太阳脉，也能治疗鼻衄，可互参。

【一重穴】

部位：在外踝直上三寸向前横开一寸。

解剖：心之分支神经，肺之分支神经，脾之主神经。

主治：甲状腺肿大、眼球突出、扁桃腺发炎、口歪眼斜（面神经麻痹）、偏头痛、痞块、肝病、脑瘤、脑膜炎。【删】眼球突出。【增】脾发炎、脾疼、脾肿大、脾硬化、乳癌、乳痰、乳肿大、乳疼、三叉神经疼。（脾病皆针右边，每次用三穴。）

取穴：当外踝直上三寸向前横开一寸是穴。

手术：针深一寸至二寸。

解部：心之分支解部，肺之分支解部，脾之主解部。

【二重穴】

部位：在外踝直上五寸向前横开一寸。

解剖：心之分支神经，肺之分支神经，脾之主神经。

主治：甲状腺肿大、眼球突出、扁桃腺发炎、口歪眼斜（面神经麻痹）、偏头痛、痞块、肝病、脑瘤、脑膜炎。【删】眼球突出。【增】脾发炎、脾疼、脾肿大、脾硬化、乳癌、乳痰、乳肿大、乳疼、三叉神经疼。（脾病皆针右边，每次用三穴。）

取穴：当一重穴直上二寸处是穴。

手术：针深一寸至二寸。

解部：心之分支解部，肺之分支解部，脾之主解部。

【三重穴】

部位：在外踝直上七寸向前横开一寸。

解剖：心之分支神经，肺之分支神经，脾之主神经。

主治：甲状腺肿大、眼球突出、扁桃腺发炎、口歪眼斜（面神经麻痹）、偏头痛、痞块、肝病、脑瘤、脑膜炎。【删】眼球突出。【增】脾发炎、脾疼、脾肿大、脾硬化、乳癌、乳痰、乳肿大、乳疼、三叉神经疼。（脾病皆针右边，每次用三穴。）

取穴：当二重穴直上二寸处是穴。

手术：针深一寸至二寸。

应用：一重、二重、三重三穴同时取穴（即所谓回马针），为治疗上述各症之特效针。

解部：心之分支解部，肺之分支解部，脾之主解部。

☞解语石注

此三穴合论。足三重穴在胆足少阳脉和胃足阳明脉之间，即为两条经脉之间的夹穴。夹穴是董氏针灸奇穴的特点之一。传统针灸中有透针疗法，也是由一经透刺向另外的一经或两经。而在董氏针灸中，针刺奇穴，根据针向的不同，能够达到调理两条经脉之间脉气的作用，这样的穴位比比皆是。在 WHO 认定的针灸治疗的弱势内科病种中，用此三穴往往能收到意想不到的奇效。用好此三穴，针灸的效果也常令西医师瞠目。特别是一些肝病、脑瘤，甚至一些癌肿，这些被认定为除手术或放化疗外别无他法的病症，用针一样能够取得非常满意的效果。

足三重穴在少阳和阳明之间。我们看到的经络图上的经络好像是线状的，古人设这种线性流动的状态，是示人以规矩，不可能完全作为人体上立体的标志。实际上，经脉类似于河流，是立体的模型。依经脉有流动性、立体性的特点，此三穴的穴性，兼少阳之枢和阳明之合的作用，因为胆的生理功能就是生发少阳之气。

下面拟以气街理论来解释足胫穴位的应用原理。

《素问·痿论》："论言治痿者，独取阳明，何也？岐伯曰：阳明者，五脏六腑之海，主润宗筋，宗筋主骨而利机关也。冲脉者，经脉之海也，主渗灌溪谷，与阳明合于宗筋，阴阳总宗筋之会，会于气街，而阳明为之长，皆属于带脉，而络于督脉。故阳明虚则宗筋纵，带脉不引，故足痿不用也。"所以，董公在治疗半身不遂的病人时，三重穴经常作为重要穴组而被选用。赖金雄师伯对此穴组的评述是"具有破气行血之功，尤其对脑部有强烈作用，对脑震荡引起的头痛，属于瘀血头痛者有神效"，同时指出，配六完穴可治疗半身不遂。

《素问·气府论》："足阳明脉气所发者六十八穴……气街动脉各一，伏菟上各一，三里以下至足中指各八俞，分之所在穴空。"《灵枢·海论》："岐伯答曰：人亦有四海，十二经水，经水者，皆注于海，海有东南西北，命曰四海。黄帝曰：以人应之奈何？岐伯曰：人有髓海，有血海，有气海，有水谷之海，凡此四者，以应四海也。黄帝曰：远乎哉。夫子之合人天地四海也，愿闻应之奈何？岐伯曰：必先明知阴阳表里荥输所在，四海定矣。黄帝曰：定之奈何？岐伯曰：胃者水谷之海，其输上在气街，下至三里。"

临床上很多肩关节、上臂疼痛属于脾虚有瘀者，以及湿痰流注引起的乳腺瘤、右下腹卵巢囊肿等病症，均可选用此穴组治疗。

《灵枢·逆顺肥瘦》："黄帝曰：少阴之脉独下行，何也？岐伯曰：不然，夫冲脉者，五脏六腑之海也，五脏六腑皆禀焉。其上者，出于颃颡。渗诸阳，灌诸精。其下者，注少阴之大络，出于气街，循阴股内廉，入腘中，伏行骭骨内，下至内踝之后属而别。其下者，并于少阴之经，渗三阴。"前辈的经验中，就有以三重穴配木斗穴治疗舌强言语困难的，也和少阴之脉下行后渗三阴，复上舌根有关，从而能治疗舌疾，临床中也皆有效。

《灵枢·卫气》："黄帝曰：五脏者，所以藏精神魂魄者也。六腑者，所以受水谷而行化物者也。其气内干五脏，而外络肢节。其浮气之不循经者……能别阴阳十二经者，知病之所生。候虚实之所在者，能得病之高下。知六腑之气街者，能知解结契绍于门户。能知虚实坚软者，知补泻之所在。能知六经标本者，可以无惑于天下。"

"请言气街，胸气有街，腹气有街，头气有街，胫气有街。故气在头者，止之于脑。气在胸者，止之膺与背俞。气在腹者，止之背俞，与冲脉于脐左右之动脉者。气在胫者，止之于气街，与承山踝上以下。取此者，用毫针，必先按而在，久应于手，乃刺而予之。所治者，头痛眩仆，腹痛中满暴胀，及有新积。痛可移者，易已也，积不痛，难已也。"

诸气有街，在胫骨前也有气街。这个气街，不仅仅局限于胃足阳明脉，而是涵盖了胃足阳明脉和胆足少阳脉在整个小腿部的区域。因为气的流动，并非单一的循经作用。我们将董氏针灸奇穴中的主治与《灵枢》的主治加以对比，不难发现，董氏针灸奇穴的主治，就是《灵枢》主治的更进一步明确和发挥。

《灵枢》中的主治：所治者，头痛眩仆，腹痛中满暴胀，及有新积。痛可移者，易已也，积不痛，难已也。

董氏针灸奇穴的主治：甲状腺肿大、眼球突出、扁桃腺发炎、口歪眼斜（面神经麻痹）、偏头痛、痞块、肝病、脑瘤、脑膜炎。

这样来看，以气街理论来解释足胫部的穴位主治，董氏针灸奇穴似乎和《灵枢》是高度契合的，不同的是，董氏针灸奇穴的主治换成了现代的名称。相同的是，二者都没有明言各病症对应的各种证型甚至人体的体质。这些都需要我们继续去思考其主治和证型之间的联系，而不是死守一个病名去下针，出现下针不效的情况，反而怪经典欺人，反怪针药不能治今天的疾患。

无论何种针法，都离不开针道。这个针道就是指点人以道贯穿整个的治疗过程。寒、暑、燥、湿、风，天之阴阳；木、火、土、金、水，地之阴阳。透过天象和地理来看人体的本质，这就是针道。古人苦口婆心著《黄帝内经》来论述天时、地利、五行、藏象、经络等，奈何现代解释针灸的一些学者，多以现代眼光从实验室来找经络的实质，或以现代医学某个似是而非的理论来解释针灸，岂不是南辕北辙？

有前辈论述足三重穴为海底针，能使人体上下贯通，比针刺单纯的经脉作用更大。从解部来看，足三重穴对应的是心之分支解部、肺之分支解部、脾之主解部。我们知道，心肺居上焦，心主血，肺主气，脾主运化，为后天之本。此组穴位，作用于气血和脾的升降。那气血的流动和中焦斡旋的动力都有了，何愁瘀不得化，风不得祛，中焦不得健？如果这样来解释足三重穴的起效机理，那么对于所有的主治病症，无非和气、血的运化能力有关。

我们以人体伸展位来看气血的流动。手臂是手三阳脉脉气下降至头的通道，其结合点在肩关节周围，所以就很好理解肩中穴和背面穴的枢纽作用。足胫部为足三阳脉脉气下降的通道，下降至足后将与足三阴脉相接而向上，故而，足胫部的气街刚好为阴阳相交开辟了道路，使阳气顺利下行。只有阳气顺利下行，则阴脉脉气才有动力上行。上行至腹和脑的阴脉脉气，就是足三阴之脉气。这样来理解足胫部的穴位，不仅仅是足三重三穴，胫骨外侧所有穴位的用穴机理也就很明白了。简单地概括，就是利用阳生阴的作用，使阴阳相贯、脾胃升降正常后，很多皮肤病、瘀血病、痰饮流注病等，都能取得良好的疗效。

【四花上穴】

部位：在膝眼下三寸，胫骨外廉。

解剖：肺支神经，心支神经。

主治：哮喘、牙痛、心跳、口内生瘤、头晕、心脏炎、抽筋、转筋霍乱。

取穴：当膝眼之下方三寸，在前胫骨肌与长总趾伸肌起始部之间凹陷中是穴。

手术：针深二寸至三寸。针深一寸五分至二寸治哮喘，针深三寸治心脏病。

应用：四花上穴配搏球穴治转筋霍乱，此时四花上穴须针深三寸。

解部：肺支解部，心支解部。

【四花中穴】

部位：四花上穴直下四寸五分。

解剖：心之分支神经，肺之支神经，心脏之支神经，六腑之副神经。

主治：哮喘、眼球病、心脏炎、心脏血管硬化（心两侧疼痛）、心脏麻痹（胸闷难过，坐卧不安）、急性胃痛、骨骼胀大。【增】肺积水、肺结核、肺瘤、肺气肿、肩胛痛、臂弯疼、食指疼。消骨生肌。

取穴：当四花上穴直下四寸五分处是穴。

手术：三棱针刺出血治心脏血管硬化、急性胃痛、肠炎、胸部发闷、肋膜炎。用毫针针深二寸至三寸治哮喘、眼球痛。

解部：心之分支解部，肺之支解部，心脏之支解部，六腑之副解部。

【四花副穴】

部位：在四花中穴直下二寸半。

解剖：心之分支神经，肺之支神经，心脏之支神经，六腑之副神经。

主治：哮喘、眼球病、心脏炎、心脏血管硬化（心两侧疼痛）、心脏麻痹（胸闷难过，坐卧不安）、急性胃痛、骨骼胀大。【增】肺积水、肺结核、肺瘤、肺气肿、肩胛痛、臂弯疼、食指疼。消骨生肌。

取穴：当四花中穴直下二寸半处是穴。

手术：三棱针刺出黑血，治心脏血管硬化、心脏麻痹、急性胃痛、肠胃炎。

应用：四花副穴与四花中穴配合使用，治以上诸症，立即见效。但扎针时，对正血管（不论在穴之左右）下刺，以能见黑血为准。

解部：心之分支解部，肺之支解部，心脏之支解部，六腑之副解部。

【四花下穴】

部位：在四花副穴直下二寸五分。

解剖：六腑神经，肺之副神经，肾之副神经。

主治：肠炎、腹部胀、胸胀、胃痛、浮肿、睡中咬牙、骨骼胀大。

取穴：当四花副穴直下二寸五分处是穴。

手术：针深五分至一寸（用细毫针）。

【增】运用：四花副、四花下、腑肠三穴配合，治脊椎骨突出压住神经引起的坐骨神经疼（针左腿）。

解部：六腑解部，肺之副解部，肾之副解部。

【腑肠穴】

部位：在四花下穴直上一寸五分。

解剖：六腑神经，肺之副神经，肾之副神经，心脏之副神经。

主治：肠炎、腹部胀、胸胀、胃痛、浮肿、睡中咬牙、骨骼胀大。

取穴：当四花下穴直上一寸五分处是穴。

手术：针深五分至一寸（用细毫针）。

应用：通常为四花下穴之配穴，效力迅速，但不单独用针。

解部：六腑解部，肺之副解部，肾之副解部，心脏之副解部。

【四花里穴】

部位：在四花中穴向里横开一寸二分，当胫骨之外缘。

解剖：心之支神经，肺之区支神经。

主治：肠胃病、心脏病、心跳、转筋霍乱（呕吐）、心脏麻痹。

取穴：当四花中穴向里横开一寸二分，至胫骨之外缘处是穴。

董氏针灸注疏

手术：针深一寸五分至二寸。

解部：心之支解部，肺之区支解部。

【四花外穴】

部位：在四花中穴向外横开一寸五分。

解剖：肺之支神经，六腑神经。

主治：急性肠炎、牙痛、偏头痛、脸部神经麻痹、肋膜痛。

取穴：当四花中穴向外横开一寸五分处是穴。

手术：针深一寸至一寸五分。

应用：用三棱针刺出黑血，治急性肠胃炎、肋膜痛、胸部发胀、哮喘、坐骨神经痛、肩臂痛（针刺患侧穴位）、耳痛、慢性鼻炎、头痛、高血压。（使用三棱针时，先将四花外穴上下三寸内之附近部位，以酒精棉花擦净，然后在此血脉上发现有暗影或青筋者，以针刺之，使其溢出黑血，立即见效。）

解部：肺之支解部，六腑解部。

☞解语石注

此七穴合论，均在足胫气街部位。《灵枢·刺节真邪》："用针之类，在于调气，气积于胃，以通荣卫，各行其道，宗气留于海，其下者，注于气街，其上者，走于息道。故厥在于足，宗气不下，脉中之血，凝而留止……一经上实下虚而不通者，此必有横络盛加于大经，令之不通，视而泻之，此所谓解结也。"

从此段经典中可知，此七穴为厥逆之气在足胫部的重点反映区之一。常有脉中之血，凝而留止，出现横络盛加于大经等情况。故而，董氏针灸中，在此区域刺血以治全身各部的血气凝涩，均缘于阳在外为阴之使也。此处为肺解部（肺主表阳）和六腑解部，均为阳气所盛之地。刺血令阳气顺而不亢，则阳脉与阴脉方能更好地相接，而阴脉自然就能更好地上升。其治病的机理，就是阴升阳降的自然模式而已。

用现代理论解释董氏针灸固然可以，但并未揭示董氏针灸的本原。穴位和技术的成功运用，都支持了董氏针灸技术体系的正确性，那就必然有董氏针灸内在的理论体系在支持着技术体系的奇效。如果忽视理论体系的存在，把董氏针灸奇穴当成一个个有效的刺激点，那就愧对董门先祖的苦心了。正如有人认为董氏针灸的理论体系如同经方一样是方证对应的，进而理解为穴证对应体系，那就很值得商榷了。方证对应属于基础的对应，也是最后落实到临床的对应，前提是辨清楚属于何种证，何种病，何种脉。而天地气血的互为体用，落实在望诊上，我们有董门独有的掌诊四线为窥视人体气血旺衰的论述；落实在其他三诊上，也各有其落脚点。我们在穴位与奇效之间少了一个非常重要的环节，那就是病机和病人体质，我想这就是指导用针的"至数之机"。

胃足阳明脉上的穴位多作用于心。对于胃足阳明脉作用于心的机理，可以从《伤寒论》中得出另外一个答案：很多情志、神志病，比如神昏谵语、癫狂、脑损伤后昏迷不醒、植物人持续状态等，加上常见的失眠等病症，均与阳明之合（开合枢）的失调有关。心藏神，主神志，而阳明的作用又在于心。阳明为土，阳明之合功能低下则子盗母气，直接盗取心母之气血，表现出一派心虚之象；阳明之合太过而不通，则心母之气不能顺利下行而壅塞，常出现一派实证（神志疾患）。所以通腑和足胫部的刺血，都能从子调母。

阳明司合异常，反映在心解部，有实体之心的病理反映，也有藏象之心的病理反映，须注意区分。

关于七穴的主治病症，应多从阳明之合的功能来考虑，加上经脉循经的作用，然后根据董公所点画之刺血区域图（胡丙权《五行刺络疗法》），结合董门书籍中记载的主治，依据解部和病理，这样临床用穴就有了董针的灵魂，再去看各家对穴位的论述，自然就容易明白各家所论的观点了。

笔者的经验，就是原著经验的复制，在临床中用四花上、中二穴深刺三寸治疗水气凌心诸证，配门金穴治疗小儿高热属阳明者；针二寸深，开胸理肺气，治疗胸闷诸疾。

四花副穴、四花下穴、腑肠穴治疗腹部诸患；赖师伯的经验：四花外穴配肾关治疗髂后上棘疼痛等；结合正经针刺胫中段穴位治疗对侧肩凝、肩周疼痛诸患，都有不错的效果；此三穴配合能降血脂。

董氏针灸注重浅刺，但四花上、中二穴可以针刺三寸深，并且主治心肺不同疾患，是董氏针灸穴位中，可以针刺最深的两个穴位。

【上唇穴】

部位：在膝盖下缘。

解剖：属经外奇穴。

主治：唇痛、白口症。

取穴：当膝盖正下缘膑骨韧带上。

手术：用三棱针刺膝盖下缘膑骨韧带及其附近，使其出黑血，立即见效。

【下唇穴】

部位，在膝盖下缘约一寸。

解剖：属经外奇穴。

主治：唇痛、白口症。

取穴：当膝盖正下缘约一寸处是穴。

手术：用三棱针刺膝盖下缘膑骨韧带及其附近，使其出黑血，立即见效。

☞解语石注

此二穴无解部，多是援物比类，取象作用。盖上唇穴在膝盖上类似人之上唇，而下唇穴刚好对应之。对此二穴，笔者有过一次治疗经验，即治疗一例外伤引起的上唇肿，以上唇穴、四花外穴刺血有效。

笔者的师父全民先生用上下唇穴也治愈过阴唇裂伤肿胀的患者，也是取上下唇之意。

【天皇穴】

部位：在胫骨头之内侧凹陷中，去膝关节二寸五分。

解剖：肾之神经，六腑神经，心之分支神经。

主治：胃酸过多、反胃（倒食症）、肾脏炎、糖尿病、小便蛋白尿。【增】心脏病，高血压，心脏病引起之头晕、头痛、臂痛、失眠。

取穴：当膝下内辅骨下陷中，在胫骨头之内侧，去膝关节二寸五分是穴。

手术：针深五分至一寸。

应用：与天皇副穴配合治疗倒食症、胃酸过多。

注意：不宜灸，孕妇禁针。

解部：肾之解部，六腑解部，心之分支解部。

【天皇副穴】（肾关穴）

部位：在天皇穴直下一寸五分。【删】一寸五分。【增】一寸三分。

解剖：六腑神经。

主治：胃酸过多、倒食症、眼球歪斜、散光、贫血、癫痫病、神经病、眉酸骨痛、鼻骨痛、头晕。【删】胃酸过多、倒食症。【补】肾亏所引起之坐骨神经痛，头疼，腰酸（若诊断为肾亏所引起的，即刻见效），近视眼，头疼。直刺治胸口闷、疼；斜刺治肾亏之病。

取穴：当胫骨之内侧，天皇穴直下一寸五分处是穴。

手术：针深五分至一寸。

应用：通常为天皇穴之配针，治疗胃酸过多、倒食症。

解部：六腑解部。

【地皇穴】

部位：在胫骨之内侧，距内踝七寸。

解剖：肾之神经。

主治：肾脏炎、四肢浮肿、糖尿病、淋病、阳痿、早泄、遗精、滑精、梦遗、小便蛋白尿、小便出血、子宫瘤、月经不调、腰痛。【增】配合天皇、人皇，三穴双用。

取穴：当胫骨之内侧后缘，去内踝七寸处是穴。

手术：针与腿约成四十五度角刺入，针深一寸至一寸八分。

注意：孕妇禁针。

解部：肾之解部。

【四肢穴】

部位：当胫骨之内侧，在内踝上四寸。

解剖：心之支神经，四肢神经，肾之分支神经。

主治：四肢痛、颈项痛、糖尿病。

取穴：当胫骨之内侧后缘，去内踝四寸处是穴。

手术：针深六分至一寸二分。

注意：孕妇禁针。

解部：心之支解部，四肢解部，肾之分支解部。

【人皇穴】

部位：在胫骨之内侧后缘，在内踝上三寸。

解剖：肾之分支神经。

主治：淋病、阳痿、早泄、遗精、滑精、腰脊椎骨痛、脖子痛、头晕、手麻、糖尿病、小便蛋白尿、小便出血、肾脏炎、腰痛。

取穴：当胫骨之内侧后缘，去内踝三寸处是穴。

手术：针深八分至一寸二分。

注意：孕妇禁针。

解部：肾之分支解部。

☞解语石注

小腿内侧为肝、脾、肾足三阴脉所过，仅设五个穴位（不含光明穴）。而相应的大腿足胫外侧及手前臂外侧，却设有多个穴位。在手前臂及上臂内侧的心及心包经脉区域，董门先祖是不设穴的。

1. 人体小腿内侧有肝、脾、肾足之三阴脉所过，其所设天皇、肾关、地皇、人皇、四肢五穴，在实际临床中由于针刺方向的变化，而可以调理三脉不同之脉气。以足三阴脉从足走腹来看，五穴也很难分清楚到底位于何脉上。说位于脾足太阴脉可以，说位于肝足厥阴脉亦可，说位于肾足少阴脉也有道理。因为经脉是流动的立体，不能以单纯的线状传导来理解。我们常常陷入一个误区，总是以为经脉是线状的矢状位走

第一章　董氏针灸穴位精解

向，而从来没有考虑过经脉的宽度和厚度。经脉是流动的立体结构，所以在生理和病理状态下，经脉气血的多少是不相同的。《素问·血气形志》《灵枢·五音五味》《灵枢·九针论》对足三阴脉气血多少的论述是相反的，粗看起来似乎相互矛盾，而实际上是指两种不同的状态。《黄帝内经》中的层次感非常清楚，但后世打乱了各篇章的顺序，所以很多看起来矛盾的地方，其实是指不同的层次。正如《素问·脏气法时论》和《辅行诀脏腑用药法

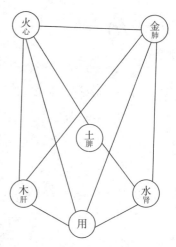

图8　周敦颐五行图

要》对五味的论述是相互矛盾的一样，其实是一言生理，一言病理、药理而已。由于本书定位是针灸书，所以不想做过多的延伸论述，只说明事实，对于其机理问题以后再论。

2. "皇者，大也。从自。自，始也。始皇者，三皇，大君也。"（《说文解字》）"普天之下莫非王土，中五立极，临制四方。""黄帝坐明堂，始正天纲，临观八极，考建五章……"（《素问·五运行大论》）由这些经典，联系到周敦颐太极图（图8）可知，只有中土才能得四方之精、八方之华。木能春不能秋，火能夏不能冬，如邵子曰："天根月窟常来往，三十六宫皆是春。"（《皇极经世》）只有土乃万物之母，藏于四季之中，方能旺于四季，故得中土者得天下，土曰备化，生万物以养子民。而董氏针灸奇穴的下三皇穴，正是从土之皇性而命名之，可见此三穴的重要性。但是真正起到土克水作用的土，在运用上，恰恰在足胫部的外侧——三重穴，这样也合理地解释了土藏四季而不可见的特性。

3. 天皇、地皇、人皇三穴，是从天、地、人三个层次来命名和论述的。天皇穴，位于阴陵泉之下，是董公诊断脑部疾患的诊断点，也是诊断人体上部疾患的一个重要穴位（出自陈渡人医案）；地皇穴是古之三阴交穴，三阴交者，三阴脉之交接处（《黄帝虾蟆经》），又因足三阴脉均走腹，刺此三阴脉之结合点针感能够至腹，腹部为地，故名地皇

穴；人皇穴为今之三阴交，三阴交者，一阴为少阴，二阴为太阴，三阴为厥阴，故名三阴交，实际是肝足厥阴脉与脾足太阴脉的交汇点，肾足少阴脉在三阴交之后呈"人"字状上行，交于地皇穴附近，所以三个穴的上、中、下三个层次就很清楚了。现在很难解释人皇穴的命名，但从陈渡人师伯医案中记载的董公治疗男性早泄、阳痿的数个病例及一些妇科病症的病例来看，《易》曰"天地之大德曰生"，此穴命名为人皇穴，是很符合《易经》的道理的。

4. 初学者常认为三皇穴一下针就是三针，其实是不对的。应根据天、地、人三个层次来下针，在上者针上，在下者针下。从董氏针灸奇穴的解部中也能够看出，天皇穴为肾、心、六腑解部，而地皇、人皇二穴则是下部，为肾之分支解部。董公及诸师伯治疗经验均可参照，而此三穴原理如斯。

2008 年 5 月，见吾师全民先生检查一足底红肿发热患者，从足底到小腿内侧，逐经逐点地向上推按检查，检查出数个结节，诊断出此人病在肝经，为精神压抑所致，治疗非笼统粗守形者之针，概以三皇穴全部下针。这是根据病经、病位、病性来针刺，针者心思之细与粗，由此可见一斑矣。

5. 肾关穴，原名天皇副穴，后改名为肾关。《素问·水热穴论》：帝曰："肾何以能聚水而生病？"岐伯曰："肾者，胃之关也，关门不利，故聚水而从其类也，上下溢于皮肤，故为浮肿。浮肿者，聚水而生病也。"

《古今医彻·三阴论》曰："……盖太阴者脾也，其经布胃络嗌，故邪入之，则腹满而嗌干……此虽治太阴之经，实即治阳明之腑也。少阴者肾也，其经络肺系舌本，故邪入之，则口燥舌干而渴。然经虽属肾，土旺则水必亏。肾为胃关，亦失传化，况络于肺……故实则大小承气下之，虚则六味地黄润之。此虽治少阴之经，亦即治足阳明兼手太阳手阳明之腑也……此时胃邪下陷，阳亢阴竭，肾水既亏，肝火弥炽，蓄热不解，则烦而且满，阴气已极，则囊缩少泄……此虽治厥阴之经，实即治五脏六腑俱受之病也……三阴邪热，皆从三阳传入，而阳明失治尤多……"此论已非常清楚地说明了肾为胃之关的道理，进而说明三阴脉之间的联系，胃气下行，而肾为胃关，则肾气不行，是阳明逆也。肾关为六腑之解部，肾又司二便，肾关的命名、解部及其主治，通过以上论述，已经完备矣。

吾师全民先生教导曰："董氏针灸奇穴取名、解剖、主治，互相辉映而互通，此有彼无，意在言外，宜多在无字之处下工夫，以窥先圣之心。"

肾关的补肾作用不是调动肾气，而是通过六腑的作用来强肾气，临证发现，比太溪穴补肾效果更好，期望有缘者来验证，如果能鱼渔俱得，那就完美了。

6. 四肢穴，很多初学者对其感到迷惑。此处为何突然命名一个四肢穴？它能治四肢疾患吗？之前，诸家前辈的书籍中也未做出解释。其实，此穴解部关乎心、肾和四肢，主治是四肢痛、颈项痛、糖尿病。我们从经典中可知，脾主四肢是脾的生理功能。《素问·太阴阳明论》："脾病而四肢不用，何也？岐伯曰：四肢皆禀气于胃，而不得至经，必因于脾，乃得养也。今脾病不能为胃行其津液，四肢不得禀水谷气，气日以衰，脉道不利，筋骨肌肉，皆无气以生，故不用焉。"我们从后天八卦图和九宫八风图中可知，乾坤巽艮为四隅位，而对应人体四肢，脾为中五，旺于四季而主四肢。

脾病，属升降失常，药有小续命汤以恢复脾胃升降异常而以治风。董氏针灸直接针刺脾足太阴脉之四肢穴，恢复太阴中土之运化能力，恢复四隅位之升降，也即是针药同理而能治四肢病，故名四肢穴。其对于颈项痛及糖尿病等病症，也多针对肝脾不和而针刺调理；对于四肢关节疼痛属脾肾虚者、急性疼痛属伤筋者，均可作为治疗之主穴。

此五穴之理大抵如此，明于理则无惑于穴，数刺其腧而药之，疾安有不愈哉？笔者经验多为董公及诸位师伯经验的重复，治肾虚头痛、前顶上星穴附近疼痛、外伤性眼外展功能障碍、小便频数带血的猪苓汤证、腰痛、妇人颜面黑斑属肾虚水泛者均有佳效。三皇穴一线治疗甲状腺功能亢进也有佳效。

天皇穴近阴陵泉穴，在1964年7月赖金雄师伯和尤文法师伯一起临摹的"董氏针灸藏图"中，标注天皇穴为"弯骨"。在针刺的时候，有时候沿"弯骨"可以三针齐下，或找准结节点或痛点下针。

【侧三里穴】

部位：四花上穴向外旁开一寸五分为侧三里穴。

解剖：肺之分支神经，牙神经。

主治：牙痛、面部麻痹。

取穴：在腓骨前缘，即四花上穴向外横开一寸五分处是穴。

手术：五分至一寸。

解部：肺之分支解部，牙解部。

【侧下三里穴】

部位：在侧三里穴直下二寸。

解剖：肺之分支神经，牙神经。

主治：牙痛、面部麻痹。

取穴：在腓骨前缘，即侧三里穴直下二寸处是穴。

手术：五分至一寸。

应用：侧三里与侧下三里二穴同时取穴，但单足取穴。治疗左边牙痛，用右腿穴位；治疗右边牙痛，用左腿穴位。

解部：肺之分支解部，牙解部。

☞解语石注

此二穴也为夹经之用，参足三重三穴之注。吾师全民先生对此二穴发挥甚多，凡身体一侧之病，病在阳，此二穴能消阳明、少阳之火；病在阴而脏不虚者，从阳引阴。因表里关系，治肝脾之病，知理方不惑于病。

笔者的师父很善于运用此二穴，用于治疗上述病症就很有效果，如牙痛、偏头痛、偏身感觉障碍等。

【足千金】

部位：在侧下三里穴外（后）开五分（然后正对外踝尖）直下

二寸。

解剖：肺之支神经，肾之分支神经，喉侧（甲状腺）神经。

主治：急性肠炎、鱼骨刺住喉管、肩膀及肩背痛、喉咙生疮、喉炎（火蛾）、扁桃腺炎、甲状腺肿。

取穴：当腓骨前缘，侧下三里穴向后横开五分直下二寸处是穴。

手术：针深五分至一寸。

解部：肺之支解部，肾之分支解部，喉侧（甲状腺）解部。

【足五金】

部位：在足千金穴直下二寸。

解剖：肺之支神经，肾之分支神经，喉侧（甲状腺）神经。

主治：急性肠炎、鱼骨刺住喉管、肩膀及肩背痛、甲状腺肿。

取穴：当腓骨前缘，即足千金穴直下二寸。

手术：针深五分至一寸。

应用：足千金穴与足五金穴通常同时取穴，除治疗甲状腺炎可同时双足取穴下针外，其他各病症均单足取穴下针。

解部：肺之支解部，肾之分支解部，喉侧（甲状腺）解部。

☞解语石注

此二穴妙用很多。千金、五金有指五金、手五金、手千金、足五金、足千金。此二穴的应用，可参考"三三部位"之手千金、手五金穴的应用。

1. 此二穴解部为肺、肾、喉侧。解部在肺肾者，是取肺金肾水之象。病理状态则表现为金水不生，如急性肠炎、鱼骨刺住喉管、肩膀及肩背痛、喉咙生疮、喉炎（火蛾）、扁桃腺炎等病症，治疗这些病症均为取滋肾水清肺火之用；而肺肾二脉均上于喉，也有循经治疗的作用。属于辨证用穴的范畴。

诸家经验详备，赖师伯用此二穴治疗肩关节后侧疼痛，肩关节、后脑到太阳穴一线疼痛者有效。这些完备的经验都能作为我们临床运用的借鉴。

2. 此二穴能治疗甲状腺疾病的作用，体现了董氏针灸奇穴解部中对应实体脏器的层次。凡有颈部瘿瘤者均可选用此二穴，以此二穴为主，再配合其他穴位来治疗。用穴辨证也可以理解为堪舆术中的因形察气，或以毫针或以锋针，以实见为准，属于辨证用穴的范畴。

笔者以此二穴为主穴，结合化痰理气软坚散结的药物治疗甲状腺瘤、脂肪瘤，效果可靠。

【七虎穴】

部位：在外踝后一寸半直上二寸一穴，又上二寸一穴，再上二寸一穴，共三穴。

解剖：腓肠神经，胸骨、锁骨及肋骨神经。

主治：肩骨痛、锁骨炎、胸骨痛及肿胀、肋膜炎。

手术：针深五分至一寸，三穴同时用针。

☞解语石注

七虎穴，在1968年版的《董氏针灸正经奇穴学》中，是袁国本师伯用钢笔补充上去的。无取穴，无解部。

《素问·刺腰痛》："肉里之脉，令人腰痛，不可以咳，咳则筋缩急；刺肉里之脉为二痏，在太阳之外，少阳绝骨之后。"

《灵枢·经筋》："足少阳之筋，起于小指次指，上结外踝，上循胫外廉，结于膝外廉；其支者，别起外辅骨，上走髀，前者结于伏兔之上，后者，结于尻；其直者，上乘沙季胁，上走腋前廉，系于膺乳，结于缺盆；直者，上出腋，贯缺盆，出太阳之前，循耳后，上额角，交巅上，下走颔，上结于頄；支者，结于目眦为外维。"

从以上引述的两段经文来看，七虎穴也在太阳之外、少阳之后，属肉里之脉，能治疗腰痛。因为夹经作用，故足少阳经筋所过处之病，均可以此穴调整，唯针向不同而主治不同。治太阳腰痛，宜刺血；治足少阳筋病，宜针刺。

七虎穴治胸骨、肩骨、锁骨、肋骨疼痛（双关有弦象，弦脉主诸痛）。大量临床实践验证，此三穴（足千金、足五金、七虎穴）是祛风痛妙穴。配合中九里，效果良好。这样的配穴法不针对病症，是针对六淫之风邪所设。

董氏针灸奇穴中有以动物命名穴位者，如七虎穴、五虎穴，九猴穴、十二猴穴，驷马穴，双凤穴等。除了双凤穴外，云从龙而风从虎，以虎命名的穴位，均有祛风止痛的作用；猴性纳支为申金；驷马穴之马，应先天八卦乾为马之象。这些穴位将在之后分别论述。

☞病案举隅

1. 某人面瘫，左侧面麻，七虎穴加对症穴位，疗程缩短。

2. 某人坐骨神经痛，取对侧手千金、五金，配患侧七虎穴，止痛良好。

3. 眼视物模糊，辨证为风邪上扰者，针七虎穴立效。

凡"风脉"，皆可不问症，直接下针。

【内膝眼穴】【外膝眼穴】

主治：舌麻。

☞解语石注

内、外膝眼二穴，在1968年版的《董氏针灸正经奇穴学》中，是袁师伯用钢笔补充的，只有主治。大抵膝关节腔取象类口腔，针刺进入膝关节深部以治疗舌麻，属比类取象治疗法。吾师全民先生言："内外膝眼主治舌麻，与膝关节的上下唇穴彼此对称，与膝内侧的失音穴及膝外侧解部为牙神经的侧三里及侧下三里穴，遥相呼应。"

【外三关穴】（1973版增加）

部位：在外踝尖与膝盖外侧高骨之直线上。

解剖：肺之神经。

主治：扁桃腺炎、瘤、癌，喉炎，腮腺炎，肩臂痛，各种瘤。

取穴：当外踝尖与膝盖外侧高骨连线之中点一穴，中点与该高骨之中点又一穴，中点与外踝之中点又一穴。共三穴。

手术：针深一寸至一寸半。

解部：肺之神经。

☞解语石注

董公临床多以此三穴治疗各种肿瘤，比如脑瘤、乳腺肿瘤等。笔者经验不多，以此治过乳腺恶性肿瘤，惜未见效果，想必自己的针力不足，以后还需加强。但配上三黄穴或足千金、五金穴治疗脂肪瘤效佳。

【光明穴】（1973 版增加）

部位：在内踝尖直后一寸之上二寸处。

主治：眼散光及眼障。【增】眼皮神经麻痹，睁开无力。

解剖：肺、脾神经。

取穴：当内踝尖之直后一寸又直上二寸处是穴。

手术：针深五分至一寸。

解部：肺、脾解部。

☞解语石注

此穴近复溜穴，治疗上述疾患，复溜穴也有此功效，其主治更为宽泛。

肾关穴配光明穴，对飞蚊症属肾虚者确有良效；但夹杂痰饮者，宜先祛除上泛之痰饮，再针刺本穴组，不然效差。本穴组，治疗眼球疾患引起的青光眼、白内障效果不错，但是需要坚持治疗。

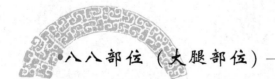

八八部位（大腿部位）

大腿穴位乃董氏针灸奇穴的重中之重。而在十二经脉中，此部位穴位较少。关于大腿分经，以胡丙权的大腿分经图（《董氏五行刺络疗法》）最为准确，也符合陈渡人师伯医案记载之大腿分经图——仲云：（董）师将大腿分为四（条）主要经路：

正中为心经；

外侧为肺经；

内侧为肾经；

肾经内后侧为胆肝经。

有人传董氏针灸五行穴也由此化出。

【通关穴】

部位：在大腿正中线的股骨上，距膝盖横纹上五寸。

解剖：心之总神经。

主治：心脏病、心包络（心口）痛、心两侧痛、心脏病而引起身体各部之风湿病、头晕、眼花、心跳、胃病、四肢痛、脑贫血。

取穴：当大腿正中线之股骨上，在膝盖横纹上五寸处是穴。

手术：针深三分至五分。

解部：心之总解部。

【通山穴】

部位：在通关穴直上二寸。

解剖：心之总神经。

主治：同通关穴。

取穴：当大腿正中线股骨上，距通关穴上二寸处是穴。

手术：针深五分至八分。

解部：心之总解部。

【通天穴】

部位：在通关穴直上四寸。

解剖：心之总神经。

主治：同通关穴。

取穴：当大腿正中线股骨上，在通山穴上二寸处是穴。

手术：针深五分至一寸。

注意：通关、通山、通天三穴不能双足六穴同时下针，仅能双足各取一穴至二穴下针，高血压者双足只许各取一穴。

解部：心之总解部。

☞解语石注

此三穴出于道家。通天穴在上，通山穴在中，通关穴在下。关、山、天是道家修炼的三个层次。古人辟谷如吕祖言："欲长生，腹中常清，欲要不死，肠无渣滓。"辟谷之辟，古来皆言"辟"作"避"，有避免之意。而李阳波在《开启中医之门——运气学导论》中的观点笔者认为很正确。书中认为辟作"开辟"讲，开辟通往谷神（《老子·六章》："谷神不死，是谓玄牝。玄牝之门，是谓天地根。"）之路。既然能开辟谷神之道，何须再去清肠不食？《辅行诀脏腑用药法要》记载之方，是为了"学道辈"有疾所设，而董氏针灸奇穴里的这三个穴位，也为修炼所设。现将李阳波《开启中医之门——运气学导论》的观点简录如下："通常玄关是关闭状态的，通往玄牝的道路没有打开，这时候人必须要食五谷杂粮，来与谷神保持联系，以求不死。但是修炼者在修到玄关打开后，情况就不同了，人与谷神直接保持了联系。所以，辟谷的辟，是开辟之意。"在董氏针灸中，"通"字也有开通、开辟的意思。

杨维杰师伯将"通"字译为"penetrating"，有正在"穿透"之意；巴顿师伯则译为"passing"，有正在通过之意；而吾师全民先生译为"opening"，意为正在打开，与开辟之意相若。笔者从恩师之意，在《道藏》里找到了答案。

在董氏针灸中，此三穴最下一个是通关穴，向上为通山穴，最上为通天穴，是道家修炼的三个层次。穴位在胃足阳明脉，直接开辟玄牝之门，也是道家的重阳思想（解部为火）的一个体现，更是《道德经》清静的表现。所以，董门中有人以下肢五行穴来打通人体经络是有一定道理的，但是这个打通的办法值得商榷的地方甚多，多不可取。没有修性的基础，直接去修命，随着层次的增高，见"魔"的机会也会越来越多。这样并不能否认董氏针灸奇穴出于道家的渊源，只在于人善用与否。

董公以此三穴治疗下利清谷、阳虚衰败的医案，赖金雄师伯在《董氏针灸奇穴经验录》中有记载。赖师伯的解释是补火生土，以董氏针灸奇穴解部为心火的作用来补胃足阳明脉之土，而肾为胃之关，故而能治疗下利清谷之患；那么反过来想，根据体用关系，通关、通山、通天三穴，其体在胃脉，其用在心火，以补胃子之实，来实母之虚，这样就能够很好地理解"解部"在"心"的原理了。

《针灸大成》对于伏兔穴治心病的记载，也不过是上述道理中的一隅而已。

对于不少膝关节疼痛的情况，从陈渡人师伯记载的医案来看，董公从没有直接去耗散心包手厥阴脉的脉气，直接调动心火的"御林军"——心包脉来治疗膝关节疼痛，而是在体木用火的通关、通山、通天三穴当中，任选一或二穴来补火。我们再思考一下董公在手前臂及上臂内侧的心及心包脉区域不设穴，而在小腿内侧仅设六穴的原因，就知道董门先祖不是不知道心包手厥阴脉能够治疗膝痛的道理，而是根本不想去耗散人体的先天之气。希望各位针者避免《难经》所言之"中工之害"。

通关、通山、通天三穴作用于火，天皇、地皇、人皇三穴作用于土，是调理体质的好穴，唯不能过度。董氏针灸奇穴所设，是根据因象成数、象变数变的原理设定的，不能一概守其形而粗其工，宜细分人之虚实，来决定下针数目。

通天一线三穴是关心包脉，内关一线是开心包脉。

笔者用这三穴的指征是左寸虚、右尺弱，偏于火虚。

【姐妹一穴】

部位：在通山穴向里横开一寸后直上一寸。

解剖：六腑神经，肾分支神经。

主治：子宫瘤、子宫炎、月经不调、经期不定、子宫瘁、肠痛、胃出血。

取穴：当通山穴向里横开一寸后直上一寸处是穴。

手术：针深一寸五分至二寸五分。

解部：六腑解部，肾分支解部。

【姐妹二穴】

部位：在姐妹一穴直上二寸五分。

解剖：六腑神经，肾分支神经。

主治：子宫瘤、子宫炎、月经不调、经期不定、子宫痒、肠痛、胃出血。

取穴：当姐妹一穴直上二寸五分处是穴。

手术：针深一寸五分至二寸五分。

解部：六腑解部，肾分支解部。

【姐妹三穴】

部位：在姐妹二穴直上二寸五分。

解剖：六腑神经，肾分支神经。

主治：子宫瘤、子宫炎、月经不调、经期不定、子宫痒、肠痛、胃出血。

取穴：当姐妹二穴直上二寸五分处是穴。

手术：针深五分至一寸。

应用：姐妹一、二、三三穴（两腿共六穴），通常同时取穴下针。

解部：六腑解部，肾分支解部。

☞解语石注

此三穴穴名一目了然，可治疗妇人病。其主治理论依据也出于道家思想。靠近心火脉通关、通山、通天三穴，介于内侧的肾水之脉和心火之脉之间，有水火同调的作用，以此来调理女人内分泌系统，效果很好，只是不太方便下针，多被忽略。

【感冒一穴】

部位：在姐妹二穴向里横开一寸。

解剖：六腑神经，肺之分支神经。

主治：重感冒、发高烧、发冷、感冒头痛。

取穴：当姐妹二穴向里横开一寸处是穴。

手术：针深八分至一寸五分。

解部：六腑解部，肺之分支解部。

【感冒二穴】

部位：在姐妹三穴向里横开一寸。

解剖：六腑神经，肺之分支神经。

主治：重感冒、发高烧、发冷、感冒头痛。

取穴：当姐妹三穴向里横开一寸处是穴。

手术：针深八分至一寸五分。

应用：感冒一、二两穴同时取穴，针向腿中心斜刺。

解部：六腑解部，肺之分支解部。

☞解语石注

此二穴，主治如名，因有其他穴代替，这二穴用得越来越少了。《灵枢·邪客》："脾有邪，其气留于髀。"此二穴在腹股沟内侧，又依穴名为治疗感冒的效穴，从此二穴解部为六腑解部和肺之分支解部来看，多为治疗虚人（肺脾虚）感冒而设，即现代医学所称之胃肠型感冒，而非所有的感冒均能治疗。

笔者经验：①阳性发热，少商穴刺血、五岭穴刺血效果好，但要注意顾护阴液、补充津液，董公常在给病人刺血后用六味地黄丸善后。②阴性发热，属于小建中汤证、理中汤证、补中益气汤证、四逆汤证、麻黄附子细辛汤证等的虚性发热者，我董门也有治疗的有效穴位，比如感冒二穴加土耳穴，就是治疗阴性发热的效穴。并非所有的发热都要去刺血，这点对于初学者很重要，希望各位临床中能分清发热的阴阳属性。

【通肾穴】

部位：在膝盖内侧上缘。

解剖：肾之神经。

主治：阳痿、早泄、淋病、肾脏炎、糖尿病、肾亏而引起之头晕及腰痛、肾脏病之风湿痛、子宫痛、妇科赤白带下。【删】以上全部主治。【增】口干、喉痛、喉瘤。通肾、通胃、通背三穴配合，治全身浮肿、四肢浮肿、脚红肿。

取穴：当膝盖内侧上缘凹陷处是穴。

手术：针深三分至五分。

解部：肾之解部。

【通胃穴】

部位：在通肾穴上二寸。

解剖：肾之神经。

主治：同通肾穴，又治背痛。

取穴：膝盖上二寸，当大腿内侧赤白肉际处是穴。

手术：针深五分至一寸。

解部：肾之解部。

【通背穴】

部位：在通胃穴直上二寸。

解剖：肾之神经。

主治：同通胃穴。

取穴：当通胃穴直上二寸处是穴。

手术：针深五分至一寸。

应用：通肾、通胃、通背三穴，可任取其中二穴（两腿共四穴）配针，禁忌六穴同时下针；可任取其中一穴为治疗其他各症之补针；也可任取其中二穴为治疗妇人流产之补针，连续治疗半月，即无再度流产之虞。

解部：肾之解部。

☞解语石注

此三穴为肾水之经。依陈渡人师伯记载，通肾穴以前称为阴里穴，三穴当与现代定位有一寸之差距，当偏向大腿的正中线。若依现代的定位，不能体现出水火互用的特征。以笔者经验来看，此二穴偏向大腿正中线五分，效果更好一些。

1.《陈渡人针灸医案》对三穴记载如下：

阴里穴：在膝上一寸内开五分。主治：腰痛、脊痛、疝病、肾亏。

通背穴：在膝上一寸半内开五分，针五分。主治：背痛及半身不遂。左病针右，右病针左。

通胃穴：在膝上三寸半内开五分。主治及针法与通背穴同。

2. 肾水之经通肾、通胃、通背三穴，当与下三皇穴主治相比较。"董氏针灸穴位系列发微"之一，即"下三皇穴和通肾、通胃、通背三穴应用发微"一文，笔者于2008年9月在明医网发表，兹引述如下：

（1）定位：通肾、通胃、通背，此三穴在大腿内侧，杨维杰师伯认为在赤白肉际之处，和胡丙权前辈认为的脾一线是一样的，但胡丙权前辈定位的通肾、通胃、通背三穴似还稍偏大腿内侧三分左右（参见《五行刺络疗法》），这样胡丙权前辈定位的通肾、通胃、通背三穴就不在脾一线了，但还是在脾区，仍和董公脾经补肾的观点相符。包括赖金雄师伯的资料在内，这点各家都没有异议。

（2）从主治看，各家似乎也没有太大的不同，但通过对下三皇穴和通肾、通胃、通背三穴对各种病症的治疗分析，能看出一些差别。

这两组穴位都作用肾。

从阴阳分，这两组穴都能治疗肾亏（阴虚阳虚表现出的症状，二组穴位的主治都有涵盖）。所以从阴阳上分为两组穴，初看没有意义，实际上也还是有些端倪的，从陈渡人师伯的记载看，通肾穴最早叫阴里穴，偏于治阴虚。

从寒热分，两组穴有不同意义。通肾、通胃、通背三穴能治疗的浮肿包含红肿热痛类的水肿，赖金雄师伯书上说有清热利湿、健脾补肾的作用，通肾、通胃、通背三穴治疗的阳痿，应该是湿热下注类的阳痿。而下三皇穴没有这种清热功能。下三皇穴治疗的阳痿，是偏于肾阳亏虚的，推测可知，下三皇穴治疗肾阳虚寒类的疾患似乎更为恰当。事实上，笔者临床上也是这样用的，针过不少水肿的病人，包括四例脾肿大病人，都是从这些看似复杂的主治中总结出规律来应用的。

从补泻分也可以找到证据。通肾、通胃、通背三穴以泻肾邪、泻热为主，所以主治中有喉干、喉痛、喉瘤等肾水不上承的病症，陈渡人师伯记载的主治有疝病等，这个类似于封髓丹的作用；用于治疗水肿，有五苓散的功效；治疗腰背痛有育阴以涵阳的左归丸的作用。虽然方药不能类穴，但从中能看出一些端倪。

3. 从《陈渡人针灸医案》来看，董公善用此三穴，常水火互用，水木共疏，金水互生，妙用无穷。

4. 面部水金、水通二穴，以前称为通水穴、通泉穴，和此三穴之间，有上下互调之功，水金穴、水通穴是取象（肾）用穴法，与此三穴的运用相似而不同。

5. 笔者在师父的指导下，称此三穴为"人体津液发动机"，但凡津液亏虚，津液不上承口面诸疾，比如口干、面部甚至全身脱皮，及内在脾湿泛滥的疾患等，选用此三穴来治疗，验案不胜枚举。

6. 此三穴消眼袋属脾肾阳虚水泛者有良效。

【明黄穴】

部位：在大腿内侧之正中央。

解剖：肝之总神经，心之总神经，心脏之动脉；表层属肾之副神经，中层属肝之神经，深层属心之神经。

主治：肝硬化，肝炎，骨骼胀大，脊椎长芽骨（脊椎骨膜炎），肝机能不够而引起之疲劳、腰酸、眼昏、眼痛、肝痛、白血球症（特效针），消化不良。

取穴：当大腿内侧前后上下之中心点处是穴。

手术：针深一寸五分至二寸五分。

解部：肝之总解部，心之总解部，心脏之动脉解部；表层属肾之副解部，中层属肝之解部，深层属心之解部。

【天黄穴】

部位：在明黄穴上三寸。

解剖：肝之总神经，心之总神经，心脏之动脉；表层属肾之副神经，中层属肝之神经，深层属心之神经。

主治：肝硬化，肝炎，骨骼胀大，脊椎长芽骨（脊椎骨膜炎），肝机能不够而引起之疲劳、腰酸、眼昏、眼痛、肝痛，白血球症（特效针），消化不良。

取穴：当明黄穴直上三寸处是穴。

手术：针深一寸五分至二寸五分。

解部：肝之总解部，心之总解部，心脏之动脉解部；表层属肾之副解部，中层属肝之解部，深层属心之解部。

【其黄穴】

部位：在明黄穴下三寸。

解剖：胆总神经，心之支神经，肝之分支神经。

主治：黄疸病及明黄穴主治各症。

取穴：当明黄穴直下三寸处是穴。

手术：针深一寸五分至二寸。

应用：天黄、明黄、其黄三穴同时取穴下针，主治肝炎、肝硬化、骨骼胀大、肝机能不够而引起之各症、脾硬化、舌疮。【增】心脏衰弱、心脏病、软骨突出压神经。

解部：肝之总解部，心之总解部，心脏之动脉解部；表层属肾之副解部，中层属肝之解部，深层属心之解部。

【火枝穴】

部位：在其黄穴上一寸五分。

解剖：肝胆神经，心之分支神经。

主治：黄疸病、黄疸病之头晕眼花及背痛、胆囊炎。

取穴：当其黄穴直上一寸五分处是穴。

手术：针深一寸五分至二寸。

应用：明黄、火枝、其黄三穴同时下针治黄疸病、胆囊炎。

解部：肝胆解部，心之分支解部。

【火全穴】

部位：在其黄穴直下一寸五分。

解剖：肝胆神经，心之分支神经，脊椎神经。

主治：同火枝穴，并主治脊椎骨痛及足跟痛。

取穴：当其黄穴直下一寸五分处是穴。

手术：针深一寸五分至二寸。

应用：火全穴配合其黄、火枝两穴下针，亦可治黄疸病、胆囊炎及胆结石（可止痛）；火全穴单独取穴治脊椎骨及足跟痛。

解部：肝胆解部，心之分支解部，脊椎解部。

☞解语石注

此五穴合论。阴穴求一线，阳穴求一片。在阴经的穴位，多在一条线上，根据上下和针刺深浅不同有不同的主治病症；而阳经穴则为一片，有前辈论述穴位为邮票大小，如池琛师伯说："董先生曾说某些穴位的面积有邮票那样大，针在邮票中心有效，针在邮票旁边也是一样有效的，不可拘泥于一点或豆大的一小块面积。"可参。

此五穴在一条经脉上，明黄、其黄、天黄三穴简称为上三黄穴，治疗范围多从董公所述的主治，唯宜注意针法的深浅。以其黄穴为中心，向下则有火枝穴、火全穴，治疗胆病，向上开则有明黄、天黄二穴，合用则治肝病合并有心火肾水征象的病症，此是取穴大略。

陈渡人师伯医案记载有梯形针法，即依据不同的病症，作用在不同的经脉，而下针深浅不同，类似于梯子状，针刺的深浅，直接关乎效果的速迟和久暂。三黄穴的解部就是一个很好的例证：其表层属肾之副解部，中层属肝之解部，深层属心之解部。这点以原著为主，其他师伯论述与原著稍有不同。针刺深浅达到要求后，此一线能治疗很多种病。

此三穴能治疗脊椎长芽骨（脊椎骨膜炎），类似于腰椎间盘突出症。大陆有人拿捏股内收肌治疗腰椎间盘突出症 120 例（赵焰. 中国民间疗法，2001，10：22-23），可作为参考；而张钊汉按摩疗法，也有以按压血海下二寸的位置治疗膝关节内侧疼痛的病例，均有明显的效果。从而可证明上三黄穴对应的肝、心、肾解部的正确性和可行性。临床中，笔者经常会指导病人做自我按压，一般对腰椎间盘疾患的治疗多在太阳、少阳二经取穴，而上三黄穴的调理作用就是从阴引阳。

笔者重复董公及师门的经验，用此线穴位治疗椎间盘突出症腰痛有良效，其目的不仅仅是止痛，而是消除椎间盘突出带来的水肿。对其他诸疾患的治疗，多以肝立极，从肝主筋、藏血、主风、主疏泄的生理功能推测病理状态，比如肌肉运动障碍的帕金森病、肝风内动的高血压病、藏血功能不好的白血病、妇人肝气郁结证、肝实体病变的肝硬化、肝功能异常及胆囊炎引起的疼痛等，均选用对应解部的穴组针刺治疗。

上三黄三穴的解部层次极有意思，表层属肾之副解部，中层属肝之解部，深层属心之解部。所以在针刺的时候，可以根据深浅来做出不同的五行，一针含五行的针法效果很大，值得我们临床去深究。

火全穴、火枝穴二穴主治胆囊炎疼痛、足跟痛、腰痛，多和筋伤有关。

大腿内侧区域皮肤敏感，故针刺的时候要注意手法，针具不能粗，宜快而准地针到相应的层次。

【驷马中穴】

部位：直立，两手下垂，中指尖所至处向前横开三寸。

解剖：肺之总神经，肝之分支神经。

主治：肋痛、背痛、肺机能不够之坐骨神经痛及腰痛、肺弱、肺病、胸部被打击后而引起之胸背痛、肋膜炎、鼻炎、耳聋、耳鸣、耳炎、面部神经麻痹、眼发红、哮喘、半身不遂、皮肤病、疮癣。【增】眼球突出，脸上有黑斑、雀斑、青春痘，白眼珠有红血丝，鼻子不通，饮食过度。

取穴：直立，两手下垂，当中指尖所至处向前横开三寸处是穴。

手术：针深八分至二寸五分。

解部：肺之总解部，肝之分支解部。

【驷马上穴】

部位：在驷马中穴直上二寸。

解剖：肺之总神经，肝之分支神经。

主治：肋痛、背痛、肺机能不够之坐骨神经痛及腰痛、肺弱、肺病、胸部被打击后引起之胸背痛、肋膜炎、鼻炎、耳聋、耳鸣、耳炎、面部神经麻痹、眼发红、哮喘、半身不遂、皮肤病、疮癣。【增】眼球突出，脸上有黑斑、雀斑、青春痘，白眼珠有红血丝，鼻子不通，饮食过度。

取穴：当驷马中穴直上二寸处是穴。

手术：针深八分至二寸五分。

解部：肺之总解部，肝之分支解部。

【驷马下穴】

部位：在驷马中穴直下二寸。

解剖：肺之总神经，肝之分支神经。

主治：肋痛、背痛、肺机能不够之坐骨神经痛及腰痛、肺弱、肺病、胸部被打击后引起之胸背痛、肋膜炎、鼻炎、耳聋、耳鸣、耳炎、面部神经麻痹、眼发红、哮喘、半身不遂、皮肤病、疮癣。【增】眼球突出，脸上有黑斑、雀斑、青春痘，白眼珠有红血丝，鼻子不通，饮食过度。

取穴：当驷马中穴直下二寸处是穴。

手术：针深八分至二寸五分。

应用：治疗肋痛、背痛、坐骨神经痛，单足取驷马中、驷马上、驷马下，三穴同时下针，左痛取右穴，右痛取左穴；治疗其余各症，两足六穴同时取之。

解部：肺之总解部，肝之分支解部。

☞解语石注

驷为房宿（星），东方苍龙七宿的第四宿。《国语》里有一段结合天象描绘从初秋到深秋的自然景象："辰角见而雨毕，天根见而水涸，本见而草木节解，驷见而陨霜，火见而清风戒寒。"语译为：角宿晨见，进入初秋，雨季过去了；亢宿（本）晨见，草木逐渐枯落；氐宿（天根）晨见，小河开始干枯；房宿（驷）晨见，开始霜降；心宿（火）晨见，天气就感到凉飕飕了。（郑文光《中国天文学源流》）

驷马三穴正是应了天象"从初秋到深秋"的金气。而在人则为肺之总解部。大多数肺脉病症、肺脏病症，均可取用，诸前辈论述详尽。依据肺主治节的功能，能治疗调节人体气机运行，从而治血先治气，治气以调血，气活血行而百病消。《素问·灵兰秘典论》："肺者，相傅之官，治节出焉。"《素问·经脉别论》："肺朝百脉，输精于皮毛。毛脉合精，行气于府。府精神明，留于四脏，气归于权衡。"

从上述经典证述可知，肺主气而朝百脉，脉为血，肺体为气，也用于血；权衡者，秤锤和秤杆，衡器的通称。《素问·至真要大论》："气之相守司也，如权衡不得相失也。"人身无非气血，故肺有治理调节气血的功能，也就是行使宰相（相傅之官）的权利，来调整人体气血的均衡，也是调之以常的具体表现之一。故"治节"之意，就是治理调节。其他的解释，不是不可以，而是非"治节"本意。

明白了肺的功能，我们再看十二经脉中肺脉之营气，寅时起于中焦，运行的脉气实在手臂，而后接于大肠手阳明脉，其名为肺手太阴脉。而董门先祖认为肺总解部在大腿外侧。从图1中的兑、乾位在西方和西北方可知其体用关系，概言之，即肺在胸腔，其脉体在手太阴脉，而其用在下肢大腿外侧部。对于"震"卦，三个层次一目了然。

驷马三穴解部为肺之总解部，肝之分支解部。肺为阳中之少阴，肝为阴中之少阳，阴阳互为体用。驷马三穴的穴体在胆足少阳脉之内侧和胃足阳明脉之间，胆胃之气俱占，胆应"震"而纳于"甲"，甲胆者风也，生发万物之气。胃也主生气，而对应解部为肺，又主气，体用兼备，合法合理。以此来思考，自然就理解了驷马三穴的命名之理和取效之道了。

董氏针灸奇穴中以动物命名的穴位有几处。此处以"马"来命名，而"马"对应的乾金，在脏腑气血天圆地方图的西北方，取马之行健之用，来形容穴性之快。在先天八卦中乾为马为首，故而通过调理肺之阴阳来治疗一些头面部麻痹病症，有取象治疗的机理在其间。以此分析，很多看似杂乱的主治，就能串起来了。

《陈渡人针灸医案》记载："师曰：驷马穴统治全身病。（陈）按：驷马穴强心活血。金雄云：下针脉数。"强心活血之理，也是由肝主藏血、肺主气而朝百脉的生理功能演化而来的。因为解部在肺、肝，互为体用，肝藏血，肺主气，血为阴，阴主静，静者不动，肺所主之气鼓动肝血方能周行全身，是以肝血为体而肺气为用。以肺气作为立极点，气无血则无以附丽，故气为血之使，血为气之用，关于肺肝的克中有生，互为体用问题，请参阅前章木穴和手千金、五金穴的论述。

吾师全民先生注：唯宜注意，早期的驷马穴，更靠近通关、通山、通天三穴。

书不尽言，言不尽意。董公用驷马穴出神入化，上述主治是其常用，也有意想不到而用驷马穴者。如在肺结核病的治疗中，驷马穴仅在中期阶段使用，后第九章中有董公医案详解可参。

肺主皮毛能治皮肤病。肺开窍于鼻，以治疗鼻炎，取象法治疗口歪面麻等，都在上述穴位的主治和体用中。（吾师全民先生言：河图地四生金，天九成之。）

甲状腺病，针本穴加通肾一线有育阴化阳之效，配外三关或者足三重穴，可软坚散结。

驷马三穴是美容要穴，须适当配伍。

【下泉穴】

部位：在膝关节外侧面正中央直上二寸五分。

解剖：肺部与面部之机动神经。

主治：面部麻痹、面部神经跳、口歪、眼斜。

取穴：当膝关节外侧面正中央直上二寸五分处是穴。

手术：针深三分至五分。

解部：肺部与面部之机动解部。

【中泉穴】

部位：在下泉穴直上二寸。

解剖：肺部与面部之机动神经。

主治：面部麻痹、面部神经跳、口歪、眼斜。

取穴：当下泉穴直上二寸处是穴。

手术：针深三分至八分。

解部：肺部与面部之机动解部。

【上泉穴】

部位：在中泉穴直上二寸。

解剖：肺部与面部之机动神经。

主治：面部麻痹、面部神经跳、口歪、眼斜。

取穴：当中泉穴直上二寸处是穴。

手术：针深五分至一寸。

应用：上泉、中泉、下泉三穴同时取穴下针，单足取穴。治疗左面部麻痹用右足三穴，治疗右面部麻痹用左足三穴。

解部：肺部与面部之机动解部。

【金前下穴】

部位：在膝盖骨外侧上角，直上一寸。

解剖：肺之机动神经，肝之交感神经。

主治：胸骨向外鼓出、肺弱、羊角风、头痛、肝弱、皮肤敏感。

取穴：当膝盖骨外侧上角，直上一寸处是穴。

手术：针深三分至五分。

解部：肺之机动解部，肝之交感解部。

【金前上穴】

部位：在金前下穴直上一寸五分。

解剖：肺之机动神经，肝之交感神经。

主治：胸骨向外鼓出、肺弱、羊角风、头痛、肝弱、皮肤敏感。

取穴：当膝盖骨外侧上角直上二寸五分处是穴。

手术：针深五分至一寸。

应用：金前上、下二穴，双腿同时配穴下针。

解部：肺之机动解部，肝之交感解部。

☞解语石注

此五穴合论。"阴穴求一线，阳穴求一片"，意思是说：应用董氏针灸理论在临床取穴的时候，阴面的穴位，取单个穴的时候要考虑一条线；阳面的穴位，宜在穴位附近的穴区综合考虑。此五穴可看成驷马三穴在膝关节附近的延伸。临床上不宜拘泥于穴，应以眼观、手按为主，有青筋瘀血即刺血，有按压疼痛及肌肉条索状结节，则以针刺为主。

上、中、下泉三穴，宜注意"机动"二字。肺和面部之机动解部，"机动"之意，与肌肉之运动异常有关。诸位前辈都有治疗面瘫、面肌不运动（面具脸）病例的成功经验。临床中，笔者也有以此部穴位刺血治疗面肌抽动成功的病例。而肺部的"机动"，可以理解为肺手太阴脉走向上的肌肉、神经运动功能障碍。笔者曾取此部穴位，治疗过一例对侧肺手太阴脉所过之上臂内侧肌肉瞤动的病人。关于对"机动"的理解，此部穴位能否有镇静作用？惜病例太少，不好强解。如果笔者对"机动"的理解正确，那么此部穴位结合正会、镇静穴，当能够治疗帕金森类病人，存此以待验证。（师父说："机动"，如解为肌动，即可。我原解为弹性，亦是指肌肉的弹性，类同"机动"之意。）

"敲胆经"疗法，不仅仅是单纯地敲胆足少阳脉。陈玉琴的说法是敲击大腿的外侧，而笔者每次让病人敲击驷马部和此部，临床效果好于单纯敲击大腿外侧的胆经，而力度和频率也不宜太过，睡前、起床、午时三刻即可。这对于人体正气的恢复和肺主治节的作用很大，更能用于增肥或减肥、美容和祛斑。但并非每个人都适合敲击胆经，过则引起脉浮、失眠等症，胆气太旺也容易生出很多的变证。笔者已遇见数个此类病人，多以柴胡加龙骨牡蛎汤为主方而治愈。

【九里穴】（即 1973 版"中九里穴"）

部位：直立，两手下垂，中指尖所至处直上一寸。

解剖：肺之区支神经，腿之弹力神经。

主治：背痛、腰痛、腰脊柱骨痛、半身不遂、神经麻痹、脖颈痛、眼胀、手麻、臂麻、腿痛、神经无力、心跳，镇静。【增】耳神经痛、口眼歪斜、太阳穴痛、偏头痛、三叉神经痛。此穴为治疗柬埔寨龙诺中风之要穴。(1968 年版仅有背痛、腰痛、心跳、镇静。)

取穴：直立，两手下垂，中指尖所至处直上一寸。

手术：针深八分至一寸半。

解部：肺之区支解部，腿之弹力解部。

【上九里穴】（1973 版增加）

部位：在（中）九里穴向前横开一寸半。

解剖：心之神经，肾之神经。

主治：心经之臂痛、眼痛、肾气不足之腹胀。【删】眼痛。【增】后背痛。

取穴：当（中）九里穴向前横开一寸半处是穴。

手术：针深八分至一寸半。

解部：心之解部，肾之解部。

【下九里穴】（1973 版增加）

部位：在（中）九里穴向后横开一寸半。

解剖：背神经，腿神经。

主治：背痛、腿痛。

取穴：当（中）九里穴向后横开一寸半处是穴。

手术：针深八分至一寸半。

解部：背解部，腿解部。

☞解语石注

九里穴的位置在风市穴上一寸。1973 年版的《董氏针灸正经奇穴学》有上、中、下九里穴，可以九里穴为中心，融合上、下九里乃至风市穴，看做一个立体的"九里"穴组，临床应以眼观手压的实见为主。对于九里穴的主治，除了有风市穴的作用外，吾师全民先生引袁国本师伯之论，论述详尽：中九里穴在风市穴的直上一寸。①中九里穴向上斜刺45°，治疗对侧肩臂疼痛；②直刺主治脊椎疾病；③向下斜刺45°，治疗对侧腿痛。临床常常在治疗中风下肢无力时使用此穴，更能体现其弹力解部的作用，可强化下肢肌力。可谓一言而终矣。

1968年版的《董氏针灸正经奇穴学》记载九里穴的主治仅有背痛、腰痛、心跳和镇静作用，到了1973年版，主治范围大大增加，可见这个立体穴组的功效是多么大。而从主治上分析，多半的主治病症是现代医学的神经系统病变，而这些神经系统疾病与中医的"风"病关系密切，此穴在少阳胆经上，八卦属性为巽卦，所以此穴以祛风为主。我的兄弟，吉林长春的张弛先生也有用此穴治疗风邪引起急性咽痛的经验，即时效果显著，往往随针插入而痛止。

中、下九里二穴，按照穴位推荐的主治病症下针施治，多数有很好的效果。

【解穴】

部位：在膝盖骨外侧上角，直上一寸向前横开三分处是穴。

解剖：心脏敏感神经及血管。

主治：取针后气血错乱、血不归经、疼痛、下针处起包；或是西医注射后引起之疼痛、跌打损伤、精神刺激而引起之疼痛、疲劳过度之疼痛。

取穴：当膝盖骨外侧上角，直上一寸向前横开三分处是穴。

手术：针深一分至五分。

应用：下针后将针向左右缓缓转动，并问患者反应如何，如痛苦解除，立即取针，但下针时间应以不超过八分钟为限。起针后，令患者饮温开水小半杯。如患者因扎针而失去知觉，应立即将其口部张开，以扁针、筷子或中指按住舌根稍用力重压三下，见其呕吐后，用凉水为其洗头，并以湿毛巾覆盖其头部，同时令其饮凉开水小半杯。如肠霍乱引起的休克，可用凉水洗头，使其恢复知觉，然后再用针药治之。

解部：心脏敏感解部及血管解部。

☞解语石注

此穴名为"解穴"，顾名思义，当能解气血之错乱，作用于心脏和血管。

此穴在梁丘穴附近，梁丘穴乃胃足阳明脉之郄穴。郄穴乃气血出入较深之部位。十二正经的郄穴大都在肘、膝关节之下，唯胃足阳明脉之郄穴梁丘过了膝关节，过肘、膝关节之脉气多大而宽。

郄穴的穴性，因系气血深聚之地，故脉气多与针逢而速效。阳脉之郄穴多用于治疗气形两伤之病症，气伤痛、形伤肿，均为阳脉郄穴之主治；阴脉之郄穴多用于治疗血证，适于一些实体脏器、器官之痛。因胃为五脏六腑之海，阳明脉多气多血，所以董门先祖在胃之郄穴梁丘附近设穴，并以解穴名之。

解穴主治乃解气血错乱如上。临床中笔者用解穴治疗过一例患者，此人因肾包膜下出血，在肘静脉注射造影剂以 CT 增强扫描，操作中不慎引起造影剂泄露致整个手臂肿胀疼痛，外敷硫酸镁几乎无效。10 天后来治，予针健侧足解穴、患侧手解穴，针后 3 个小时肿胀消退，色泽由黑变润，见欲坏死区有多个黑点外排黑气，3 次治愈。由此可见，解穴可清血毒。

董公处理晕针之办法：①从容出针，扶患者坐正。②令患者饮开水一杯。③用探吐具引吐。④以冷水毛巾湿患者头部。⑤使患者平睡。⑥针少府穴或解穴，下针约十分钟，患者即醒。云：下此针，人非常舒服。范仲云：此穴下针通常即吐。

【内通关穴】

部位：通关穴内开五分。

解剖：心之总神经。

主治：半身不遂、四肢无力、四肢神经麻痹、心脏衰弱、中风不语。

取穴：当通关穴内开五分处是穴。

手术：针深三分至五分。

解部：心之总解部。

【内通山穴】

部位：通山穴内开五分。

解剖：心之总神经。

主治：半身不遂、四肢无力、四肢神经麻痹、心脏衰弱、中风不语。

取穴：当通山穴内开五分处是穴。

手术：针深五分至八分。

解部：心之总解部。

【内通天穴】

部位：通天穴内开五分。

解剖：心之总神经。

主治：半身不遂、四肢无力、四肢神经麻痹、心脏衰弱、中风不语。

取穴：当通天穴内开五分处是穴。

手术：针深五分至一寸。

注意：见通关、通山、通天三穴。

解部：心之总解部。

☞解语石注

因为经脉是立体的，内通关、内通山、内通天三穴，可以和通关、通山、通天三穴看做一个立体的经脉体系，不必再分内外。

内通天一线的三穴，用于治疗四肢无力、中风不语、手不能举等症，属心火虚者有良效。

☞病案举隅

过某，女，61岁。"口齿不清待查"4年．经过多方检查，排除重症肌无力、运动神经元疾患，经4年治疗未见改善。刻诊：面黯，心脉弱，右关浮滑，为针内通天一线、四花上穴、四花中穴，1次即改善。

同时合用神仙解语丹，经过 10 次治疗，口齿不清明显改善。后加足三重穴、木斗穴、木留穴，完全治愈。

【失音穴】

部位：膝盖内侧之中央及其下二寸共两穴。

解剖：肾神经，喉之主神经。

主治：嗓子哑、失音、喉炎。【增】甲状腺、扁桃腺、喉咙肿大。

手术：针深三分至六分。

解部：肾解部，喉之主解部。

☞解语石注

吾师全民先生曰："本穴还主治甲状腺、喉咙肿大，嗓子哑若因外感引起则用本穴，若因脑及因内引起者，则宜针胸前四针。"此乃症状相似而选穴不同。

本穴主治喉咙疾患，类似于太溪穴的主治，也是从肾入手，可知本穴作用与足少阴脉类似。

《伤寒论》："少阴病咽中痛，半夏散及汤主之。"本穴作用同于半夏散及汤，这样来看，失音穴主治的咽痛，就不是风火咽痛，而是以寒性咽痛为主。伤寒论治咽喉病诸方，比如桔梗甘草汤、半夏散及汤、半夏厚朴汤等，在董氏针灸中，都有很明确的对应穴证。

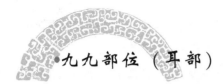

九九部位（耳部）

【耳环穴】

部位：在耳垂表面之中央。

解剖：六腑神经。

主治：解酒、止呕吐。

取穴：当耳垂表面之中央点是穴。

手术：用细毫针由外向里（向面部）斜刺一分至一分半（皮下针）。

解部：六腑解部。

【木耳穴】

部位：在耳后上半部横血管之下约三分。

解剖：肝神经。

主治：肝痛、肝硬化、肝肿大、肝衰弱引起之疲劳、久年淋病（需长期针治）。

取穴：当耳后上半部横血管之下约三分处是穴。

手术：用细毫针竖刺一分至二分。

解部：肝解部。

【火耳穴】（1973 版增加）

部位：在对耳轮之外缘中部。

解剖：心之神经。

主治：心脏衰弱及膝盖痛、四肢痛。

取穴：当对耳轮之外缘中部取之。

手术：用细毫针竖刺一分至二分。

解部：心之解部。

【土耳穴】（1973 版增加）

部位：在耳甲腔部之中部。

解剖：脾之神经。

主治：神经衰弱、红血球（红细胞）过多、发高烧、糖尿病。

取穴：当耳甲腔之中部取之。

手术：用细毫针竖刺一分至二分。

解部：脾之解部。

【金耳穴】（1973 版增加）

部位：在耳壳背之外缘上端。

解剖：肺之神经。

主治：坐骨神经痛、腰脊椎骨弯曲、过敏性感冒。

取穴：当耳壳背之外缘上端取之。

手术：用细毫针竖刺一分至二分。

解部：肺之解部。

【水耳穴】（1973 版增加）

部位：在对耳轮之外缘下端。

解剖：肾之神经。

主治：肾亏、腰部两边痛、腹部发胀。

取穴：当对耳轮之外缘下端取之。

手术：用细毫针竖刺一分至二分。

解部：肾之解部。

【耳背穴】（1973 版增加）

部位：在木耳穴直上约三分处。

解剖：喉部神经。

主治：喉炎、喉蛾。

取穴：当木耳穴直上约三分血管处是穴。

手术：以三棱针刺出血。

解部：喉部解部。

【耳三穴】（耳上穴、耳中穴、耳下穴）（1973 版增加）

部位：在耳轮之外缘。

解剖：肺、肾神经。

主治：霍乱、偏头痛、感冒。

取穴：当耳轮外缘上端一穴（耳上穴）、中央一穴（耳中穴）、下端一穴（耳下穴）。

手术：用三棱针刺出血，一次选用二穴可矣。

解部：肺解部，肾解部。

☞解语石注

1968年版的《董氏针灸正经奇穴学》仅记载了耳环、木耳二穴。图9乃袁国本师伯所画耳部穴位定位主治图，仅标示了主治，其他穴位依1973年版的《董氏针灸正经奇穴学》予以增补。

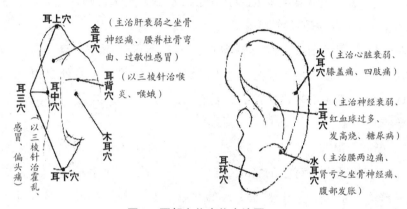

图9　耳部穴位定位主治图

1. 耳环穴，就是女人常在耳垂戴耳环的位置。董门先祖认为此穴作用于六腑，可以解酒和止呕吐。

2. 耳部肌肉浅薄，较为敏感，下针针感迅速且痛。木耳、火耳、土耳、金耳、水耳五穴以五行命名，更体现出董门先祖是依据五行用针，而非抄袭法国的耳针疗法。（现代的耳针系统，应源于法国的针灸师Dr. Paul Nogier，他于1957年正式公布了发展出来的耳针图，后来中国针灸界再修正此图，从而有了中国的耳针图。）

或许各派在耳朵上用针的主治暗合，但设穴思路却截然不同。董门先祖在此处设穴，也填补了传统针灸在耳朵上设穴的空白。金耳、木耳二穴在耳背部，土耳、水耳、火耳在耳内侧，耳前体现了《河图》火土水一线，属中轴，耳背设金、木二穴，体现了《河图》的金木互换，东西交替。

3. 耳部较为敏感。记住耳部五行穴，或用耳环、耳背、耳三穴，去找敏感点和反应点，找到大概位置即可，不必拘泥于原穴之规，用针当效。

赖金雄师伯的《董氏针灸奇穴经验录》记载："蔡师兄精通中西医，其夫人偏头痛多年未愈，董师告以在耳背放血，并针足解穴一次而愈。""董师以耳三穴治疗外感诸疾如扁桃体炎、感冒发烧、头痛等有效。"

《陈渡人针灸医案》记载："生口水，治头晕，师在耳轮后 2/3 施治。""师曰：解酒醉针耳珠。"

4. 有董门前辈增加耳穴数量，不是不可，而是没有必要。增加穴位或能标新，但不能立异。因为董氏针灸穴位本身就是以一个面或一个立体通道来设穴的，故董门先祖所设立的穴位足够应对临床治疗。

5. 耳背上有金耳、木耳两个穴位，再次体现了金木交战、东西互用、肺肝克中有生的特性，此二穴解部可类比手千金、五金二穴的解部，也可以类比驷马中穴的解部，都是肺肝解部，学习者当仔细参研。

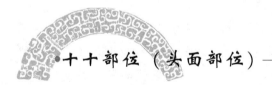

十十部位（头面部位）

【正会穴】

部位：在头顶之正中央。

解剖：脑之总神经。

主治：四肢抖颤、各种风症、身体虚弱、小儿惊风、眼斜嘴歪、半身不遂、神经失灵、中风不语。

取穴：正坐，以细绳竖放头顶中行，前垂鼻尖后垂颈骨正中，再以一绳横放头顶，左右各垂耳尖，当两绳之交叉点即是穴。

手术：针深一分至三分。

解部：脑之总解部。

【州圆穴】

部位：在正会穴旁开一寸三分（面部是以眼之内眼角至外眼角距离为一寸）。

解剖：肺之神经。

主治：半身不遂、四肢无力、虚弱、小儿虚弱、气喘、肺机能不够而引起之坐骨神经痛及背痛、神经失灵。

取穴：当正会穴旁开一寸三分处是穴。

手术：针深一分至三分。

解部：肺之解部。

【州昆穴】

部位：在州圆穴直后一寸五分。

解剖：肺神经。

主治：半身不遂、四肢无力、虚弱、小儿虚弱、气喘、肺机能不够而引起之坐骨神经痛及背痛、神经失灵。

取穴：当州圆穴直后一寸五分处是穴。

手术：针深一分至三分。

应用：左小脑痛取右穴，右小脑痛取左穴。

解部：肺解部。

【州仑穴】

部位：在州圆穴直前一寸五分。

解剖：肺神经。

主治：脑瘤，其余同州圆穴。

取穴：当州圆穴直前一寸五分处是穴。

手术：针深一分至三分。

应用：脑部左侧生瘤取右穴，右侧生瘤取左穴。

解部：肺解部。

【前会穴】

部位：在正会穴前一寸五分。

解剖：脑之副神经。

主治：头昏眼花、脑涨、神经衰弱。

取穴：当正会穴直前一寸五分处是穴。

手术：针深一分至三分。

应用：本穴对不省人事之患者，有使其复苏之效。

解部：脑之副解部。

【后会穴】

部位：在正会穴直后一寸六分。

解剖：脑之总神经，脊髓神经。

主治：骨结核、头痛（轻度）、头晕、脑充血、中风不语、半身不遂、神经麻痹，治脊椎骨痛十九至二十一处（椎体）最有效（腰带之下脊椎骨）。

取穴：当正会穴直后一寸六分处是穴。

手术：针深一分至三分。

解部：脑之总解部，脊髓解部。

☞解语石注

巅顶部六穴合论。

正会穴可以理解为百会穴，也在头顶之正中央。但百会穴的取穴法，似和正会穴不同，是"顶中央直两耳尖，陷可容指"（《医经理解》），即摸到颅骨交合的"陷可容指"之缝隙中便是。本书以百会穴取穴法参之。

百会穴出自《素问·气穴论》："脏俞五十穴，腑俞七十二穴，热俞五十九穴，水俞五十七穴，头上五行行五，五五二十五穴……""百会者，五脏六腑，奇经，三阳，百脉之所会，故名百会。又名三阳者，手三阳，足三阳。督阳，阳跷，阳维，三三所朝之处，故又名三阳。又名五会者，人喜、怒、悲、思、恐五气动，阴邪冲于脑，故又名五会。又名巅上者，由鼻上直通后顶，高起名龙骨起现，如山上之长岭，中有气脉相通，人两颧及鼻为三山，鼻上即山根，故又名巅上。又名天满者，阴生阳，所朝之处，满于上空，故又名天满。"（《古法新解会元针灸学》）。"《史记》载扁鹊治虢太子尸厥，针取三阳五会而醒，盖此穴也。"（《医经理解》）由此可知，头部以百会穴为中心，也有各自的五行，本书以三线二区论之。

以正会穴为中心，前有前会穴、后有后会穴，前顶为脑之副解部，后顶兼脊髓解部（脊髓解部和脊柱解部不同，读者当细参），可以作为一条中线。此中线在中央属土，因肝足厥阴脉也上巅交汇于督脉之百会穴，故百会穴兼土木之性。穴居于最高之巅，艮为止，亦有艮山之相。

侧面四神聪一线，中有州圆穴，前后有州仑、州昆二穴。"圆"物属金，"昆仑"山应西，也属金性，解部在肺部，从穴名和解部来看，此线解部属肺金无疑。

耳尖上一寸半一线，有州火穴，其后有州金穴，此线对应上焦心肺二脉（据1973年版《董氏针灸正经奇穴学》补入），解部在上焦之心肺，亦以肃降为主。

总的来说，巅顶区对应脏腑经络的五行，若加上州水穴，则是金为主，土火水为辅，隐含木性。金曰从革，土曰备化。金有肃降之特性，故气行于内；木曰曲直，故气行于外；火曰炎上，故气行于上；水曰润下，故气行于下。此区域五行俱备，升降出入均可调之。依其太过不及而调之，故病在下取之上。则解部对应之实体，以脑、脊髓、心、肺为主，脑和脊髓为奇恒之腑，心主血、肺主气，脑和脊髓是实体，又为现代医学中的中枢神经和周围神经所生之地，故此区域能够主治全身性疾患。

《道藏》云："天脑者，一身之宗，百神之会。"故名"百会"。该书又喻头为昆仑，盖以中国地势而论，境内群山以昆仑为主，所有山脉河流，多由昆仑披沥而下。故本穴别名"昆仑"。因足太阳经行于足跟后方外侧，另有"昆仑"穴位，故本穴"昆仑"之名因之不传。

从《道藏》来看此部的命名，在道家称百会穴部为"昆仑"，而董氏针灸先祖在百会穴旁边设州昆、州仑二穴，由此可知，这又是董氏针灸奇穴与道家古针理论相合的一个有力证据。

《易》曰：乾卦上九之爻，亢龙有悔。然针法亦有补泻之异，泻此部之穴，气升为补；补此部之穴，气降为泻，升降之理昭然若存。顺五行之兆，用八变之卦，推五常之运，定六转之气，明地理之德，立人纪之道，因气血之变化，原穴道之终始，顺气之情，避风之势，以游龙之针则化成可矣。

董公用正会穴，多配合镇静穴。如《陈渡人针灸医案》记载：①一孩儿，行路脚跟不着地，师断为脑神经性疾患，针正会及镇静穴。②手抖。一人两手抖不能持物，西医判断为脑神经疾患，拟开刀。请师治，诊此病属心，宜治心，针镇静穴及正会穴两次而愈。

赖金雄师伯云：治痿证以正会穴配后顶、通肾、通胃、通背穴；亦配下三皇、肾关、足三里、阳陵泉、肩中穴，轮流使用。

州金、州仑、州昆三穴，以州金穴为中心点，州昆、州仑二穴分别位于后前，秉金性，解部在肺，故能治半身不遂、四肢无力、虚弱、小儿虚弱等症；此三穴也在膀胱足太阳脉上，司开主降，故能治疗肺机能不足之腿痛，此处不能以肺与膀胱通解释其作用机理，因为灵骨、大白二穴在大肠手阳明脉上，也能治疗肺机能不足之腿痛，驷马三穴在胆足少阳脉上，也可治疗肺机能不足之腿痛，足以证明三阳脉均能作用于肺，而不能以单个脏腑别通来解释。五脏个个相通，六腑个个相通，脏腑个个相通，若仅以别通论之，则失去了经脉立体流动的混元性。如八卦图无论如何变化，均不离其不易之属，象因体用，因象成数，数变象变，单看则僵化了。

《袁师伯访谈录》记载：肺机能不足引起的坐骨神经痛患者，疼痛多年，董公针州金穴，一针而痛除。

【总枢穴】

部位：在头项部正中入发际八分。

解剖：丹田神经。

主治：呕吐、六腑不安、项痛、心脏衰弱、霍乱、发言无声。

取穴：当头项部正中入发际八分处是穴。

手术：针深一分至二分，用三棱针最有效，尤其小儿。

注意：对本穴一般针深禁止超过三分，但失音者可针深三分，使其发音恢复正常。用三棱针刺血时，须用大拇指及食指捏起本穴肌肉，而后刺之。

解部：丹田解部。

☞解语石注

1973 年版的《董氏针灸正经奇穴学》补充有州水穴，其解部为肾水。结合总枢穴，解部为丹田，可知后脑属肾属下焦。位置在丹田的穴位，不仅仅有关元穴，道家有三丹田之说可参。

总枢穴，即风府穴，为寰枢椎外皮所在，司颈项之转动，运气血以上行，可证此穴是依古之解剖学命名的。总枢之意，就是总枢气血之运行上脑。《素问·风论》命之为风府，盖古人对脑病多从风论，自唐代之后，以风论脑疾患，多以内风替代焉。

在董氏针灸奇穴解部中，还有一穴，即背面穴也属于丹田解部，亦能补虚祛风，其理为补脏气以调腑气，祛风以活血。概言之，治在气。

总枢穴点刺出血治呕吐，提起几根头发也有止呕作用。

【镇静穴】

部位：在两眉头正中上三分。

解剖：脑神经。

主治：神经错乱、四肢发抖、两腿酸软、四肢神经麻痹、失眠症、小儿梦惊。

取穴：当两眉头之正中上三分处是穴。

手术：针由上往下扎（即皮下针），深一分至二分。

应用：本穴须与正会穴配针，才有疗效。

解部：脑解部。

☞解语石注

镇静穴相当于印堂穴。《素问·刺疟论》仅言为两眉间，《灵枢·五色》称印堂区（眉间）为"阙"。印堂穴名来自星象，印者图章也，官印也；堂者，庭堂也，明堂也。印堂为古代官府办公之地，其地肃静，印堂穴名也依其特性而设穴。董门先祖以镇静穴而命名之，古道家称印堂区为上丹田，应午时。镇静穴至正会穴间属火，正会穴至州水穴之间属水，故州水穴在其连线附近。镇静穴和正会穴之间有囟门穴，对于小儿是不宜碰伤的。火属离，后天八卦中为脑，故针刺此穴有镇静脑部的作用，其解部也在脑部。需要注意的是，古道家对人体穴道的认识是无正奇之分的。

镇静穴的主治，诸家前辈论述详尽，多为镇静脑部神经之用。笔者用于鼻渊的治疗，效果甚好，针刺宜偏向一侧鼻腔方向；失眠针镇静穴，宜捏皮浅刺，若针尖至骨，虽效速，但经过观察，远期效果则弊大于利。非仅此一穴如此，若所有穴位概"抵骨针刺"，就失去了穴位针刺深浅度的意义了，一味地为取效而不顾人体正气的做法是不可取的。《灵枢·官针》："输刺者，直入直出，深内之至骨，以取骨痹，此肾之应也。"此说是有"骨痹"症状者，才能选择刺骨应肾的深刺法，而一些脉病、肌肉皮毛病等，还是按照菽位脉法来选择针刺的深浅。笔者在2009年世界针灸联合会举办的针灸风采全球行——董氏针灸推广会河南省中医学院站的公开课上，在师父全民先生主讲的空当里，也穿插讲解了脉法与针灸不传之秘——深浅，随后又在明医网岐黄针道版也设了三个专题帖子，详细讲解了脉法深浅和针灸深浅的相关用法。

《素问·长刺节论》："病在筋，筋挛节痛，不可以行，名曰筋痹。刺筋上为故，刺分肉间，不可中骨也；病起筋灵，病已止。"上文说明了针刺不可中骨。笔者认为，多数骨关节疾患均为经筋肌肉之病变，针刺经筋肌肉能解决问题的，何须直取骨气以应肾？上肢的人宗、地宗、天宗三穴，也明言下针时偏外伤肱骨，偏内伤肱二头肌，取穴部位必须特别准确。学者宜详细参研1973年版的《董氏针灸正经奇穴学》里面推荐的穴位深浅，不可以随意抵骨深刺。

《灵枢·卫气失常》黄帝曰："病形何如，取之奈何?"伯高曰："夫百病变化，不可胜数，然皮有部，肉有柱，血气有输，骨有属。"黄帝曰："愿闻其故。"伯高曰："皮之部，输于四末。肉之柱，在臂胫诸阳分肉之间，与足少阴分间。血气之输，输于诸络，气血留居则盛而起。筋部无阴无阳，无左无右，候病所在。骨之属者，骨空之所以受益而益脑髓者也。"黄帝曰："取之奈何?"伯高曰："夫病变化，浮沉深浅，不可胜穷，各在其处，病间者浅之，甚者深之，间者少之，甚者众之，随变而调气，故曰上工。"

在笔者用董氏针灸奇穴的理念中，下针能浅绝不深，能少绝不多，因为人体的先天阳气自出生就有了定量，每多耗散一分，人则衰去一分。用董氏针灸解部，能针细分支解部的绝不针分支解部，能针分支解部的绝不针区支解部，能针区支解部的绝不针副解部，能针副解部的绝不针解部，能针解部的绝不针总解部。一切都在于"度"的把握。董门先祖把一个个穴位细化到量的程度，若处处选总解部、解部之大穴，董门先祖设此一道道的分支解部又何益? 一切唯以效速为前提，犹如现代激素喂鸡、养鳝鱼一样，过度开采和强行催熟，代价就是扰乱了人体的气血。我们治病本应以效取胜，但不能以牺牲病人的正气为代价，而应该根据不同的病，不同的病期，来选择不同的解部。

【上里穴】

部位：在眉头上二分。

解剖：肺之区支神经，眼神经。

主治：眼昏、头痛。

取穴：当眉头上二分处是穴。

手术：皮下针（针由上往下扎），深一分至二分（用五分毫针）。

解部：肺之区支解部，眼解部。

【四腑二穴】

部位：在眉毛中央上二分。

解剖：肺之区支神经，眼神经。

主治：小腹胀、眼昏、头痛。

取穴：当眉中央上二分处是穴。

手术：用五分毫针，皮下针（针由上往下扎）深一分至二分。

解部：肺之区支解部，眼解部。

【四腑一穴】

部位：在眉角上二分。

解剖：肺之区支神经，眼神经。

主治：小腹胀、眼昏、头痛。

取穴：当眉角上二分处是穴。

手术：用五分毫针，皮下针（针由上往下扎）深一分至二分。

应用：四腑一、四腑二和上里三穴，同时用三棱针刺血为治临时头痛之特效针。

解部：肺之区支解部，眼解部。

☞解语石注

此三穴合论。其在上眼眶边缘，"近治"法作用为实体眼解部。

《素问·风论》："岐伯曰：肺风之状，多汗恶风，色皏然白，时咳短气，昼日则差，暮则甚，诊在眉上，其色白。"该篇所述眉上的位置即是面部诊断肺风的位置，故解部在肺，《素问》有明确记载。

三穴在眉上，而眉上区域为足三阳脉气所过，手少阳脉气也发于此（《素问·气府论》），此命名为四腑穴有如此的依据；另据《阴阳十一脉灸经》，若肩、臂、齿脉合成三焦手少阳脉来看，四腑穴在此位置也成立。

董氏针灸中所言临时头痛者，多为外感肺风或伤食，总之是阳脉或上焦的新病，并非久年头风之症。

【正本穴】

部位：鼻端准头。

解剖：肺之交叉区神经。

主治：敏感性鼻炎。

取穴：仰卧或正坐，头稍仰起，于鼻之尖端，以手摸之左右各有小软骨，中有凹陷是穴。

手术：针深一分至二分。

注意：勿刺软骨。

应用：用三棱针刺血最有效。脑力衰退及肺弱者，可针本穴补之。

解部：肺之交叉区解部。

☞解语石注

鼻为明堂，鼻头为本，故名。素髎穴有聚精之能，正本穴能改善脑力衰退状况（也多因劳累引起的精力不足）。肺为肾之母，本穴作用于肺，生肺金而生肾水，也因鼻尖属土，土主备化而生气统血，取效机理如此。用针时要特别注意针深太过伤骨。

看鼻诊脾法：现在流行各种部位针法，甚至有研究鼻针者，无非是把鼻子看做一个九宫，按照不同的宫位选择不同的刺激点来下针。但在《金匮要略》里，鼻部是作为诊断用的。

如《金匮要略·脏腑经络先后病脉证》中论述：

问曰：病人有气色见于面部，愿闻其说？

师曰：鼻头色青，腹中痛，若冷者死（一云：腹中冷，苦痛者死）；鼻头色微黑者，有水气；色黄者，胸上有寒；色白者，亡血也；设微赤非时者，死。

【马金水穴】

部位：在外眼角直下至颧骨之下缘凹陷处。

解剖：肾神经，肺之副支神经。

主治：肾结石、闪腰、岔气（呼吸感觉痛楚）、肾脏炎、鼻炎。

取穴：当眼角直下至颧骨之下缘一分五凹陷处是穴。

手术：针深一分至三分。

注意：下针后痛楚立即解除者，表示取穴正确；取针后出血者，表示取穴不准。

解部：肾解部，肺之副支解部。

【马快水穴】

部位：在马金水穴直下四分。

解剖：肾神经，膀胱神经。

主治：膀胱结石、膀胱炎、小便频数、脊椎骨痛（限腰部）、鼻炎。

取穴：当马金水穴直下四分约与鼻下缘齐处是穴。

手术：针深一分至三分。

解部：肾解部，膀胱解部。

【腑快穴】

部位：与鼻下缘齐平，向外横开五分。

解剖：肾之神经，六腑神经。

主治：腹胀、腹疼痛、疝气。

取穴：与鼻下缘齐平，当鼻角向外横开五分处是穴。

手术：针深一分至三分。

解部：肾之解部，六腑解部。

☞解语石注

《灵枢》云：颊肾腰脐。马快水穴、马金水穴部位《灵枢·五色》属颊，颊应肾。二穴以马快、马金命名，马属乾，行而健，自强而速，秉金气。对于肾结石疼痛，临床也有用尺泽穴止痛者，可见肺金和肾水之间的关系不仅仅是相生，而且生中有克。马快水、马金水二穴，直接作用于肾实体和肾气，下针即效，甚至指压即效，在临床上治疗肾结石引起的急性肾积水疼痛，有很好的效果。临床屡屡验证，诸位前辈更是多有体会。

腑快穴在颧下稍内。《灵枢·五色》："下极者，心也；直下者，肝也；肝左者，胆也；下者，脾也；方上者，胃也；中央者，大肠也；挟大肠者，肾也；当肾者，脐也；面王以上者，小肠也；面王以下者，膀胱子处也。"这些部位既是诊断疾患的望诊部位，又是下针治疗对应疾患的部位。面部穴位多遵《灵枢》论述而用。

本部穴位解部为肾、膀胱，治疗泌尿系统结石，下针即止痛，如果需要缓解肾积水情况，还要配合金前上下穴，以刺血为主。

【六快穴】

部位：在人中（鼻至唇之中央）向外横开一寸四分（即去口角外纹一分五）。

解剖：分泌神经。

主治：尿道结石，尿道炎。

取穴：当人中向外横开一寸四分处是穴。

手术：针深一分至三分。

应用：与马快水穴配针治疗尿道结石。

解部：分泌解部。

【七快穴】

部位：在嘴角外侧五分。

解剖：肺神经。

主治：脸面麻痹、肺虚弱、尿道结石。

取穴：当嘴角外侧五分处是穴。

手术：针从嘴角向外斜扎，深五分至一寸五分。左脸麻痹取右穴，右脸麻痹取左穴。

解部：肺解部。

☞解语石注

此二穴在嘴角附近，位于大肠手阳明脉上，主治如上，但穴位命名为六快穴、七快穴，就值得深思了。中国的数字，并非现代人了解的仅仅代表数量和次序，在传统文化中还有更深刻的含义。而术数之学，祖于《河图》《洛书》，万种数字变化不出《河图》《洛书》，生数成数而已。

"六"在《河图》中为地，应脾，在先天八卦中应坎水，取象于人体之肾，钱乙的六味地黄丸，不单纯是六味药，亦是取先天坎位为水应肾的"六"数，故名之。"七"在后天八卦中应金，为兑卦，取象于人体之肺。从董氏针灸奇穴解部中六快穴对应分泌解部、七快穴对应肾解部来看，这样的解释是合理的。

关于分泌解部，根据《灵枢·经脉》记载："大肠手阳明之脉……其支者，从缺盆上颈贯颊，入下齿中，还出挟口，交人中，左之右，右之左，上挟鼻孔。是动则病齿痛颈肿。是主津液所生病者。"我们很清楚地知道了六快穴的"分泌解部"之意，因为大肠手阳明脉主津液所生之病，针刺六快穴，能分泌津液而用于结石病和尿道病的治疗。董氏针灸奇穴中还有一个分枝上、下二穴对应的也是"分泌解部"，是取小肠手太阳脉主津液的功能，两者可互参。

【木枝穴】

部位：在马金水穴外开五分。

解剖：肝胆神经。

主治：胆结石、胆虚弱、小儿夜哭。

取穴：当外眼角直下至颧骨下缘凹陷处，再向外横开五分处是穴。

手术：针深一分至三分。

解部：肝胆解部。

☞解语石注

此穴取效原理也来源于《灵枢·五色》，以及后天八卦图与人体面部的对应关系。木枝穴在震位，其应用多与胆虚和实体胆结石有关。

治疗胆结石痛，下针即止，针刺不宜过深。

【水通穴】

部位：在嘴角直下四分。

解剖：肾神经。

主治：肾脏病引起之风湿病、肾机能不足及疲劳、头晕眼花、肾虚、肾亏、腰痛、闪腰、岔气。【增】气喘、打呃（噎膈）、气不下行、腹部发胀、呕吐、干霍乱、阳霍乱。

取穴：当嘴角直下四分处是穴。

手术：针由内向外斜刺，深一分至五分。

解部：肾解部。

【水金穴】

部位：在水通穴向里横开五分。

解剖：肾神经。

主治：肾脏病引起之风湿病、肾机能不足及疲劳、头晕眼花、肾虚、肾亏、腰痛、闪腰、岔气。

取穴：水通穴向里横开五分处是穴。

手术：针由内向外斜刺，深一分至五分。

应用：水通、水金二穴均主治肾病，取穴下针时应就发青处取一穴针之。

解部：肾解部。

☞解语石注

此二穴在《陈渡人针灸医案》中记载：早期称为通水穴和通泉穴。二穴的位置在于嘴角之侧下，后天八卦图上此位置属于坎位，应水象，作用于肾。从董公早期的医案来看，下颌至口唇之下的部位都作用于肾，不仅仅是水金穴和水通穴，包括正经的承浆穴和夹承浆穴，均位于肾区。兹录吾师全民先生对此二穴之解和之用：

兹以主治"肾脏性之风湿病，肾机能不足之疲劳、头晕、眼花、肾虚、肾亏、腰痛、闪腰岔气"的水通穴及水金穴为例，这两个穴，水通穴在嘴角之下四分，水金穴在水通穴向里横开五分，原版手术是"针由内向外斜刺，针深一分至五分"。在这里，我们应注意到这两个穴所在的位置，从四诊心法望诊中提到的"面王子膀"，即可得知为何其主治都与肾脏病变及肾虚、肾亏有关。若从后天八卦来论，嘴下正是坎卦，坎卦主水，即肾脏的位置。针深一分至五分，治疗时即就病人得病的新近久远来加以运用。笔者先父六十多岁时，初有小便滴答不畅的问题，疑为摄护腺（前列腺）肥大之先兆，笔者即为先父针水金穴两针，针深仅二分，一因新病，二因先父当时身体仍十分强健，两次即已解决小便不畅的问题，后十八年有生之年，均未再为小便不畅所困。可证此二穴深浅运用之妙。

对于下肢水肿的病例，若为肾病，则董氏下三皇穴应为配穴，主穴为两水通穴（嘴角之下四分）或两水金穴（水通穴向里横开五分），皮下针斜上五分即可（针由内向外斜刺）。从水通与水金之名，可知其行水之功。

对于一些咳喘病人，《素问·咳论》对咳嗽的成因、症状、分类、病理转归及治疗等问题，都提出了很明确的说法，《灵枢·五乱》中也对咳喘分虚实来论述和治疗。

有肾不纳气之喘者，取此二穴有滋水、补子以实母之效。

肺气上逆的咳喘，直接针此区域，作用于肺也能调理肺气而止咳。

木火刑金的病人，肝火犯肺导致咳喘者，用此二穴也有很好的效果。根据五行属性，以水通金木之关，金本克木，而木反侮于金，在金和木中间加水，就成了金生水，水生木了，因而肺金、肾水、肝木三脏俱调。

对于头晕眼花、肾虚的病人，针此穴能作用于肺肾之气而缓解症状。此二穴妙用很多，穴在大肠手阳明脉，本身就是多气多血之脉，加之解部在肾，多可调理人之体质，是不可多得的妙穴。

对于肾虚腰肌扭伤的腰痛病人，董公常"表演"当场止痛针法（《陈渡人针灸医案》），即是针此二穴而取效。现在大陆流传治腰痛之针法，多取灵骨、大白、中白、腕顺等穴，不是不可以，而是对于肾虚病人，总不如用水金穴和水通穴的效果更令人满意。

此二穴通于肺肾，凡是病关乎二脏者，均可取用，是临床常用穴组之一。

【玉火穴】（1973 版增加）

部位：在眼中央直下之颧骨直下陷处。

解剖：心、肝神经。

主治：心经之坐骨神经痛、肩臂痛、四肢痛、膝盖痛、颧骨痛、腮骨痛。

取穴：当眼中央正下方之颧骨直下陷凹处是穴。

手术：针深一分至三分。

解部：心、肝解部。

【鼻翼穴】（1973版增加）

部位：在鼻翼上端之沟陷中。

解剖：肺、肾、脾神经。

主治：眉棱骨痛、头昏眼花、肾亏之各种神经痛、半身不遂、四肢骨痛、脸面麻痹、舌痛、舌硬、舌紧、偏头痛、喉痛。

取穴：当鼻翼中央上端之沟陷中取之。

手术：针深一分至二分。

解部：肺、肾、脾解部。

【州火穴】（1973版增加）

部位：在耳尖上一寸半。

解剖：心之神经。

主治：心跳、风湿性心脏病、四肢无力及腰痛。

取穴：用手压耳抵头，在耳尖上一寸半处是穴。

手术：针深一分至三分。

解部：心解部。

【州金穴】（1973版增加）

部位：在州火穴后一寸。

解剖：肺之神经。

主治：肺经之腰痛、坐骨神经痛及风湿病。

取穴：从州火穴向后一寸处取之。

手术：针深一至三分。

解部：肺解部。

【州水穴】（1973 版增加）

部位：在后脑高骨之中央及其上八分。

解剖：肾之神经。

主治：腰部脊椎骨痛、下肢麻痹、神经无力。

取穴：在后脑高骨之尖端中央一穴，其上八分又一穴，共二穴。

手术：针深一分至三分。

解部：肾解部。

☞解语石注

1973 年版的《董氏针灸正经奇穴学》补充了这五个穴位，其实是头部五行分类法的一个完善和补充。比如州金穴，董公用于治疗坐骨神经痛属于肺虚者，下针针刺能除痛于片刻，一针的效果，比灵骨穴、大白穴的组合效用更大，其他的穴位仿此运用，无非就是五脏解部在头部的具体体现。

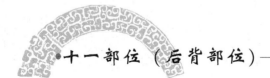

十一部位（后背部位）

【分枝上穴】

部位：在肩峰突起后侧直下腋缝中，当肩胛骨与肱骨连接之叉口下。

解剖：分泌神经。

主治：药物中毒（用药过量与错误），蛇、蝎、蜈蚣等虫毒，狐臭、口臭、糖尿病、狂犬病、小便痛、血淋、性病之淋病、食物中毒、服毒自杀（轻则可治，重则难医）、全身发痒、瓦斯中毒、原子尘中毒。【删】原子尘中毒。

取穴：在肩峰突起后侧直下腋缝中，当肩胛关节之下缘一寸处是穴。

手术：针深一寸至一寸五分。

解部：分泌解部。

【分枝下穴】

部位：在分枝上穴稍向内斜下一寸五分。

解剖：分泌神经，肺分支神经，乳神经。

主治：同分枝上穴各症及乳炎。

取穴：当分枝上穴直下一寸五分后，向脊椎骨横开五分处是穴。

手术：针深五分至一寸。

应用：本穴通常为分枝上穴之配穴。

解部：分泌解部，肺分支解部，乳解部。

☞解语石注

《灵枢·经脉》："小肠手太阳之脉，起于小指之端，循手外侧上腕，出踝中，直上循臂骨下廉，出肘内侧两筋之间，**上循臑外后廉，出肩解**……是动则病嗌痛颔肿，不可以顾，肩似拔，臑似折。是主液所生病者，耳聋目黄颊肿，颈颔肩臑肘臂外后廉痛。为此诸病，盛则泻之，虚则补之，热则疾之，寒则留之，陷下则灸之，不盛不虚，以经取之。"

上述经典中的黑体字就是分枝上、下二穴所在部位。分枝上、下二穴的主治，《灵枢·经脉》已经完全涵盖。大肠主津，小肠主液，分枝二穴宜与六快穴联合理解，看似不相联系的上下诸疾，看似纷繁的主治，通过津液理论和经脉循行路线，董氏针灸理论与《灵枢·经脉》的结合，已完美无遗。

笔者运用经验：此二穴有"解诸毒"作用。某位朋友爬山被无名昆虫咬伤大腿后，出现红肿瘙痒，针分枝二穴出血，症状很快就缓解了。笔者用这两个穴位治疗乳汁分泌过多及乳腺增生疾患，都有随手取效之喜。

☞医案举隅

1. 梁国平案：吾友，某单位领导，由于身不由己，尝醉酒。醉时不呕不食，烦躁，一天半始缓解如常。庚寅季春某日午宴醉，酉时延予诊治。刻诊：烦躁，神清，侧卧，涎时出（酒伤肝，肝机能不足）。未诊脉。治疗：毫针点刺总枢，双耳环留针30分钟，左分枝上下留针45分钟（粗针），因烦躁刺明黄不便未刺。冲服五苓散一汤匙。戌时食稀饭一碗，睡安。翌日晨醒如常。

2. 笔者和李涛先生在试做金石外用药的时候，打开一瓶升汞不慎吸入飞沫，李先生出现嘴唇肿胀，右口角抽搐，胸闷不适；笔者出现胸闷头晕欲呕。当即为李先生针刺双分枝一线，左侧分枝穴出现针下气紧现象，留针10分钟后，李先生症状消失，我未针刺，调气半小时后症状消失。

【七星穴】

部位：包括在头项部正中入发际八分之总枢穴，与其下一寸之分枢穴，下二寸之时枢穴，以及向两旁横开八分去发一寸之支禹穴，以及支禹穴下一寸之士禹穴（共七穴）。

解剖：总枢、分枢、时枢三穴属脑总神经，两旁支禹、士禹四穴属肺分支神经。

主治：呕吐（五脏不安）、感冒头痛、小儿高烧、小儿各种风症。

取穴：详见上述部位。

手术：用三棱针刺血。以总枢、分枢、时枢三穴为主，支禹、士禹为配针。

注意：放血时，应用拇指和食指捏起穴位肌肉，然后对准穴部针刺出血。针刺婴儿、小儿应特别注意，以免上伤脑部总神经，下伤丹田，而致耳聋音哑。

解部：脑总解部，肺分支解部。

☞解语石注

此七穴，正是一个竖着的北斗七星图，有斗有柄，颈椎又是血液上脑循环的通道之一，与北斗星指示方向的作用一样重要。关于刺法，上面已经详述。

在十四经系统中，颈椎部位两侧是没有穴位的。《素问·金匮真言论》："东风生于春，病在肝，俞在颈项。"而脊柱属土，多数颈椎病，可从肝脾论治，董门用七星穴不是治疗颈椎病，而是治疗全身疾病，诸如呕吐、感冒头痛、小儿高烧、小儿各种风症等，均与肝脾有关，完全合于《素问·金匮真言论》的治法。这就是董门"法象于天"的最好例证。而从董门对原十四经穴位的修订来看，董门设穴思路异于十四经穴，甚至更为宽泛。这也间接地证明了董氏针灸奇穴是法天体系，而十四经脉系统是法地体系。人应天地，所以穴位之间互为重合，实则体系不一样，若刻意以十四经理论来解释董氏针灸奇穴，那就有点远离董针了。

【五岭穴】

部位：包括五道穴线。第一条穴线从大椎骨下第二节的江口穴起，每下一节为一穴，其顺序为火曲、火云、火长、火明、火校、火门、土月、土泄，直至下第九节土克穴为止（共十穴）。第二条穴线（左右共两条）从江口穴向左右各横开四指，金北穴起，亦下一寸为一穴，其顺序为金斗、金吉、金陵、火金、木东、木杜，直至木梅穴为止（左右共十六穴）。从第二条穴线向外横开四指为第三条穴线（左右共两条），共有金枝、金精、金神、木原、木太、木菊、木松七穴（左右共十四穴），每穴间隔约一寸。

解剖：从火云穴以下至火门穴属心之神经；从土月穴至土克穴为脾神经；从火金穴以上属心肺交叉神经；从火金穴以下，在左边者属肺神经，在右边者属肝神经；从金神穴以上属肺之神经，以下右边属肺肝交叉神经，左边属肺脾交叉神经。

主治：高血压，重感冒，发高烧，发冷，突然间出现之头晕、头痛，因高血压引起之手足麻痹症，半身不遂，阴霍乱，阳霍乱，肝霍乱，阴阳霍乱，急性胃痛，呕吐及各种痧症，血管硬化之腰痛。

取穴：详见上述部位。

手术：用三棱针刺血。

注意：刺血部位，先以酒精棉球擦净，然后以指或针柄按压穴处，接着再以三棱针刺出黑血。

☞解语石注

此处穴位是董门刺血较多的部位，基本涵盖了所有疾患的治疗。其穴位按照后天洛书图而设，每个穴位都合于五行，而以金、木、水、火、土配以五脏，根据五行的生克制化关系来选穴治疗不同的疾病。

《灵枢·背腧》黄帝问于岐伯曰："愿闻五脏之俞，出于背者。"岐伯曰："胸中大俞，在杼骨之端，肺俞在三焦之间，心俞在五焦之间，膈俞在七焦之间，肝俞在九焦之间，脾俞在十一焦之间，肾俞在十四焦之间，皆挟脊相去三寸所……"

从上文《灵枢·背腧》原文来看，五脏之俞，皆"挟脊相去三寸所"。而《针灸甲乙经》从背自第一椎两傍挟脊各一寸五分下至节凡四十二穴，皇甫谧定位五脏之俞的位置则是：肺俞在第三椎下，两旁各一寸五分；心俞在第五椎下，两旁各一寸五分；膈俞在第七椎下，两旁各一寸五分；肝俞在第九椎下，两旁各一寸五分。

《针灸甲乙经》和《黄帝明堂经》对五脏俞的定位相同，但皆与《灵枢·背腧》不合，从《灵枢·背腧》的皆"挟脊相去三寸所"，变成了"两旁各一寸五分"。而董门五岭穴的第二条穴线从江口穴向左右横开四指，平开四指正好是三寸，合于《灵枢·背腧》关于五脏之俞的定位。若相去一寸之间，差距就大了。

背薄如纸，故董门只用三棱针治疗，对于高血压、重感冒等症，见到青筋暗影即刺血，有很好的效果，并非将这五线穴组全部刺完。

【双凤穴】

部位：从大椎骨以下第二与第三脊椎骨间，向左右各横开一寸五分之火凤穴起，每下一寸一穴，其顺序为火主、火妙、火巢、火重、火花、火密七穴（右左共十四穴）。

解剖：心神经。

主治：手痛足痛、手麻足麻、手足血管硬化。

取穴：详见上述部位。

手术：用三棱针刺血。

解部：心解部。

☞解语石注

凡属血之病变引起手痛足痛、手麻足麻、手足血管硬化诸症，均可选用双凤穴。针刺不效，则不属于血病，可另选治气之穴。

顽固性久年手足痛，以此部刺血，最有效，但须注意刺血后的补虚。

【九猴穴】

部位：包括火凤、火主、火妙、金堂（金斗上二寸）、金北（金斗上一寸）、金斗、金吉、金枝、金精九穴（左右共十八穴）。

解剖：肺神经。

主治：喉痧。

取穴：详见上述部位。

手术：用三棱针刺血。

解部：肺之解部。

☞解语石注

参胸部十二猴穴穴解。

【三金穴】

部位：包括金斗、金吉、金陵三穴（左右共六穴）。

解剖：心肺交叉神经。

主治：膝盖痛。

取穴：详见上述部位。

手术：用三棱针刺血。左痛用左穴，右痛用右穴；两足痛则双边取穴。

解部：心肺交叉解部。

☞解语石注

此三穴在正经奇穴之膏肓、魄户、附分附近。《左传·成公十年》中记载：公疾病，求医于秦，秦伯使医缓为之。未至，公梦疾为二竖子，曰："彼良医也，惧伤我，焉逃之?"其一曰："居肓之上，膏之下，若我何?"医至，曰："疾不可为也! 在肓之上，膏之下。攻之不可，达之不及，药不至焉，不可为也。"公曰："良医也!"厚为之礼而归之。《灵枢·九针十二原》：膏之原，出于鸠尾，鸠尾一。肓之原，出于脖胦，脖胦一。凡此十二原者，主治五脏六腑之有疾者也。《千金方》论曰：膏肓穴，无所不治。主羸瘦虚损，梦中失精，上气咳逆，狐惑忘误。此灸讫后，令人阳气康盛，当消息以自补养。《针灸大成·卷八·膏肓俞》：主无所不疗。羸瘦，虚损，传尸骨蒸，梦中失精，上气咳逆，发狂，健忘，痰病。患者灸此，必针三里或气海，更清心绝欲，参阅前后各经调摄，何患乎疾之不瘳也!《医宗金鉴》：主治诸虚百损，五劳七伤。《玉龙歌》：膏肓二穴治病强，此穴原来难度量。《灵光赋》《铜人》《修订针灸腧穴图谱》等均有记载治疗多种虚证。

据《黄帝内经》"有诸内，必形诸外"而言，膏肓穴即是内部疾患在外部（背部）的一个反应点，所以膏肓穴处的反应点，也多是诸虚百损疾患的治疗点，前面引用的古文献中已有详细记载。但病反应在膏肓穴处者，董门认为多为虚证，或有瘀血或有条索状等外在病象可查。既然诸虚百损疾患外在反应于膏肓穴处，那么除了灸治消除这些病象外，董门用三棱针，四两拨千斤，以一穴"曲径通幽"来治疗整体上反映在此穴附近的虚证、疼痛等病象。

这里简要谈一谈用针和施灸及刺血的作用机理。里为阴外为阳，用针是深刺攻阳，即通过深刺泻阴来攻阳，施灸是用艾的温热作用于体表之阳而固阳，固阳以固阴，因为"阴在内，阳之守也；阳在外，阴之使也"。此乃阴阳互根作用。而董门刺血术，则是通阳，通过浅刺出血，通外在之阳。若回归于经典，答案就是"阳在外，阴之使也"，以通阳来扶阴。火神之偏，在于看死了阴阳。故董门刺血术，多在阳经、阳面，只有急危重症才会在阴经、阴面刺血，非危重难症刺血于阴经、阴面是变相的大泻阴阳。以四肢的阳面、人体的背面刺血，才是真正的通阳，董公对此早有垂训。

《道德经》："道生一，一生二，二生三，三生万物。万物负阴而抱阳，冲气以为和。"万物负阴而抱阳，是说明阴阳互根互用的机理。既然负阴抱阳，阴阳本身为一体，只是其用不同而已；既然为一体，"冲气以为和"就好解释了，"冲"之含义正解即为"抟"，即为阴阳抱一的表现，哪里还有对冲之说？简单来说，冲即为和，和即为冲，正好说明阴阳一体的互根作用，不需刻意将阴阳对立之，即需要对冲之时，也要找到最重要的"中"。

【精枝穴】

部位：包括金精、金枝两穴（左右共四穴）。

解剖：肺肾交叉神经。

主治：小腿发胀、小腿痛。

取穴：详见上述部位。

手术：用三棱针刺血。左痛刺左侧穴，右痛刺右侧穴。

解部：肺肾交叉解部。

☞解语石注

可参双凤穴穴解。

【金林穴】

部位：包括金神、木原、木太三穴（左右共六穴）。

解剖：肺总神经，右侧属肝肾交叉神经，左侧属脾肾交叉神经。

主治：血管硬化之坐骨神经痛。

取穴：详见上述部位。

手术：用三棱针刺血。左侧痛刺左侧穴位，右侧痛刺右侧穴位。

解部：作用于肺总解部，右侧属肝肾交叉解部，左侧属脾肾交叉解部。

　☞解语石注

宜分清用此穴的指征：病血者用。还宜分清金林穴的左右分属不同，左侧属于肝肾，右侧属于脾肾。诊断正确、选择对证的穴位，才是有效的前提。

【顶柱穴】

部位：包括金吉、金陵、火金、金神、木东、木杜、木梅、木原、木太、木菊、木松（左右共二十二穴）。

解剖：右侧属心肝肺交叉神经，左侧属心肝脾交叉神经。

主治：血管硬化之腰痛、闪腰、岔气。

取穴：详见上述部位。

手术：用三棱针刺血。左侧腰闪刺左侧穴位，右侧腰闪刺右侧穴位；两侧同时腰闪，两侧穴位同时刺血。

解部：右侧为心肝肺交叉解部，左侧为心肝脾交叉解部。

　☞解语石注

穴解同前。

【后心穴】

部位：包括大椎骨下第四个脊椎关节处火云、火长、火明、火校、火门、土月六穴，及脊椎旁开一寸五分之火妙、火巢、火重、火花四穴（左右共八穴），与金吉、金陵、火金三穴（左右共六穴）。

解剖：心之总神经。

主治：羊毛痧、疔疮、心脏衰弱、胃病、急性心脏麻痹、风寒入里、重感冒、中风、各种急性痧症。

取穴：详见上述部位。

手术：治羊毛痧时，用三棱针对着紫点（重者现黑点）将羊毛挑出；治疔疮、心脏衰弱及胃病，用三棱针刺血。

解部：心之总解部。

158

☞解语石注

董氏针灸奇穴解部的重要性，在此体现得一览无余。我们知道，通关、通山、通天三穴也属于心之总解部，但一个治疗心之气病，一个治疗心之血病。不熟玩解部，如何能窥得董门针术握要之法？治病无非治气或治血，在此希望读者精思善用董门先祖留下的宝贵智慧。

【感冒三穴】

部位：包括安全、金斗（两侧）三穴。

解剖：安全穴为脊椎总神经及四肢神经所在，金斗穴为心脏二尖瓣神经所在。

主治：重感冒。

取穴：安全穴在大椎骨下缘凹陷处，金斗穴在大椎骨下第五个脊椎骨各旁开四横指处是穴。

手术：用小毫针，针刺三分至五分，针入皮下即见其效。

解部：安全穴为脊椎总解部及四肢解部，金斗穴为心脏二尖瓣解部。

☞解语石注

此二穴在上焦，直接对应心肺部疾病的治疗，唯金斗穴能治疗心脏二尖瓣病变，非内修体悟不可得。

【水中穴】

部位：在十三脊椎骨下旁开一寸五分。

解剖：肾总神经。

主治：肾亏、肾虚、肾脏炎、妇科经脉不调、便秘口渴、脊椎骨痛。

取穴：当十三脊椎骨下旁开一寸五分处是穴。

手术：针深八分至一寸。

解部：肾总解部。

【水腑穴】

部位：在第十四脊椎骨下旁开一寸五分。

解剖：肾总神经。

主治：脊椎骨痛、脊椎骨无法弯曲、妇女经脉不调、肾虚、肾脏炎、口渴、便秘、肠炎、失眠、阳痿早泄、头痛、糖尿、闪腰岔气、头晕眼花、腰酸背痛、急性肾炎、膀胱结石、小便不通、死胎不下。

取穴：当第十四脊椎骨下旁开一寸五分处是穴。

手术：针深八分至一寸。

解部：作用于肾总解部。

☞解语石注

此二穴合论。水中穴即三焦俞，水腑穴即肾俞。肾属水而藏真火，故董门先祖设三焦俞为水中穴，其深意为肾为水火之脏。用穴范围如上所述。

【三江穴】

部位：从第十三脊椎骨下之分线穴起，每下一节一穴，其顺序为水分、水克、水管、六宗、凤巢、主巢共七穴，及十四脊椎骨下旁开四横指之六完、六满、六道、华巢、环巢、河巢（两侧）共十二穴。

解剖：肾神经及六腑神经。

主治：经闭、子宫炎、肠炎、闪腰岔气、急性肠炎。

取穴：详见上述部位。

手术：用三棱针刺血。

解部：肾解部及六腑解部。

【双河穴】

部位：包括第十四脊椎骨下之六完、六满、六道、华巢、环巢、河巢六穴（左右共十二穴）。

解剖：肾神经，六腑交叉神经。

主治：手臂痛、肩背痛。

取穴：详见上述部位。

手术：用三棱针刺血。

注意：出黑血有效，出红血无效。

解部：肾解部，六腑交叉解部

☞解语石注

三江穴、双河穴，内含六宗、六完、六满、六道。六为水数，在后天八卦图中，腰腹区对应坎位，坎为水，为六。董门先祖取象比类命名穴位，也旨在说明此区域穴位有调肾水之用。

【冲霄穴】

部位：包括第二十脊椎骨下之妙巢穴，二十一脊椎骨下之上对穴，及上对穴下一寸之上高穴三穴。

解剖：小脑神经。

主治：小脑痛、小脑发胀、项骨正中泄胀痛。【增】对口疮。

取穴：详见上述部位。

手术：用三棱针刺血。

解部：小脑解部。

☞解语石注

霄汉者，高位也，豪气冲霄汉。此系以脊椎骨最下端之穴，治疗头顶后脑之疾。

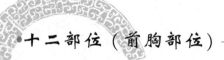

•十二部位（前胸部位）

【喉蛾九穴】

部位：在喉结及其上一寸与下一寸五分处，与左右旁开一寸五分处共九穴（两侧）。

解剖：肺神经。

主治：喉蛾、喉痛、甲状腺炎、喉痒、痰塞喉管不出（呼吸困难，状如哮喘）。

取穴：详见上述部位。

手术：用三棱针在九穴部位上刺血。

注意：针刺时，用拇指和食指将穴部皮肉捏起，以免伤筋及软骨。

解部：肺解部。

☞解语石注

此九穴为局部取穴。嗓子痛、嗓子痒甚至扁桃体诸疾，湖北襄阳一地靠近河南农村，统称此类疾患为"嗓蛾子"，通过这个叫法就好理解喉蛾九穴的命名了。此九穴多用于急症，封喉之疾，现多不用。笔者用其治疗过几例甲状腺功能能亢进患者，结合中药和其他穴位，效果满意。但没有单独用过此九穴。

录董公治疗急性双蛾方法供参：先在大陵穴至曲泽穴之间，每寸针一出血点；用左手提起喉结节板，以三棱针针刺出血。本症封喉则死。西法为患部开刀。

【十二猴穴】

部位：平行锁骨下一寸三分处共三穴，再下一寸五分处又三穴，两侧共十二穴。

解剖：肺部神经。

主治：喉痧、血管硬化之哮喘、肝霍乱。

取穴：详见上述部位。

手术：用三棱针刺血。

说明：十二猴穴因治疗喉痧（猩红热），并且因有十二个穴位而得名。

解部：肺解部。

☞解语石注

猴性善动，猴在十二生肖中对应十二干支属申金，此处对应肺金解部。因为现代医学的介入，这些效穴越来越少被使用了，时也势也，但中医针灸绝对有办法治疗这些急危症。先人传承下来的宝贵经验，我们要牢记，对于针灸治疗急症，在病人相信又缺医少药的情况下，必须会用。

【金五穴】

部位：在胸骨上端。半月状之下凹陷处为金肝穴，直下一节为一穴，其顺序为金阴、金阳、金转、金焦，共五穴。

解剖：心神经，气管神经。

主治：肝霍乱、消化不良（胃胀）、肋痛、气管不顺、各种痧症。

取穴：详见上述部位。

手术：用三棱针刺血。

解部：心之解部，气管解部。

【胃毛七穴】

部位：从岐骨下缘凹陷处起，直下一寸一穴（共三穴），旁开一寸五分各两穴（左右共四穴）。

解剖：心胃交叉神经。

主治：羊毛痧、胃病、各种霍乱、心跳、胃出血。

取穴：详见上述部位。

手术：用三棱针挑出羊毛治疗羊毛痧，其余刺血治疗。

解部：心胃交叉解部。

☞解语石注

金五穴和胃毛七穴因笔者无经验，在此录董公医案一则：

痧胀：单刀拳王于老先生，突暴病，头痛身热，自云为"羊毛疗"，实则气血寒束之痧胀也。治疗经过：第一，前心方块点放出血。第二，心下胃上部挑刺不使出血。第三，背部胸腰椎两旁各三线，每线各一寸点刺出血。第四，委中穴找青筋点刺出血。第五，眉上半寸每五分点刺出血。（吾师全民先生按：一为喉蛾九穴点刺出血，二为金五穴点刺出血，三为五岭穴点刺出血，四为委中穴点刺出血，五为上里穴及四腑一、二穴点刺出血。）

【腑巢二十三穴】

部位：肚脐直上一寸一穴，共二穴；肚脐每下一寸一穴，共五穴；肚脐旁开一寸一穴，其上一穴，其下二穴，两边共八穴；肚脐旁开两寸一穴，其上一穴，其下二穴，两边共八穴。总共二十三穴。

解剖：六腑神经。

主治：肠炎、子宫炎、肾炎（肾痛）、脐痛。

取穴：详见上述部位。

手术：用三棱针刺血。

解部：六腑神经。

☞解语石注

对此二十三穴笔者无甚经验，但董公的设穴思路来自后天《洛书》图。不论治疗上述何种疾病，都应仔细查找皮肤上的小结节而刺之。

164

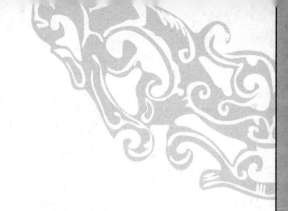

第二章

1973 年版《董氏针灸正经奇穴学》分类与数量

因有董门前辈认为 1973 年董公亲著的《董氏针灸正经奇穴学》中的穴道数目，不止本书中提到的 740 穴，故才有某师伯的补充。矛盾有二：首先，某师伯补充到 1989 个穴道，是否膨胀过度？其次，对 1973 年董公亲著穴道的计算有误。董公许多穴名所含的穴道数不同，尤其是后背穴组，其间穴道或有重复，但作用不同，故计数时，应以每个穴名或穴组名所含穴道数来计算，重新统计，总计 672 穴，与 740 穴差 68 个穴数。这与杨维杰师伯认为的，1973 版之外，各师伯师叔所知不在 1973 版书内的奇穴数约 50 多个的情况，是大致相符的。

兹将董公 1973 年亲自编著的穴道名称列于下（括号内为每个穴名左右共含穴数）。

☞手指——部位

大间穴（2），小间穴（2），浮间穴（2），外间穴（2），中间穴（2），还巢穴（2），指驷马穴（6），指五金/指千金穴（4），心膝穴（4），木火穴（2），肺心穴（4），二角明穴（4），胆穴（4），指三重穴（6），指肾穴（6），火膝穴（2），木穴（4），脾肿穴（4），心常穴（4），木炎穴（4），三眼穴（2），复原穴（6），眼黄穴（2），妇科穴（4），止涎穴（4），制污穴（6），五虎穴（10）。共104穴。

☞手掌二二部位

重子穴（2），重仙穴（2），上白穴（2），大白穴（2），灵骨穴（2），中白穴（2），下白穴（2），腕顺一穴（2），腕顺二穴（2），手解穴（2），土水穴（6）。共26穴。

☞小臂三三部位

其门穴（2），其角穴（2），其正穴（2），火串穴（2），火陵穴（2），火山穴（2），火腑海穴（2），手五金穴（2），手千金穴（2），肠门穴（2），肝门穴（2），心门穴（2），人士穴（2），地士穴（2），天士穴（2），曲陵穴（2）。共32穴。

☞大臂四四部位

分金穴（2），后椎穴（2），首英穴（2），富顶穴（2），后枝穴（2），肩中穴（2），背面穴（2），人宗穴（2），地宗穴（2），天宗穴（2），云白穴（2），李白穴（2），支通穴（2），落通穴（2），下曲穴（2），上曲穴（2），水愈穴（2）。共34穴。

☞足趾五五部位

火包穴（2），上瘤穴（2），海豹穴（2），木妇穴（2）。共8穴。

☞足掌六六部位

火硬穴（2），火主穴（2），门金穴（2），木斗穴（2），木留穴（2），六完穴（2），水曲穴（2），火连穴（2），火菊穴（2），火散穴（2），水相穴（2），水仙穴（2），水晶穴（2），花骨一穴（8），花骨二穴（4），花骨三穴（2），花骨四穴（2）。共42穴。

☞小腿七七部位

正筋穴（2），正宗穴（2），正士穴（2），搏球穴（2），一重穴（2），二重穴（2），三重穴（2），四花上穴（2），四花中穴（2），四花副穴（2），四花下穴（2），腑肠穴（2），四花里穴（2），四花外穴

（2），上唇穴（2），下唇穴（2），天皇穴（2），肾关穴（2），地皇穴（2），四肢穴（2），人皇穴（2），侧三里穴（2），侧下三里穴（2），足千金穴（2），足五金穴（2），七虎穴（6），外三关穴（6），光明穴（2）。共64穴。

☞大腿八八部位

通关穴（2），通山穴（2），通天穴（2），姐妹一穴（2），姐妹二穴（2），姐妹三穴（2），感冒一穴（2），感冒二穴（2），通肾穴（2），通胃穴（2），通背穴（2），明黄穴（2），天黄穴（2），其黄穴（2），火枝穴（2），火全穴（2），驷马中穴（2），驷马上穴（2），驷马下穴（2），下泉穴（2），中泉穴（2），上泉穴（2），金前下穴（2），金前上穴（2），中九里穴（2），上九里穴（2），下九里穴（2），解穴（2），内通关穴（2），内通山穴（2），内通天穴（2），失音穴（4）。共66穴。

☞耳朵九九部位

耳环穴（2），木耳穴（2），火耳穴（2），土耳穴（2），金耳穴（2），水耳穴（2），耳背穴（2），耳三穴（6）。共20穴。

☞头面十十部位

正会穴（1），州圆穴（2），州昆穴（2），州仑穴（2），前会穴（1），后会穴（1），总枢穴（1），镇静穴（1），上里穴（2），四腑二穴（2），四腑一穴（2），正本穴（1），马金水穴（2），马快水穴（2），腑快穴（2），六快穴（2），七快穴（2），木枝穴（2），水通穴（2），水金穴（2），玉火穴（2），鼻翼穴（2），州火穴（2），州金穴（2），州水穴（2）。共44穴。

☞后背部位

分枝上穴（2），分枝下穴（2），七星穴（7），五岭穴（40），双凤穴（14），九猴穴（18），三金穴（6），精枝穴（4），金林穴（6），顶柱穴（22），后心穴（14），感冒三穴（3），水中穴（2），水腑穴（2），三江穴（19），双河穴（12），冲霄穴（3）。共176穴。

☞前胸部位

喉蛾九穴（9），十二猴穴（12），金五穴（5），胃毛七穴（7），腑巢二十三穴（23）。共56穴。

总计672穴。

注：此统计为师父全民先生提供。

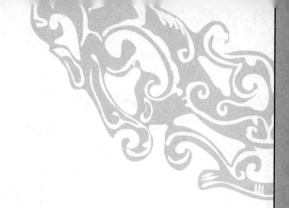

第三章

星光灿烂的董氏针灸

　　董氏针灸在隐藏数千年后，近半世纪重现于世，由山东董公景昌先生在台湾地区发扬光大，临证达 30 余万人次，也因董门针法的奇效而独步天下，在世界各地均生根发芽而开花结果，其穴名之意深，其针法之揆阔，令人叹为观止。董公开山授徒 73 人，著《董氏针灸正经奇穴学》以示后世，恩师全民先生及董门师伯、师叔著书立说，广传言论，终使董氏针灸回归大陆。然而，对于董氏针灸的渊源，流传下来的书籍上并没有记载与说明，董门师辈因跟师时间有后先，因悟道之浅深而从各自不同的角度论述董氏针灸之理，从而在短短几十年之间，董氏针灸传播于世界各地，虽如此繁花似锦，但已渐离了董门针法和穴法的原始精义，而通过广泛的考证及临床验证，认定董氏针灸的穴名来源于天道和星宗，而针法来源于道家。

　　《周易·系辞·上传》中说："仰以观于天文，俯以察于地理，是故知幽明之故，原始反终，故知死生之说。"《易》与天地准的思想也渗透到医学领域。十四正经，以天文、地理、人物、环境等广泛命名穴位，虽有日、月、星、风、云等天象，但更多的穴名来源于地理之象。故《千金方》曰："凡诸孔穴，名不徒设，皆有深意。"《灵枢·邪客》："地有高山，人有肩膝。地有深谷，人有腋。地有十二经水，人有十二经脉。地有泉脉，人有卫气。地有草，人有毫毛。天有昼夜，人有卧起。天有列星，人有牙齿。地有小山，人有小节。地有山石，人有高骨。地有林木，人有募筋。地有聚邑，人有肉……"由这段经文可知，天上的列星，在人体应于牙齿，取星象命名正经穴位如太白、璇玑、中极、华盖、天枢等，这些以天象命名的穴位很少；十二经脉多取地理之象应于十二经水，十二经脉的穴名也多以地理之象命名。如以下经典记载：

《素问·上古天真论》：其次有贤人者，法则天地，象似日月，辨列星辰，逆从阴阳，分别四时，将从上古合同于道，亦可使益寿而有极时。

《素问·金匮真言论》：帝曰：五脏应四时，各有收受乎？岐伯曰：有。东方青色，入通于肝，开窍于目，上为岁星；南方赤色，入通于心，开窍于耳，上为荧惑星；中央黄色，入通于脾，开窍于口，上为镇星；西方白色，入通于肺，开窍于鼻，上为太白星；北方黑色，入通于肾，开窍于二阴，上为辰星……

《素问·八正神明论》：岐伯曰：凡刺之法，必候日月星辰四时八正之气，气定乃刺之。帝曰：星辰八正何候？岐伯曰：星辰者，所以制日月之行也……

《素问·天元纪大论》：鬼臾区曰：臣积考《太始天元册》文曰：太虚寥廓，肇基化元，万物资始，五运终天，布气真灵，揔统坤元，九星悬朗，七曜周旋，曰阴曰阳，曰柔曰刚，幽显既位，寒暑弛张，生生化化，品物咸章。臣斯十世，此之谓也。

《灵枢·卫气行》：黄帝问于岐伯曰：愿闻卫气之行，出入之合，何如？岐伯曰：岁有十二月，日有十二辰，子午为经，卯酉为纬，天周二十八宿，而一面七星，四七二十八星，房昴为纬，虚张为经，是故房至毕为阳，昴至心为阴，阳主昼，阴主夜……

《灵枢·痈疽》：岐伯曰：经脉留行不止，与天同度，与地合纪。

故天宿失度，日月薄蚀，地经失纪……夫血脉荣卫，周流不休，上应星宿，下应经数……

从上述经典中，我们能看出，古圣设象养生疗疾，因人禀五常，而有五脏，经络腑输，均合于天地五行之气。在天者，曰时曰方，时者，四时也，方者，星象也，二十八星宿以应人之经脉孔穴也；在地者，人之经络孔穴，应地之九州、十二经水。孔穴之命名，以日、月、星、风、云取象于天，以山、陵、海、丘、溪、谷、渠、溜、池取象于地，以门、户、阙、室等喻舍居，更以动物之兔、鱼、鸠等以广其动静，穴名寓意之广泛，深入于地理天文之中，皆为援物比类之法。

董氏针灸奇穴的名称，据考证，大部分来源于天道星象，较之《灵枢》诸篇章以天象笼统对应更为实际。我们知道，由于天体之间的相互制约和吸引，我们无时无刻不受着各种星体的影响，古代的华夏大地，有过灿烂的星象学，祖国传统的堪舆、占星等术上有着辉煌成就。人生于天地之间，华夏大地的古圣人也把星象引入了医学领域，《内经》中处处可见，而道家占星系统与《内经》七篇大论有着不可分割的联系。董氏针灸在背部的穴位，多数以星宗之名而命名，比如颈椎的七星穴，类于北斗七星的走向，柄魁俱在；腰背诸穴，如外侧三线的金堂、金北、金斗、金吉、金陵诸穴，起于第三胸椎的双凤穴（内含七火穴），脊柱属火，土区三穴之上，穴名多取象于天，合于《洛书》九宫图的方位；董氏针灸背部的穴位更合于象数，结合其他部位的穴位来看，能看到一副活生生的《洛书》天象图。结合十二正经来看，上有天体投影在人体的董氏穴位图，下有十二正经的经水图，更有大大小小的经筋经别，看似混乱，只要分清楚层次，实在是有序之致。如果刻意来类比，我们可以把这种在人体上的设穴方法比拟成一个大六壬栻盘，此种联系，本书不做深入探讨。

二二部位的重子、重仙二穴，三三部位的其门、其角、其正三穴，六六部位的木斗、木留二穴，八八部位的驷马三穴均直接来源于星宗。关于这些来源于星宗的铁证，已经分散述于各个穴名解之后。

董氏针灸的传承历代以口述为主，考虑古今音律差异及口音的转换，很多穴名的发音，已和古代的命名有了很大的差距，考证的难度非常大。从目前的研究结果来看董氏针灸的渊源，董氏针灸中没有儒家的影子，不用复杂的补泻手法，也不用其繁芜的气至标准，而更类似于扁鹊针法，其倒马针法，不补而补，不泻而泻，更似于墨家的兼爱而爱天下之法，其刺血法非攻而攻的任勇精神，以攻为守，以通为用，祛邪而安正，实有侠义之风；重针轻灸，其独任针法，合四时气运以针直接取五脏之解部，更补三虚之虚；从穴名上考虑，穴名及其含义来源于天象星宗，与正经穴位取穴用针法不同；从穴位的阐释方式来看，不以经脉走向而定穴于经脉，而采用《黄帝明堂经》和《针灸甲乙经》的头身分部的方式来定穴，而四肢也依据解部来定穴；董氏针灸中，经气的传导，也是立体有序而超越十二经脉的传导的；董门解部之脉气，非十二经脉之脉气，以十二经脉循行规律揭示董门解部之脉气，只能是一小部分重合而已。

　　据《元和姓纂》《古今姓氏书辨证》《董氏世谱》《董氏族谱》，考董姓郡望，堂号有"陇西""直笔""良史""豢龙""正谊""三策"等。主要有陇西郡、济阴郡，其中以陇西郡最望。陇西郡，战国时治所在狄道，三国时治所在襄武（今甘肃陇西南）。恩师全民先生曾说，董氏先祖若属陇西堂，则应世狄道（今甘肃临洮南）、酒泉、敦煌一带，董氏家族因为元末明初战乱后的移民政策而后迁于今之山东（《洪洞大槐树》《董氏宗谱》）。考丛春雨编著的《敦煌中医药全书》，从其中对某些藏医、吐蕃等医术的论述来看，董氏针灸和藏医依据天象对穴位的应用有相类之处；且在董针头部穴位中，有州昆、州仑二穴，昆仑山位于中国西北（古之西域地区）。综上所述，董门先祖可能在西北秦岭和昆仑山一带居住多年。

　　因为董氏针灸的奇效，就针灸的流传来看，若其针术根源于山东，无论如何在山东平度本地县志和地方风土中，甚至野史中应能找到董氏针灸流传的痕迹，可是有董门师兄翻阅历代山东平度县志和随访风土人情而一无所获；其次，若董氏针灸真的根植于山东的话，估计早就被传统针灸同化了。所以只能有一个解释，那就是董氏针灸来源于古之西域，即受中土儒家文化干扰甚小的地方，只有这样，才能在今天让我们看到原貌保存甚好的董氏针灸——五脏针灸体系。

　　而董氏针灸隐藏数千年后又重现于世，在现在的艮八运（2004 年始）回归于大陆，实属气运使然。有了董氏针灸，根据五脏脏气下针，结合地理之十二经脉用针法，这样就完善了针道的天人合一之法，使针道完整地呈现于我们面前。因此，我们是幸运的，可以以此句来定义——"董氏针灸根于天学，参于地理，应于人事，为诸针之上"。

　　五脏针灸体系和传统十二经针灸体系结合，才是完整的针灸体系，缺一不可。

第三章　星光灿烂的董氏针灸

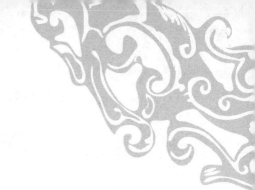

第四章

董氏针灸解部——五脏用针体系

董氏针灸五脏解部解

十二经针灸体系以地理取象，取象于十二经水，穴位的命名也多以山、陵、海、丘、溪、谷、渠、溜、池取象于地，以门、户、阙、室等喻舍居等命名，说明穴位的属性，或在山陵，或在溪谷，是取象而言。

董氏针灸来源于天象二十八星宿，而董氏针灸穴位的命名除了来源于星宗外，直接针对穴位的五行，大部分以五行来命名，如木斗、木留、木妇、火串、火山、火陵、火主、火重、火花等，土水，金堂、金斗、金林，水曲、水愈、水腑、水金等。较之传统十二经体系的穴位更有五脏的针对性，以"三"应天地人，三而三之，九而九之；以"五"应五脏、五输，五五又二十五，无穷尽也，但道理却不离阴阳五行。虽然不言阴阳，但从穴位分布来看，阳经穴位多于阴经穴位，因此，董氏针灸穴位以五脏的解部为主，以脏统腑，脏气互含交叉，故常有一针的针感，调数脏腑之气的效果。

中医学讲究天地人合一，在天为二十八星宿、七曜四余以应董氏针灸穴位，在地则以十二经水以应十二经脉，山、陵、海、丘、溪、谷、沟、会等地理山川水流，以应穴形，天地合气命之曰人，人上应星下应形，董氏先圣完整地构建了一个天地人合一的美丽图像，天地人缺一不可。

"故天之邪气，感则害人五脏；水谷之寒热，感则害于六腑；地之湿气，感则害皮肉筋脉。"《素问·阴阳应象大论》整篇都在说明天、地和人之间的关系，从不同的层次、不同的角度来论述人在天地之间所生之病的病理变化。董氏针灸依据天象星宗在体表定穴，以五行法来比类于五脏，正如上面所言之"天之邪气，感则害人五脏"，则直接针对五脏病症。董氏针灸依据体表穴位的解部治疗五脏疾患，甚至疑难杂症、急危重症，都有很好的效果。而十二经穴位的效果，是通过针刺穴位而作用于气血的，依据经络的"内属脏腑，外络肢节"的功能实现对五脏六腑病症的治疗。

有诸内必形之于外，是中医藏象学说的核心理论，圣人远取诸物，近取诸身，援物比类而化之冥冥。董氏针灸对此做出了完美的诠释，以五脏解部的形式，结合了天象和地理的阴阳相关属性，解释天地与人体五脏、六腑、奇桓之腑及各个实体脏器之间的不同层次的联系，除了展示十二正经的外在反映情况，也修订了十二正经穴位的主治。从董氏针灸五脏解部中，我们能清晰地看出三个层次。

第一层，对应五行"藏象"疾患。董氏针灸大量的穴位在十二经脉上，甚至和正经穴位重合。我们知道，在《素问》《灵枢》中是不言具体穴位的，而仅言其大概位置，如骨旁、骨下、骨间、筋旁、筋间等，以此来定位取穴。从主治上分析，董氏针灸更是依据于五行五脏来取穴治疗，这点从董氏针灸穴位的命名即可窥见，例如合谷偏上一点叫灵骨、液门叫中白、太冲叫火主、陷谷叫门金、足临泣叫水曲、肾俞叫水中……这些就是对五行最直接的运用。董氏针灸穴位解部对应内在的五行"藏象"疾患，是在五行的层次中，但又是对五行"藏象"的发挥，比如火主穴是肝木之性，是对体木而用火的更深一层的阐释，其他如三金穴针对肺（金）、水中穴、水腑穴针对肾（水）等，诸如此类，不胜枚举。

第二层，对应实体脏器疾患。董氏针灸的穴位能直接对应实质脏器。比如对脾肿大的病例用脾肿穴来治疗，二尖瓣狭窄者取金林穴来直接针对性治疗，又如还巢穴、妇科穴直接针对妇科病来治疗；还有直接对应脑解部的穴位，有直接对应脊髓解部、脊柱解部的穴位，甚至有对应到小脑、甲状腺的特效专穴等。除了选择这些直接对应实体的穴位来治疗外（并不是否定了其他穴位的治疗功能），还可以根据体质的五行生克制化来选择恰当的配穴，以求标本同治。

第三层，对应经络病变。也是根据"经脉所过主治所及"的原则，对应所在经络所过路线上的疾患。比如外三关穴、足三重穴、侧三里穴等均为上下通调、里外通治的效穴，这些穴位多选在两条经脉之间，根据病症的不同，选择不同的针刺深浅和方向，达到治疗的目的。因为经脉是流动的立体，脉气的感传并非是单程线状传导，完全可以做到让脉气束状立体传导，以倒马针的方法来加强针感在经脉中的传导，从而达到脉气直达病所，甚至隔经相传的目的。用针刺来治疗急危重症、疑难杂病，已经被历代董门弟子通过临床实践充分验证了。

奇怪的是，《灵枢》虽然被叫作"针经"，但后世医家依据《灵枢》下针的实在很少。单从命名来看，除了溪、谷、沟、会、山、陵、海、丘等象形命名的穴位外，少有穴位直接依据五行来命名。当然，五行无处不在，但后世除了子午流注的五输穴有些隐性五行含义外，少有真正的五行用针法要。而董氏针灸穴位中对于五脏解部的运用就非常丰富了，董氏针灸穴位五脏解部直接取法于五行（胡丙权前辈就有"董氏五行刺络疗法"的论述）。从手头董公留下的医案来看，董公用针调五脏取穴疗疾更是登峰造极，一个最简单也是最有力的证据就是，每组穴位都有所作用的五脏。如果再深入研究下去，我们从八八部位及后面的穴位来看，每个穴组根本没有西方医学所谓的解剖项，而是直接对应五脏而成为五脏解部，这是董氏针灸中最核心的"机密"，也是最真实、最朴实的"机密"，至于历代董门先祖所口传心授的"要诀"，也是以五脏解部为核心的。

董氏针灸的博大和自成一派的针道，和正统的针道同源异流，弥补了两千年来失传的针道和针术。

以气化之五脏，以四时之五脏，以功能之五脏，以实体之五脏，对应相应的篇章，自然就能明白针灸的层次和《内经》的层次。不明层次，自其异者视之，肝胆胡越也。

而董氏针灸奇穴五脏解部，就是直接多层次、多角度、整体地去"感而遂通"于人。真正能做到五六相通并成功运用的体系，则非吾董氏针灸莫属。最明显的是手足部位的穴位，大部分穴位是脏气互含、互相交叉的，即书中所言之"分支神经"。一个穴位之内含有多个脏腑之气，比如五间穴，心脏和六腑之气互含；还巢穴，肝肾之气互含；手千金穴、五金穴，肝肺之气互含；木斗穴、木留穴，肝脾之气互含，等等。

《黄帝明堂经》《针灸甲乙经》《备急千金要方》《明堂人形图》均为"头身分部、四肢分经"的体例，而《董氏针灸正经奇穴学》的体例，也和《黄帝明堂经》的体例一样。董公曾教导门人宜详研《内经》，从董氏针灸书籍代表作《董氏针灸正经奇穴学》的命名思路来看，董公意在使后人明白董氏针灸体系法天、十二正经针灸体系则地的思想。然而，自宋朝开始，出现了针灸发展的怪状之一，即存穴换经，以穴统经，经脉被一个个穴位给钉死了，经脉失去了流动的"脉"性，基于上述原因，针灸系统已经失去了天人合一的思想。故笔者以"解部"代替董门"解剖"和"神经"之说，并非笔者别出心裁篡改董氏针灸，而实在是想回归董门最初的设穴思想，因为两千五百年前是没有解剖和神经的说法的。

古文字是刻在竹简上的，解剖和解部，在流传过程中，"部"很容易被误认为"剖"，后人或以为"解剖"比"解部"更符合古意，但在详细考证说文之"解"，结合《庖丁解牛》等先秦文章来看，"解"本身就包含了"剖"的意思，要知道古人著述字字珠玑，能用一字概括的，绝不会再多用一字。"解部"名称的由来如上。

董氏针灸解部，就像一个有着满天星辰的笼罩大地的天网，上有二十八星相，下有十二经脉、山川河流，以五行配五脏投影于人，上有总解部、副解部、细分支解部、交叉解部等，下有经脉、经筋、支络、孙络等，构成了一幅和谐的天地人合一图。

袁国本师伯在"口述历史"的访谈里对董氏针灸的"正经"概念给出了最完美的答案，也是第一次揭示"董氏正经"的原意和由来。袁师伯是董公1973年版《董氏针灸正经奇穴学》的助编者，这次袁师伯口述历史的价值，足以揭示"董氏正经"的真源，今录原话如下：

所谓"董氏正经"，就是因为在董氏针灸里的正经，一般可能解释为经外奇穴，那是以相对十四经来讲的"经外"。所以，董氏针灸有董氏针灸的这一套东西，他的正经比如他的心经，就是大腿正中央这条线心经的这一段心经，肝经就是内侧这一段是肝经，肺经就是外面这一段是肺经，所以他有他的经络，他的经络就是董氏正常的正规的经络分配，所以跟十四经是不一样的，如果讲经外奇穴一般就会误认为是十四经之外的奇穴，所以不要给人家误会了。

我们可以从十二经的角度去解释董氏针灸奇穴，但是我们一定要明白董氏针灸中的"董氏正经"并非是十二经之正经，只有这样来学习董氏针灸奇穴，才能更好地掌握董氏针灸的核心要诀。而袁师伯所说的大腿五经，在董门早期的医案医论中，陈渡人师伯也有详细的记录，这些都是从五脏解部出发，以五脏解部来涵盖穴位主治的真实记录，如果否认了五脏解部，就等于否认了五脏的正经，那么我们如何去理解《董氏针灸正经奇穴学》这本书的书名含义呢？又如何理解董公自述中先祖传承的要诀呢？如果董门人自己都否定自己的书籍，强加自己的臆解，那又如何对得起董公公开绝学的良苦用心？

董氏针灸穴位的设穴理论是以五行为基础，以五脏的不同层次为应用，而十二经脉的穴位主治，是以六虚、六气为设穴基础，这个"五六结合"才是真正的天人合一的表现，也是古针灸理论回归的必然结果。我董门人应该学习六经理论，而现在的十二正经理论修习应用者，更应该学习以"五"为基础的五脏解部应用理论。

今录董氏针灸穴位中的五脏解部归纳，希望对各位学习者有一个阶梯的作用，在这个作用下，希望各位继续进步，对照原文穴位解部，深入到董针核心中去。

董氏针灸奇穴解部

☞肺解部

（1）肺分支解部：小间，中间，指驷马，指五金，指千金，肺心，重子，重仙，火串，火腑海，手千金，分枝下，支禹，士禹。

（2）肺之分支解部：曲陵，六完，水曲，正士，三重，侧三里，侧下三里，感冒一，感冒二。

（3）肺之区支解部：四花里，中九里，上里，四腑一，四腑二。

（4）肺解部：木穴，上白，花骨一，耳三，州昆，州仑，七快，鼻翼，五岭穴中火金穴（左）以下，九猴，喉蛾九穴，十二猴。

（5）肺之解部：花骨四，外三关，金耳，州圆，州金，五岭穴中金神穴以上。

（6）肺支解部：大白，灵骨，其门，其角，其正，人士，地士，天士，下曲，四花上。

（7）肺之交叉解部：分金，正本。

（8）肺之副解部：人宗，四花下，腑肠。

（9）肺之副支解部：云白，搏球，马金水。

（10）肺之支解部：李白，四花中，四花副，四花外，足千金，足五金。

（11）肺总解部：金林。

（12）肺之总解部：驷马上、中、下。

（13）肺之机动解部：金前上，金前下。

（14）肺部与面部之机动解部：上泉，中泉，下泉。

☞心解部

（1）心解部：玉火，九猴，金五。

（2）心脏解部：火膝，心常，下白。

（3）心脏分支解部：大间，小间，浮间，外间，中间，心膝，木火，肺心，中白。

（4）心细分支解部：重仙，上白。

（5）心之副解部：火串，火陵，火山，火腑海，木妇。

（6）心之分支解部：心门，分金，后枝，富顶，肩中，人宗，海豹，火连，火菊，火散，搏球，三重，四花中，四花副，天皇，火枝，火全。

（7）心分支解部：人士，地士。

（8）心之支解部：曲陵，地宗，四花里，四肢，其黄。

（9）心之副交叉解部：后椎，首英。

（10）心之解部：火包，明黄（深层），天黄（深层），上九里，火耳，州火，火云至火门，双凤。

（11）心脏支解部：火硬，火主。

（12）心支解部：四花上。

（13）心脏之副解部：腑肠。

（14）心之总解部：通关，通山，通天，明黄，天黄，内通关，内通山，内通天，后心。

（15）心脏敏感解部及血管解部：解穴。

（16）心脏之动脉解部：明黄，天黄。

☞肝解部

（1）肝分支解部：木火，手五金。

（2）肝之分支解部：其黄，驷马上、中、下。

（3）肝副解部：还巢，指三重，指肾，后椎，首英。

（4）肝解部：木炎，复原，木斗，木留，木耳，玉火，五岭穴中火金穴（右）以下。

（5）肝之支解部：肠门，下曲。

（6）肝支解部：肝门。

（7）肝之副支解部：富顶，人宗，支通，落通。

（8）肝之副解部：上曲，火硬。

（9）肝之解部：火包，明黄（中层），天黄（中层）。

（10）肝之总解部：明黄，天黄。

（11）肝之交感解部：金前上，金前下。

☞肾解部

（1）肾解部：二角明，下白，花骨一，失音，耳三，马金水，马快水，水通，水金，鼻翼，三江，双河。

（2）肾之解部：天皇，地皇，通肾，通胃，通背，上九里，水耳，腑快，州水。

（3）肾副解部：凤巢，凰巢，指三重，指肾。

（4）肾分支解部：中白，腕顺一，腕顺二，姐妹一、二、三。

（5）肾之分支解部：人皇，四肢，足千金，足五金，火散。

（6）肾支解部：土水。

（7）肾之支解部：上曲，水愈，六完，水曲，水相，水仙。

（8）肾之副解部：肠门，天士，李白，四花下，腑肠，明黄（表层），天黄（表层）。

（9）肾之副支解部：支通，落通，火连，火菊。

（10）肾总解部：水中，水腑。

（11）肾脏敏感解部：手解。

☞脾解部

（1）脾解部：脾肿，五虎，下白，木斗，木留，花骨一，三重，鼻翼。

（2）脾之解部：花骨二，花骨三，土耳，土月至土克。

（3）脾分支解部：中白，土水。

☞其他解部

（1）六腑解部：天宗，云白，四花下，四花外，腑肠，天皇，肾关，姐妹一、二、三，感冒一、二，耳环，腑快，三江，腑巢二十三穴。

（2）六腑副解部：火散。

（3）六腑之副解部：四花中，四花副。

（4）六腑分支解部：大间，小间，浮间，外间，中间。

（5）六腑交叉解部：双河。

（6）肝胆解部：火枝，火全，木枝。

（7）肝脾肾解部：光明。

（8）心胃交叉解部：胃毛七穴。

（9）心肝交叉解部：三金。

（10）肺肾交叉解部：精枝。

（11）肝肾交叉解部：金林（右）。

（12）脾肾交叉解部：金林（左）。

（13）心肝肺交叉解部：顶柱（右）。

（14）心肝脾交叉解部：顶柱（左）。

（15）心肺交叉解部：五岭穴中火金穴以上。

（16）肺脾交叉解部：五岭穴中金神穴（左）以下。

（17）肝肺交叉解部：五岭穴中金神穴（右）以下。

（18）胆解部：胆穴，眼黄。

（19）胆总解部：其黄。

（20）胃之支解部：门金。

（21）小脑解部：冲霄。

（22）脑之副解部：前会。

（23）后脑（小脑）总解部：上瘤。

（24）脑解部：水相，水仙，镇静。

（25）脑之总解部：正筋，正宗，正会，后会。

（26）脑总解部：总枢，分枢，时枢。

（27）脊椎总解部：安全。

（28）脊椎解部（即正中解部）：指驷马，心膝，木火，肺心，木穴，脾肿，心常，三眼，妇科，五虎，火全，后会。

（29）正中解部之分布区：分金。

（30）正中解部之分枝：地士。

（31）直属脊椎骨解部：后椎，首英。

（32）脊椎骨总解部：正筋，正宗，正士。

（33）背解部：下九里。

（34）腿解部：下九里。

（35）喉之主解部：失音。

（36）喉部解部：耳背。

（37）膀胱解部：马快水。

（38）分泌解部：六快，分枝上、下。

（39）乳解部：分枝下。

（40）子宫解部：妇科，水晶。

（41）后背解部：支通，落通。

（42）丹田解部：背面，总枢。

（43）小腿解部：天宗。

（44）十二指肠解部：门金。

（45）四肢解部：四肢，安全。

（46）四肢弹力解部：中九里。

（47）牙解部：侧三里，侧下三里。

（48）喉侧（甲状腺）解部：足千金，足五金。

（49）眼分支解部：光明。

（50）腓肠解部：七虎。

（51）胸肋解部：七虎。

（52）经外奇穴：上、下唇。

附：董氏针灸穴道解剖项下之五脏解部

——师父全民先生文

董师在 1968 年亲编的《董氏针灸正经奇穴学》讲义的"自序"里说："援用现代语文，撰述本书，旨在宣扬国粹，广起沉疴。"这句"援用现代语文"主要指的是在每个穴位解说里，加了"解剖"一项，里面包括了西方解剖的用语，如神经、血管或肌肉的名称，但也包含了与西方解剖不同的东西，即五脏解部（或称之为董氏正经）。这让只有西方解剖观念，而不明白五脏解部的人，读到心神经、肝神经、脾神经、肺神经、肾神经时，会觉得非常的奇怪，甚至认为董师自创解剖名词，而加以非议。也有人认为董师在解剖项下用的这些肝、心、脾、肺、肾等神经，只是作用的说明而已。但若细观董师在 1968 年亲编的讲义，到 1973 年亲著出版的《董氏针灸正经奇穴学》教科书，就会发现，开始的——到五五部位的穴位，在"解剖"项下，都有西方解剖学的名称，但到六六部位，即用得最多的大小腿部位，及头面耳朵和背胸部时，都已不用西方解剖学的名称，是以五脏解部的名称为主了，最多是加了直接对应的治疗部位，如脊椎或面部之类者。兹将 1973 年版教科书里"解剖"项以五脏解部为主的穴位归类介绍如下。

一一部位

还巢穴，指五金穴，指千金穴。

二二部位

上白穴，中白穴，下白穴，手解穴。

三三部位

手五金穴，手千金穴。

四四部位

后椎穴，首英穴，富顶穴，后枝穴。

五五部位

火包穴，上瘤穴，木妇穴。

六六部位

火硬穴，木斗穴，木留穴，六完穴，水曲穴，火连穴，火菊穴，火散穴，水相穴，水仙穴，水晶穴，花骨一、二、三及四穴。

七七部位

"解剖"项下不以五脏解部为主者，仅七虎穴。其他全以五脏解部为主，而上唇穴及下唇穴为经外奇穴，是指董氏正经以外的奇穴。

八八部位

董穴"解剖"项下全部以五脏解部为主。

九九部位

董穴"解剖"项下全部以五脏解部为主。

十十部位

董穴"解剖"项下全部以五脏解部为主。

十一部位

董穴"解剖"项下全部以五脏解部为主。

十二部位

董穴"解剖"项下全部以五脏解部为主。

如以上所列，董师的"援用现代语文"之意明矣，而五脏解部（董氏正经）藏于现代语文"解剖"项下，亦明矣。

第五章

脏腑互通论

一

　　本节讨论的"脏腑互通"，非现代医学中脏腑之间实质性的通道联系，而是从脏腑/经脉之气相互联系的角度来探讨经络的环周性、关联性及脏腑之间的关系，旨在使临床用针时能灵活地掌握脏腑、经络、色脉的关系，明了经脉腧穴之间的关系、脏腑经络互通的生理及病理状态。

　　中医之五脏，非血肉之五脏，是"气化之五脏"，随四时而变化，春木升、秋金降、夏火浮、冬水沉，众所周知。简单的五行图如图10所示，每一脏顺位相生，隔位相克，是言其常，言其生理状态；一旦出现变化，如木不生火，火不暖土，土不生金，金不生水，水不生木，则为病理状态。以肝木为例，假如肾水不足，肾水不能生肝木，则为母虚不能生子，母病及子，为水不涵木之证，也为害生之恩；假如火实则木也实，言心火旺能令母实，母者，肝木也，肝木旺则挟火势，无所畏惧，为子病及母或子盗母气；假如从其所胜之土来，土虚则木贼，土亢则木壅，所胜妄行则肝木亦焚，此为侮；从所不胜来，即为肺金亢则克肝木，如肺金实见筋急疼痛，肝郁诸症。《难经·五十难》曰：病有虚邪，有实邪，有贼邪，有微邪，有正邪，何以

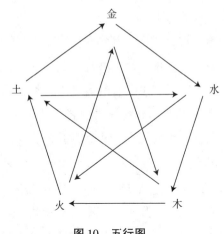

图10　五行图

别之？然，从后来者为虚邪，从前来者为实邪，从所不胜来者为贼邪，从所胜来者为微邪，自病者为正邪。何以言之？假令心病，中风得之为虚邪，伤暑得之为正邪，饮食劳倦得之为实邪，伤寒得之为微邪，中湿得之为贼邪。

李东垣《脾胃论·脾胃盛衰论》也从各个脏的角度，依据《难经》的五邪之说，对脾胃病有详细的论述，限于篇幅，不再赘述。

1. 五脏气化简说。五脏学说在《内经》中至少有三个层次：一从藏象的角度来论述五脏功能；一从阴阳二气化生三阴三阳，从气化角度论述五脏功能；一从器官实体角度来论述。如果不能从一个整体的高度来读《内经》，则经常会感觉前后篇章不同，甚至相互矛盾。这三个层次分别对应天、地、人，是真正从"天地合气，命之曰人"的观点来论述五脏功能的。由于本书重点讲针灸，在此不仔细分出各个层次。

2. 六腑功能简说。《素问·五脏别论》："夫胃、大肠、小肠、三焦、膀胱，此五者，天气之所生也，其气象天，故泻而不藏，此受五脏浊气，名曰传化之府，此不能久留，输泻者也……六腑者，传化物而不藏，故实而不能满也。所以然者，水谷入口，则胃实而肠虚；食下，则肠实而胃虚。故曰：实而不满，满而不实也。"六腑为传化之官，功能为传化物而不藏，藏则病。上述中少了胆，凡十一脏取决于胆也，胆流注子时一阳生之时，乃一天中阴阳交媾之时所主，虽为腑，但实有脏的功能，胆也主疏泄，共同为六腑的传化物而不藏的功能服务。

《素问·六节藏象论》："帝曰：藏象何如？岐伯曰：心者，生之本，神之变也，其华在面，其充在血脉，为阳中之太阳，通于夏气。肺者，气之本，魄之处也，其华在毛，其充在皮，为阳中之太阴，通于秋气。肾者，主蛰，封藏之本，精之处也，其华在发，其充在骨，为阴中之少阴，通于冬气。肝者，罢极之本，魂之居也，其华在爪，其充在筋，以生血气，其味酸，其色苍，此为阳中之少阳，通于春气。脾胃大肠小肠三焦膀胱者，仓廪之本，营之居也，名曰器，能化糟粕，转味而入出者也，其华在唇四白，其充在肌，其味甘，其色黄，此至阴之类，通于土气。凡十一脏取决于胆也。"由此段可知，六腑为营之居，名曰器；对于五脏则应从功能的角度去理解，而非血肉之五脏。"形而上者谓之道，形而下者谓之器，化而裁之谓之变，推而行之谓之通"，这句《易经》中的系辞就是对五脏六腑功能最好的注解。

二

《内经》中处处充满"不易"的思想，而"变易"思想更是层次丰富，我们有了"常"的不易思想后，才能守正以出奇，本书认为脏腑经络之气是全通的。

1. 表里经相通。《内经》中五脏六腑通过表里经相通，脏为阴、腑为阳，配列如下：厥阴配少阳、太阳配太阴、阳明配厥阴，如脏腑身形脉气天圆地方图（图11）所示，这些表里经是常通状态。《灵枢》中的络穴正是联系表里经所用，十五络互为联系的走向，正是脏腑相通的证据之一。对于在针灸上的应用，《素问》已明言，《素问·阴阳应象大论》："故善用针者，从阴引阳，从阳引阴，以右治左，以左治右，以我知彼，以表知里，以观过与不及之理，见微得过，用之不殆。"这里讲的是治则，但具体应用还是有细节的。阳病，正气未衰，从阴引阳；阴病，正气已衰，从阳引阴。而从阳引阴在中药上的应用更是丰富，三阴病用阳药，三阳病用阴药均为阴阳互引的证据。

2. 脏腑别通。明代李梴的《医学入门》首载了脏腑别通的相关理论，即"心与胆相通，肝与大肠相通，脾与小肠相通，肺与膀胱相通，肾与三焦相通，肾与命门相通，此合一之妙也"。脏腑互通的实质，即指具有同一经络生理功能特点的手足经所直接隶属的脏腑存在气化相通的关系。杨氏据此结合开合枢理论，来解释董氏奇穴的应用，在临床上取得了较好的效果。但脏腑之间个个相通，单纯以表里经相通、脏腑别通、同气相求相通来解释是远远不够的，临床依此下针也多有无效者。

以三焦手少阳脉来举例说明：

（1）按表里经论，三焦手少阳脉与心包手厥阴脉相通。

（2）按开合枢论，三焦手少阳脉和肾足厥阴脉相通。

（3）按同气相求论，三焦手少阳脉与胆足少阳脉相通。

（4）按《灵枢·本输》原气之论，三焦下合于膀胱足太阳脉委阳穴，所以三焦与膀胱通。

（5）按《灵枢·营卫生会》之论，三焦起于胃体之上，循胃足阳明脉上行，故三焦与胃通。

（6）三焦起于中焦，少阳三焦相火生太阴脾土，加之《灵枢·本输》曰"三焦者，足太阳少阴之所将，太阳之别也"，故三焦与脾通。

（7）三焦循行上、中、下，上焦如雾，在上焦与心肺相关而通。

（8）由其体内循行路线决定，三焦通于任脉，体外循行路线决定其通于督脉，故三焦与任督二脉通。

同理，小肠手太阳脉与心手少阴脉相表里而相通，同气相求与膀胱脉相通，由开合枢论而通于脾。但临床情况多变，治疗简单的痛症，按照这些固定的模式有时能取得治疗效果；但许多急危重症，机体的气血已不能按照常道循行时，治此多无效。简单来说，小肠实则与大肠相通，小肠虚则与膀胱相通，这样的情况，临证时非常常见，而临床上其他脏腑、经络之间的相通现象也比比皆是。

又如肝木克胃土的胃痛，治疗却在肺，因为佐金能克木，从这个角度来讲，那么肺与胃也相通。中医还有很多术语都能反映出脏腑相通，只是依据不同的体用关系来看罢了。

3. 根据脏腑身形脉气天圆地方图（图11）的十二经脉流注秩序，我们可以看出经脉互通的另外的情况。以肾为例，如脏腑身形脉气天圆地方图所示：

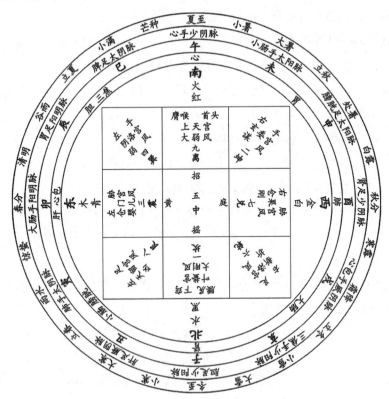

图 11　脏腑身形脉气天圆地方图

（1）肾寄于坎，而实用于酉，因为酉时气血流注肾经。这样，首先能看出肾的体用关系，肾在北方坎位，从流注的脉气来看，是从亥时的三焦手少阳脉，流注于胆足少阳脉，这样看来，子时之后的丑时是肝足厥阴脉，以子时坎位作为立极点来看，脉气所过的相通，就有三焦手少阳脉、胆足少阳脉、肝足厥阴脉，换言之，与肾相通的脉气就是三焦、胆、肝之脉气。

（2）如果以气血流注的酉时肾足少阴脉来看，则相邻的经脉上为膀胱足太阳脉，下为心包手厥阴脉，这样看来，肾经之脉气与膀胱、心包脉气相通。

（3）若以相冲关系来看，子午相冲，则与心手少阴脉脉气相关；卯酉相冲，则与大肠手阳明脉脉气相关。这样看来，与肾和肾脉之脉气相通的，则有三焦、胆、肝、膀胱、心包、心、大肠等七条脉气，从而可推断出，肾与三焦、胆、肝、膀胱、心包、心、大肠均相通，而在临床辨证治疗中，也多见此类互通，可见肾气无腑不到，无脏不通。

（4）加上肺金生水的母子关系，则肾与肺相关；加上表里关系，肾与心相关，心又和小肠相表里，则肾与小肠也存在互通；由于脾和肾之间的土水天然关系，脾胃自然就和肾之间有克乘之脉气存在了。所以，五脏与五脏、六腑和六腑之间均是互通的。

通与不通的情况，可根据上述《难经·五十难》之五邪之间的关系，根据五运六气至与未至、未至而至及六气的客主加临关系，根据病人实际的脉、证、病理情况来审证求因，而非固守一个表里经相通和开合枢的别通理论。只要我们学会变换不同的立极点，把肾藏象和肾脉气作为不同的立极点来对待，我们就有一个完整的思路来指导临床了。用药活活泼泼，下针守正出奇，治疗就自然而然了，这才是合"道"而法自然。

4. 对于经脉"实质"的研究至今未有结果，或许是因为经脉的非物质性和经脉的立体性。简单来说，经脉并非是线性的，而是以"管状"或"束状"的立体方式传导的；任何一个穴点，也非单一的一个点，而是以圆球状或椭圆状的立体结构存在的；十二经脉、十五络脉、奇经八脉等都以立体的方式构成立体的人体，这个组织严密的系统像城市的高架桥一样四通八达，并非简单的表里经和开合枢理论所能概括；立体的经脉总是有交叉的，董氏针灸中，在相邻的两条经脉之间下针，能起到两经脉互调的作用，这也是经脉互通的实证之一。也就是说，当你站在平面经脉上看，或许经脉只有互通，但是当你站在高空再看这些立体结构时，你会惊奇地发现，这些立体的东西全部是通的，就像洛书九宫中飞星移动的"洛书轨迹"一样完美。

5. 《素问·脏气法时论》："黄帝问曰：合人形以法四时五行而治，何如而从，何如而逆，得失之意，愿闻其事。岐伯对曰：五行者，金木水火土也，更贵更贱，以知死生，以决成败，而定五脏之气，间甚之时，死生之期也。"此段讲述的是依据四时脏气的特性，即肝木春生，心火夏浮，肺金秋降，肾水冬藏的自然现象，以四时之升降浮沉论述脏气在各季中的特色及与病脏的关系。如肝病论述之"病在肝，愈于夏，夏不愈，甚于秋，秋不死，持于冬，起于春，禁当风。肝病者，愈在丙丁，丙丁不愈，加于庚辛，庚辛不死，持于壬癸，起于甲乙。肝病者，平旦慧，下晡甚，夜半静。肝欲散，急食辛以散之，用辛补之，酸泻之"。此段文字虽然说的是肝病在一年中、一日中与不同的脏腑之间的生克关系，但把春夏秋冬、天干和一日之平旦、下晡、夜半等隐语，以脏腑纳干法，对应成其季节所主之脏腑，自然就明白了其中五脏之间的关系了，这个还是在五行图中。下文清清楚楚地写道："夫邪气之客于身也，以胜相加，至其所生而愈，至其所不胜而甚，至于所生而持，自得其位而起。必先定五脏之脉，乃可言间甚之时，死生之期也。"可见脏腑之间的互通，与四时的关系是如此严密。不易的层次，有一定的相通，而变易的层次，就是根据四季变化，该通的反而不通，不通的反而通了。因为人体是一个组织严密的系统，会随不同的情况，调整脏腑之间气血出入、升降开合，此即为神机和气立之间的关系。

6. 刺经络穴位时，经气并不完全按照经脉走向而传播，故产生很多新的针疗法，也是脏腑相通的证据。传统十二经中，如五输穴理论和八脉交汇论，一条经脉中有五行，五行又各自有五行，也是脏腑互通的表现形式之一。八卦图的不同变化，四海理论中的相通，冲脉为十二经脉之海、胃为五脏六腑之海之间的相通。《河图》《洛书》之间的先后天互化，九宫图里的时空互化，均能对应到不同的脏腑而相通。五运六气之间的相通、三焦之间的相通、奇恒之腑之间的相通，头面和五官与经脉之间的相通，纳甲化合的冲合制会之间的相通，充分证明了脏腑之内，反映在外的所有相通之法。

总结：我们生活在天地之间，因为天地之"气交变"而化生万物，当然万物也包括了我们人类，天食人以五气，地食人以五味，《内经》中时间的转换，如五运六气之变迁，又有"异法方宜"之地域之间的不同而处理方法不同，还有根据体质的不同而有"阴阳二十五型人"。所以，生活在天地之间的我们，无时无刻不受时空变化的影响，《周易参同契》认为随时空变化象之不同，而交于象数变化的不同，坎离移位，用现在的语言来说，就是能量的变化，而这个时空的不同，对应于人体，除了人体不易的层面如五脏六腑、十二经脉表里相通之外，其他的都是变化的，是随个体的不同、时间和空间的不同而变化的。所以，我们在针刺时，同样的病症，用同样的穴位，总有不效者，这个就是没有考虑到人体是无时无刻不在变化的情况。

万物负阴抱阳，冲气以为和，虽然有如此多的变化，但总归为一气，一气的表现则是阴阳两个不同方面的分工，流传的"脏腑内景气化图"不全，实际上就是"脏腑身形脉气天圆地方图"。这个天圆地方图中，涵盖了脏腑相通的心法，愿读者细细品悟，悟出真正的负阴抱阳，从而真正地悟出如何去刺符合自然规律的一针。

董氏针灸奇穴的解部，是脏腑互通的典范，是根据天体古星宿理论对应于人体的不同位置而产生的。董氏先祖用针，正符合《易》之"不易、变易、简易"的原则。

注：脏腑身形脉气天圆地方图，是从六壬盘中化出，也和堪舆罗经类似，只是更具体为"医学罗经"。汉代的"栻"是中间圆四周方，而本图反之，在外层设计为天的圆形层面，在中间用九宫图来表示地，虽然天地人思想渗透于各个盘中，但通过外之天盘的旋转，地之九宫图象于中五之五而不动，也合于人之罗盘。这个仅为初级模型，读者不要把此理解为平面，这样每个层次都能装进去更多的东西，比如《辅行诀脏腑用药法要》之二十五味药精，比如六经、流注五输、灵龟飞腾等，再比如董氏针灸解部等，希望有心读者，结合二十八星宿，画出适合自己运用的董氏针灸不同层次的总、副、分、细、支、交叉等解部穴位图。

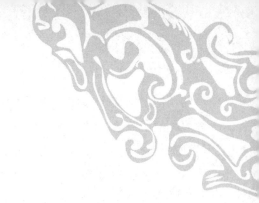

第六章

针道小论

　　针道针道，用针之道，道为何物？历代针灸书籍中，多以穴论术，以术论穴，或多论述经脉穴道，或论某病主用某穴等，均置针道而不论。笔者理解古人置而不论的苦心，但在通读了《内经》和历代典籍后，分析《内经》各篇章，结合《易》和《道德经》，虽然恍兮惚兮似一说就错，虽然难以名状，但愿为其做如下注解："道"为自然现象和自然规律，"针道"为用针之道，即取法自然现象，合于自然规律来用针治病疗疾。

　　《灵枢·九针十二原》黄帝问于岐伯曰："余子万民，养百姓，而收租税。余哀其不给，而属有疾病。余欲勿使被毒药，无用砭石，欲以微针通其经脉，调其血气，营其逆顺出入之会。令可传于后世，必明为之法。令终而不灭，久而不绝，易用难忘，为之经纪。异其章，别其表里，为之终始。令各有形，先立针经，愿闻其情。"

　　从《灵枢·九针十二原》来看，黄帝欲立针经，岐伯推而助之，由此可知，针的作用是通经脉调血气。此"经脉"不单纯指气脉和血脉，针灸理论中经脉均指经气和血脉。《灵枢·九针十二原》前有通经脉之气，后有调血脉之气，可知无论用九针中的何种针具，其作用均是通调气血，所以针只是调气血的工具。从整篇来看，岐伯言小针之要，均应避免"粗（工）守形"，而针道的最高境界是"上（工）守神"，刚好呼应了黄帝之"营其逆顺出入之会，令可传于后世……为之经纪"。而"营其逆顺出入之会"的"营"字，古书没有注解，注解重点多在"逆顺出入之会"这句话，"营"字通"荣"，可为动词，为经营，也可以理解为用针，以针来经营和荣养"逆顺出入之会"——穴位。

这样解释，我们就明白了用针的着力点和用针的目的所在，即均作用于穴位。从前后文来看本篇，前面讲针道，后面讲九针针具的来源和原理。再看十二原的用法，我们就知道，在穴位上所做的文章，就是逆顺而已；读本篇经典，用在针道上，就是如何来找到病反映在"出入之会"上的逆顺。"逆顺"，《内经》各篇章是从不同的角度来论述的，大体分为几个层次：一是天时之"逆顺"，二是地理之"逆顺"，三是气血之"逆顺"，四是经脉脏腑之"逆顺"，五是形气声色之"逆顺"。概言之，无非阴阳之互根，无非五行之生克制化，无非形神是否合于天道地理，无非如何把这些具体落实到病象中去。

道生于无，从无而生有，这样就成于一。《内经》若以两分论之，上言气之通天，下言病之变化。但这些气、病之变化，具体落实到穴位上，则不宜看死某穴主某病，而应该从不同的层次去思考引起"出入之会"——穴位逆顺的原因。

若以三分论之，三生万物，逆顺的原因在《内经》中大体分为天、地、人三个层次。如果不明《内经》的体系，就会发现《内经》诸篇章存在前后矛盾，互不统一的现象，分布于阴阳、五行、藏象、经络、腧输、运气学诸篇章，从而论述精、气、神、形在人体表现之逆顺。其实，先人是在以不同的角度来论述各种关系，因为针灸直通丹道，故先人把精华散述于各个篇章。以《内经》"自相矛盾"而诋毁《内经》者，实未明白先人的苦心，愧为炎黄子孙。

若以四分论之，则为东南西北，则为元亨利贞。土藏于四季之月，善而不可见；以病论之，顺天时地理而为之，不应仅见穴而不见道。故经言："因天之序，盛虚之时，移光定位，正立而待之。故日月生而泻，是谓藏虚；月满而补，血气扬溢，络有留血，命曰重实；月郭空而治，是谓乱经。阴阳相错，真邪不别，沉以留止，外虚内乱，淫邪乃起。"

若以五分论之，则为五行生克制化，依四季而旺相休囚，依据《素问》病机十九条和《灵枢》诸篇章均可得出五分之法。

若以六分论之，则为三阴三阳，则为六气、六经、六节等。四时化六节、化八卦、化九宫、化二十四节、化七十二候，均藏于《内经》各篇章，是指导我们天人合一行针的非常具体的做法，奈何近人不察，粗通皮毛者扯虎皮做大旗，知其然，不知其所以然，以盲引盲，误导后学。但这些易数之化合，易数之入用，均藏在董氏针灸奇穴的解部中，董门先祖早已窥破天地之秘。然因种种原因，化为奇穴而行不言之教，背弃董门而外求者，均未得董门真传。

体系之分，以天、地、人各个层次来论述形、神、器，从而三而三之，九而九之，概以阴阳而统之，以五行而细之。《内经》的体系甚为复杂，大概线条却很清楚，没有一个总的高度，那看《内经》就是杂乱而互相矛盾的，若以此线贯穿《素问》《灵枢》162篇，其体系则泾渭分明。

不明体系，何言针道？更不用说去读更高深的经典了。

《道德经》中，老子是从各个层面去论述"道"的，从虚无、自然、真一、朴素、无象、无执、清静、慈俭、和光、同尘、不争、处下、持盈、德善、守中、光而不耀、直而不肆、不言之教等诸方面去阐释"道"。《道德经》《易经》《内经》三部经典中的经典，实际上说的都是一个共同的字，就是"道"。三部经典的确以不同的方式、不同的行文来阐释。《道德经》认为，当你把帝王看成练功者，或医生把体内正气或气血看成百姓，治医之道不就很明显了吗？丹道内修不也很明显了吗？《内经》中直言气血、脏腑、经脉。而《周易》却是在讲不易之易、变易之易、简易之易，直接根据象、传、爻辞得出与《道德经》《内经》的相同之处，且均能直接体现在针道上。

《孙子兵法》，以道统法，论述兵法而战无不胜；《棋经》以方圆、动静来论述博弈之道；而《内经》以阴阳腑输、运气藏象、经络穴位来论述人纪合于天地四时之行针用穴之道。同理，董门先祖也早已把针道化为穴位，把心法化为针法而传诸后世，岂能以法不同而弃道？更遑论道之不同？

"道"即规律，医者在针刺之前，首先要掌握病人、病情的规律。无非就是进行四诊，甚至多诊合参，才能更准确地判断病患的逆顺，随其出入升降异常而"通"之。当我们掌握了四诊之道，也就掌握的针刺规律，就像我们有了更精准的卫星导航系统，如此，治病如解结、如汤泼雪就有了可能。

针道，表现在针刺上就是针势。我们不知春夏秋冬，却能以气候变化而感知四季之变化；我们不知风为何物，却能从树叶的方向而感知；我们不知五脏六腑之虚实，却能从望闻问切而得知。这些变化，都是势的变化，宜因指见月，针灸的不传之秘就是针刺的深浅，针刺的深浅取决于菽位的变化，菽位的变化直接作用于针势，是过犹不及，也是不及无功。

具体到针道上，则以人体的虚实，感知我们需要下针的方向，顺其势，用其针。《兵法》云："凡治众如治寡，分数是也；斗众如斗寡，形名是也；三军之众，可使必受敌而无败者，奇正是也。"《棋经》云："夫弈棋，绪多则势分，势分则难救。投棋勿逼，逼则使彼实而我虚。虚则易攻，实则难破。临时变通，宜勿执一。《传》曰：'见可而进，知难而退。'"

对待人体疾患，邪实宜泻，但泻有泻法。董氏针灸五脏解部中，处处藏着针法进退之道，从总解部，到分支解部，到细分支解部，都是穴位势能的表现，不能过，亦不能不及，否则都是害。再具体到病症，为何一个简单的腰腿痛，我用灵骨、大白穴无效，你用重子、重仙穴而起立竿见影之效呢？因为分属五脏解部的五行势能不同而已。

对于患病之人，体虚宜补，但补有补法。常见脾虚泄泻者，补脾之虚常效不尽意，大有愈补愈虚之虞，但为何补土之母，即补其心火，针通天一穴即止？癌症后期病人体虚邪实，为何愈补虚，而肿瘤愈大，而体愈虚？为何欲泻邪，而邪更盛体更虚？

水金、水通二穴止咳，针半寸无效而针一寸有效；用于腰痛，为何针一寸无效而针半寸有效？董公治腰痛，常以此二穴来给病人表演速效止痛法，为何我们不行？

治心脏诸患，为何用毫针针四花诸穴无效，为何董公仅以三棱针刺而取效？请参阅后附董公医案语录38则。

以道统法，以法统穴，根据天之四季、地之十方，结合患者病情的久暂虚实，选不同的针治法，针者往往追求一针治病，病者往往追求速效而愈，但不合针道的针法是霸针。例如一个多年虚寒的病人，能否短期速效排寒呢？现代用针者多被自己骗了，病者又被针者骗了，在患者被针后感觉温暖的同时，也出现了很多因用针引起的不良反应，这个不良反应不是短期能看出来的，在长期的观察中，常常是此病好彼病起，这里好了那里又病了，医者昧而不知，病者更不知，从而以盲引盲，医患共昧，失去了针的精髓。

董氏针灸穴位五脏解部，直接对应五行、五脏，蕴含了天地数理，愿传播董氏奇穴者，不要废弃董门至宝不用，置大道而不顾，言忠信、行笃敏，虽万州里，亦可行乎。

像很多的虚寒性病人，也常见癌性疼痛的病人，这个时候不去建中、补中、理中，寒从何去？暖从何来？不知去路更不知来路，只求速效，结果是按下葫芦起来瓢。笔者始终不信古人不知速效之理，而古人慈悲不言，奈何近世"聪明"人太多，总以为自己超越了古人，还自以为是，针灸滥传之罪也！天地之间，人立其中，人病则为能量的流失，而天地的能量是无穷的，如何借天地能量而施于病人，《内经》中的治疗原则和董门先祖设穴思路，均给了我们去捕捉针势的"指"。

常听人说，针后晕针，晕的好不如晕的巧等欺骗自己、欺骗病人的话题；或对于针后几天不能动甚至感觉很虚弱的情况，医者给病人的解释是：此为正常反应。如果以晕针作为有效的前提，那么这就是很明显的以牺牲病人的正气为代价的穷兵黩武了，非善中之善，更非"上兵伐谋"之境界。

《兵法》云：激水之疾，至于漂石者，势也；鸷鸟之疾，至于毁折者，节也。故善战者，其势险，其节短。势如扩弩，节如发机。纷纷纭纭，斗乱而不可乱；浑浑沌沌，形圆而不可败。乱生于治，怯生于勇，弱生于强。治乱，数也；勇怯，势也；强弱，形也。

　　这段话告诉我们，邪气盛的时候，如何去引邪外出，也是《内经》中一个重要原则——阴病治阳，阳病治阴；从阳引阴，从阴引阳。一个脾胃虚寒性胃痛难忍的患者，这个时候去补虚，往往让疼痛加剧，这个时候先从阳引阴，例如针门金穴，以泻邪实，犹如上述《兵法》所云，一个石头从山上滚下来的势是最大的，我们应该顺势而为，针门金穴就是引导实邪外出，待其势衰而图缓补。欲补先通之理也。

　　无疑，刺血是一种很有效的引邪外出、通阳生新的手段，但刺血有刺血的原则，并非虚人不能刺血。所谓虚实，分为两种，整体的虚可表现为局部的实，整体的实，可表现为局部的虚，这和阴阳、经脉的循行有密切关系。欲泻先散之理也。

　　董门刺血术，多以浅刺皮络为主，包括皮下小血络、小结节、皮肤色泽的变化，统称刺病象法，通过刺外阳来通阳（外为阳、里为阴），所以在背部、四肢阳面刺血最为多见，以消除"阳"之瘀阻。若刻求在阴面、阴经刺血，则失去了通阳固阴的作用，若赶上藏虚、月空等时候，结果只有一个，就是乱经。

　　天地之间能量的流动有其自然规律，我们如何最大化地引动天地之大能量，那么首先就要选择正确的术，没有道的概念，哪会有正确的引动能量之术呢？也有以针培补病人元气的，无非二穴，即在关元穴、支沟穴（在董氏针灸穴位中叫作火串穴）行烧山火手法，其实也是一种调动病人有限元气去抗邪的短视做法，虽然也有速效，但病人的元气根本未生。先天之元阳元阴统称为元气，元气生于命门寄于脾，元气散见于五脏各个脏气，并非仅仅在肾中，不能说肝、脾、肺、心就没有元阴元阳，在病人体虚时可以针刺关元补阴、支沟补阳等，但并非王道，治病总以顾护脾胃为上。《伤寒论》以顾津液存胃气为治疗原则，先保存仅有的正气，待正气渐复为上策。犹如去年的经济危机，大势犹如激水之疾，至于漂石者，逆势而为，不保住自己的资本金而去做无谓的投资，只能让自己血本无归。

　　《棋经》云："彼众我寡，先谋其生。我众彼寡，务张其势。善胜者不争，善阵者不战。善战者不败，善败者不乱。夫棋始以正合，终以奇胜。"用针亦然。下针前，我们要衡量病人正气有多少，正气不足则只有通过培补脾胃后天之气的生化之源，才能更好地保住先天元气的存量，这样才是治病之王道，才能长久。

道法自然，是法自然现象和自然规律，在前文 1968 年版的《董氏针灸正经奇穴学·自序》中，董公自言董氏针灸距今两千五百年历史。而董针之道，体现在自然现象上，就是《素问·示从容论》的取象援物，比类行针；体现在自然规律的取用上，散见于《素问》《灵枢》各篇章。天地不仁，以万物为刍狗，自然规律不会因为冬天寒冷而减成一个月，不因为夏天酷热而缩短恶劣的气候，人体的自然规律，会让一个脾肾阳虚的病人速愈吗？而用针药却让其效速，不正像以激素喂家禽、家畜一样急功近利吗？

那么，我们如何以简单的标准判断我们的针术是否合道呢？《素问·征四失论》《素问·疏五过论》已经告诉了我们哪些是针者的四个失误，哪些是针者的五个过错，古人已苦口婆心地训示过我们了。

董氏针灸奇穴的五脏解部，以五脏六腑在体表的反映设穴，其中蕴含了深奥的五行生克制化的道理，所以设穴多有总解部、副解部、分支解部、细分支解部、交叉解部等，就是告诉后人用针要合度，合于天地运行之度，合于阴阳二十五人之度，这个度，董门不去花大量的篇幅来论述五运六气，不去费时论述流注、堪舆之术，董门先圣大而化之，直取董氏针灸五脏解部来说明天地之度，以深浅论阴阳、以针向谈流注、以远近论形势，非嫡传不能得其要。董氏针灸五脏解部的层层设立，正是五行生克制化、脏腑气化用针行运的典范，不懂邪之来、不明病之去而针，则易戕害病人的正气，而董氏针灸心法则化为针法教导后人太过与不及之理。十二经脉正经系统是依据道家地盘十二经水设定人体经脉循回的不易通道，人在天地之间，人病，医者治之，不合天地四时，不合运气地理，穴位为形，针道为势，不知形势，遑论针道与神奇？人在天地之间，修性养命，不法阴阳，不合术数，不普修心性以养道德，如何把人生作为修行的手段？

年轻的修习针灸者，在学习前辈经验的前提下，应该跳出平面医学思维的桎梏，从天、地、人的角度对针道做更深层次的探索。希望此论能为后学者打开一扇通往天地之间的窗口。

第七章

脉法与针灸的不传之秘

　　针灸医生针灸前把脉吗？《针灸甲乙经》《黄帝明堂经》《针灸大成》等针灸典籍中，都是反复论穴位的主治，而没有从病理状态上指明人体什么状态用什么脉。就算近代针灸大家的书籍，也未见某医家把脉之后，下针立愈的记载。难道所有的针灸医生都是熟练背诵穴位主治后不停地试穴？比如一个赤白带下病，一个经脉不调病，就有数十个穴位可以用，难道要一个个地试验吗？难道针灸医学的传承，都是经验用穴的传承，而没有自己的诊疗体系吗？难道针灸医学仅仅是某穴主某病吗？

一　四诊概述

　　望而知之谓之神，闻而知之谓之圣，问而知之谓之工，切而知之谓之巧，这是中医四诊的四个境界。古往今来任何一个大医，均离不开中医四诊——神、圣、工、巧。扁鹊见齐桓公，仲景见仲宣，都属于望诊的顶级层次了。

望闻问切者，诊法也；针灸药石者，治法也。将欲治之，必先诊之，非诊无以知其病，非诊无以知其治也。凡天地古今之理，南北高下之宜，岁时气候之殊，昼夜阴晴之变，以至赋禀强弱之不齐，老少居养之各异，莫不着见于四诊焉（《望诊尊经》）。

望诊主要是望气色和神态，董公景昌师公望诊，即望人之气和人之色，气在色之上。望诊，久病见于气，新病见于色。《灵枢·五色》《望诊尊经》《伤寒杂病论义疏》第一章平脉大法，均有大量论述和详细记载，均合于临床。望舌是目前中医必备的望诊技术，在近代名医中，沈绍功对望舌苔颇有心得，结合现代医学观点，对生理病理进行论述，契合临床实际，我们可以学习并运用。望诊的其他内容很多，就不一一论述了，均可参而习之。

闻诊，闻为听非为嗅，即听人声中的五音，宫、商、角、徵、羽（五音对应五脏）五音中的间杂与生克、某音太过或某音不及，均有非常大的诊断价值。比如声音低微是气虚，声音高亢是气旺。闻诊不单是判断气之盛衰，《灵枢·邪客》《灵枢·阴阳二十五人》中有不少记载，但很多技术还是失传了。幸而在《管子·地员》《隋书·音乐志》《辞源·八十四调》《乐府传声》中还有一些记载，可以窥见一斑。高山流水，伯牙子期，知音难遇，闻弦歌而知雅意，古人尚且能做到听音知变（《史记·荆轲传》曰：“高渐离击筑，荆轲和歌，为变徵之声，士皆垂泪涕泣。”），作为今人的我们更应努力去寻回失落的闻诊技术。

“欲知宫，舌居中”，脾胃的音在宫音，当以纯正悠长为正，如某人发宫音时声音夹杂着角音（欲知角，舌缩却），那此人就有肝脾不和之象，如果望诊见此人身体瘦高，则身形为木型，发音含角音又破宫音，则人脾危。仲圣云：见肝之病，知肝传脾，当先实脾。不用再把脉验证双关脉，即可下针用方了。如果此人身体肥胖、面黯，则病在脾肾，补肾疏肝即可救脾，太溪一针九菽层次，根本不用把脉问诊即可中病。如果此人不改变角音，又喜欢说话，音克声、声克形，就算卢扁再生，药石也难取效。临床举一反三，余皆仿此，诊精治要，病安不去？

人之声后天可以变化，而人之音则属于与生俱来。

至于问诊，多数医者根据"十问歌"来问诊。"十问歌"，多从清·陈修园的《医学实在易·问证诗》："一问寒热二问汗，三问头身四问便，五问饮食六问胸，七聋八渴俱当辨，九问旧病十问因，再兼服药参机变，妇人尤必问经期，迟速闭崩皆可见，再添片语告儿科，天花麻疹全占验。"

那么临床上怎样问诊呢？笔者的经验是，察言观色的同时，根据病色、病音、病脉，也就是根据望诊、闻诊、切诊之后的判断，针对性地问诊。比如切脉得关上小紧数、寸沉，必问有无胸痹；切得左关浮数，必问有无口苦和睡眠障碍，乃胆热扰心也；女性患者，切得尺脉沉涩，必问经期和癥瘕，常能一问中病。这样根据色、脉、音再做问诊。

切而知之谓之巧。古今大医名家，无不重视把脉，把脉能知病更能治病。近 30 年来，金氏脉学、寿氏脉学、王氏脉学等流派的脉学大家，都可以通过脉诊来诊断某些现代医学范畴的病症，比如哪里长了一个瘤，哪里长了一个结节，子宫肌瘤、囊肿、乳腺增生之类的，都可以通过把脉把出来，并且还八九不离十，笔者称之为"形态脉学"。

《内经》《难经》《脉经》的脉法，是通过把脉判断人体五脏六腑、经络循环、气血阴阳盛衰的状态，以及痰饮瘀血、内七情外六淫等病邪的侵犯。这些脉法为中医诊断而设，也为中医治疗而设，笔者称之为"状态脉学"。这样的脉诊第一能诊断病，第二能直接根据脉象采取治疗措施。故《伤寒论·平脉法》云："脉乃气血先见，气血有盛衰，脏腑有偏胜。气血俱盛，脉阴阳俱盛，气血俱衰，脉阴阳俱衰。气独盛者则脉强，血独盛者则脉滑，气偏衰者则脉微，血偏衰者则脉涩。气血和者则脉缓，气血平者则脉平，气血乱者则脉乱，气血脱者则脉绝。阳迫气血则脉数，阴阻气血则脉迟。若感于邪，气血扰动，脉随变化，变化无穷，气血使之。病变百端，本原别之。欲知病源，当平脉变。欲知病变，先揣其本。本之不齐，在人体躬。相体以诊，病无遁情。"

《难经·一难》曰："十二经皆有动脉，独取寸口，以决五脏六腑死生吉凶之法……"《难经·五难》曰："脉有轻重，何谓也？然：初持脉，如三菽之重，与皮毛相得者，肺部也。如六菽之重，与血脉相得者，心部也。如九菽之重，与肌肉相得者，脾部也。如十二菽之重，与筋平者，肝部也。按之至骨，举指来疾者，肾部也。故曰轻重也。"

《内经》时代有遍诊法，如《素问·脉要精微论》《素问·平人气象论》《素问·三部九候论》《素问·举痛论》《灵枢·经脉》等均有涉及。如提出人迎大一倍于寸口，病在少阳；人迎二倍，病在太阳；人迎三倍，病在阳明……这是对比人迎脉和寸口脉大小变化的一种诊脉论。

还有一种切经络循行的脉法，在十四经络上进行切按，察经脉循行路线上的结节和虚实，进而诊断经脉循行中的病理情况。比如切足阳明胃脉，查见上巨虚穴区有结节，那么就用针解结，直接刺掉这个结；比如查见足三里穴区，有瘀血存在，那就见而泻之，用三棱针刺掉瘀血，直至"血变止"。

经脉连环形成之后，十二经脉的性质完全变了，十二脉变成了一脉，标本诊法、三部九候等遍诊法，也失去了存在的意义而让位于独取寸口脉法（《经脉理论还原与重构大纲》，97 页）。

笔者翻遍古籍医案，罕见关于针灸脉案的记载，更不用说从中汲取经验，脉学似乎只是用来指导用药了，"能合色脉，可以万全"也似乎只是指用药了。此时，有一个契机出现，就是对董氏针灸的深入研究，发现了董氏针灸就是遵循五脏针灸法则。笔者从 2008 年开始，就开始做以中医四诊来指导针灸治疗的研究，旨在找回遗失的针灸精髓——疏穴简针，让医者每一针都能有针刺的目的，从而达到气至病所、针到病除的效果。经过 8 年的探索，已经形成自己切脉下针的基本体系，在临床上尚属得心应手，也举办了 4 次"脉针"培训班，学员反映临床疗效良好。

二　藏象针灸脉法

笔者以下论述的脉法是独取寸口脉法，是围绕《难经》《脉经》《伤寒杂病论义疏》《四海同春》四本医学典籍来论述的，姑且称之为

"藏象针灸脉法"。本来这些脉法是指导用药体系的脉法，经过对数十万人次的研究，疏穴简针，下针不过二三处，即达到预期的治疗效果，达到治愈疾病的目的。

藏象针灸脉法，就是兼顾阴阳五行的脉法，以关为界，寸阳尺阴定病位之阴阳；以"残贼六脉"（弦、紧、浮、滑、沉、涩）脉形定邪气之阴阳属性；以六脉菽位深浅定脏腑气血的干移传化，然后决定针刺的方向和深浅。目的是内窥脏腑气血的逆顺、多寡，达到调脉以调病的针灸效果。

1. 阴阳概念，借用《伤寒论·辨脉法》做阴阳分类

问曰：脉有阴阳，何谓也？

师曰：凡脉大浮数动滑，此名阳也；脉沉涩弱弦微，此名阴也。凡阴病见阳脉者生，阳病见阴脉者死。

脉有十种，阴阳两分，即具五法。

浮沉是脉体，大弱是脉势，滑涩是脉气，动弦是脉形，迟数是脉息，总是病脉而非平脉也。

2. 五行概念，就是五脏概念，按《难经》《四海同春》菽位深浅，候脏腑气血的干移传化、阴阳逆顺、脏腑纵横，做五脏气血分类

《难经·五难》曰："脉有轻重，何谓也？然：初持脉，如三菽之重，与皮毛相得者，肺部也。如六菽之重，与血脉相得者，心部也。如九菽之重，与肌肉相得者，脾部也。如十二菽之重，与筋平者，肝部也。按之至骨，举指来疾者，肾部也。故曰轻重也。"

《伤寒论·平脉法》："问曰：经说脉有三菽、六菽重者，何谓也？师曰：脉者，人以指按之，如三菽之重者，肺气也；如六菽之重者，心气也；如九菽之重者，脾气也；如十二菽之重者，肝气也；按之至骨者，肾气也（菽者，小豆也）。假令下利，寸口关上尺中，悉不见脉，然尺中时一小见，脉再举头者，肾气也。若见损至脉来，为难治。"

初按脉，轻取之，如持三菽之重，平于皮肤之部者，以候肺气也。稍重取之，如持六菽之重，略下于皮肤，平于经络之部者，以候心气

也。又稍重取之，如持九菽之重，平于肌肉之部者，以候脾之气也。再重取之，如持十二菽之重，平于筋之部者，以候肝之气也。重取之，平于骨之部以切之，以候肾之气也。此分出入为五部，以候五脏之气。

皮毛者，肺之合也，故候肺气平于皮肤之部。脉者，心之合也，故候心气平于经脉之部。肉者，脾之合也，故候脾气平于肌肉之部。筋者，肝之合也，故候肝气平于筋之部。骨者，肾之合也，故候肾气平于骨之部。归纳如下：

金——三菽——肺——合大肠

火——六菽——心——合小肠

土——九菽——脾——合胃

木——十二菽——肝——合胆

水——十五菽——肾——合三焦、膀胱

3.《难经》菽数轻重脉法延伸论

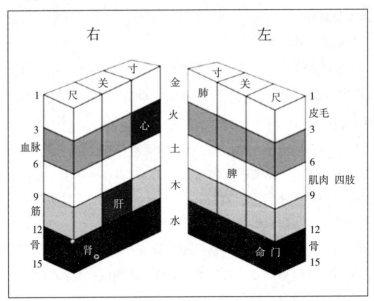

图 12　演难经菽数轻重诊左、右手脉图

如图 12 所示：

演《难经》菽数轻重诊右手脉图：

三菽，肺脉位，燥金，肺大肠，属秋。

如更洪大搏指不止皮毛之外者，以肺太有余断病。

如肺脉上出于皮毛之外者，以肺有余断病。

以三菽之重为肺界，居第一等，乃肺部脉位。

以浮短而涩，且兼和缓，为肺经正脉。

诊肺脉乃浮中之浮，若过与不及皆主肺病。

如肺脉下入于六菽之位者，皆以肺脉不足断病。

如再下入于九菽十二菽之位，以肺经太不足断病。

九菽，脾位脉，湿土，脾胃，属四季。

如上出六菽为脾胃有余，三菽之位为脾胃太有余。

以九菽之重为脾胃界，居第三等，乃脾胃位。

以中缓而大，且无他脉相杂，为脾胃正脉。

诊脾胃脉乃不浮不沉居中，过与不及俱主病。

入脾胃脉下入十二菽之位为不足，如十五菽为太不足。

十五菽，命门位，相火，命门心包三焦，属火。

如再出九菽六菽以上之位为太有余。

如命门脉上出于十二菽之位，为命门心包三焦有余。

以十五菽为命门界，居第五等，乃命门脉位。

以沉滑而大，且兼和缓，为命门正脉。

诊命门脉乃沉中之沉，若过与不及皆主病。

如命门脉沉伏于骨者，为命门心包三焦不足。

（命门相火兼统三焦心包络。）

如再沉伏寻之不见应指，为太不足。

演《难经》菽数轻重诊左手脉图：

六菽，心脉位，君火，心小肠，属夏。

如再上出于皮毛之外，以心经太有余断病。

如心脉上出于三菽之位，以心经有余断病。

以六菽为心脉界，居第二等，乃心脉部位。

以浮大而散，且兼和缓，为心经正脉。

诊心脉乃浮中之沉，若过与不及皆主病。

如心脉下入于九菽之位，以心经不足断病。

如心脉再入于十二菽之下，以心经太不足断病。

十二菽，肝脉位，风木，肝胆，属春。

如肝脉上出九菽为有余，出六菽为太有余。

以十二菽为肝脉界，居第四等，为肝脉位。

以沉弦而长，且兼和缓，为肝经正脉。

诊肝脉，乃沉中之浮，若过与不及皆主病。

如肝脉下入于十五菽为不足，再下入隐伏为太不足。

十五菽，肾脉位，寒水，肾膀胱，属冬。

以十五菽为肾脉界，居第五等，为肾部脉位。

以沉滑而大，且兼和缓，为肾经正脉。

诊肾脉为沉中之沉，若过与不及皆主病。

如肾脉上出于十二菽为有余，再出九菽之上，为太有余。

如肾脉下入于骨为不足，再隐伏不见，为肾太不足。

根据以上所述，我们知道，寸、关、尺中，每一部均分为一个五行，也就是说，每部脉都有脏气互含，比如左关肝脉正常菽位是以十二菽为界，是肝经正脉，低于十二菽，那就是病脉，病在哪里呢？病在肝肾，升降出入中，入多出少。因为肝气下陷到了肾部（肾部是十二菽以下至骨），以此脉断，就是肝气不足证，不管什么病种，凡见此脉，必针此穴。

那么怎样一针调五行呢？怎样疏穴简针呢？很简单，就是在一个穴位上调动肝肾之气。比如针肝经原穴太冲，那么深刺就是针深达到十五菽，以调整肝肾之气。这第一针的目的就是调气。《灵枢·九针十二原》曰："欲以微针，通其经脉，调其血气，营其逆顺出入之会……小针之要，易陈而难入，知其要者一言而终。"针刺到位后，然后运用旋转手法催气，左旋为补，右旋为泻（南半球相反）。此时，左旋补肝气，您可以问病人的情况是否好转，也可以把脉验证这一针的效果，如果左关脉回归本位（九菽至十二菽之间），那么这一针就达到调气的目的了，然后据病情，再针一配穴。

如果左关脉浮至三菽，轻取即得，那就是肝胆之气上越，病邪有余之证。前面讲过三菽之重为肺部正脉，也就是说病在肝肺之脉。此时应该泻合穴，可以泻阳陵泉，针深至十二菽即可，勿下至肾部，稍作停留后，直接把针提升到肺部三菽部，行旋转手法，此时应右旋做泻法，直接消除左关的病脉，然后切脉验证，脉回归到本位，即是有效。

近来最常见的是肝脾不和、胆胃不和脉证，表现为双关脉浮。疏穴简针，即针木斗穴、木留穴，以上述手法做补泻，常能针到病除。病脉除，病则除，有些顽固性疾患会有反复，可以重复针几次，以待脉位回复正常菽位，病即愈。

尺脉浮大在三菽之上者，为芤脉，属于金水不相生、肾气外泄证，此为难治，此时针原穴太溪，以此手法做脏气搬运，泻有余、补不足，也可以针通肾一线，均可达到补虚的目的。配穴可以选用肺部的穴位，根据症状可以选肺经合穴尺泽，或董氏针灸奇穴的灵骨、大白。下针不过两三处，使金水相生即可治病。其中有间杂脏气乘侮纵横者，都可以通过上述脉法做脏气搬运，补不足泻有余。孟子曰："梓匠轮舆，能与人规矩，不能使人巧。"余皆仿此，熟能生巧。

《脉经》和《濒湖脉学》中提出，滑脉主痰饮，涩脉主瘀血，弦脉主痛、主风，也主饮，都很有临床价值，首先要背诵牢记于心，然后就是灵活运用。比如痰饮病，我们在针法搬运脏气之后强脾，因为脾为生痰之源，同时脾土克病水，那么就针到九菽上下，可以加强效果，比如涩脉主瘀血，可以选三重穴直接化瘀血，针刺到脾部，也可以根据病所或病经，选用对应经络的郄穴进行搬运，当然也可以在背俞穴刺血。

以腰病为例，固定痛属寒，酸属湿，胀属气滞，游走属风。归类于脏气中，痛针十五菽，酸针九菽，胀针三菽，游走者针十二菽，大体如此。基本上下针不过两三处，病必衰也。

针灸师一针下去后，至少需要知道这一针作用于五脏的什么层次，哪些脏气在互相干扰。然后有目的地下针，平脉以补泻，而不是从故纸堆里去寻找似是而非的经验。而针灸效果的判定，也是从脉象的变化中，判断这一针作用于人体后，气血盛衰、症状改变的情况，作为我们经验积累和无效反思的手段。如此，则每天都会有进步，方能寻回失落的针灸精髓，"苟识其要，不在博求，一以贯之，不虑而尽矣"。

怎样处理十二经和五脏的关系？虽然脏腑和经络互相交叉，特别是在寸口脉中，很多医者常常不知道如何选用董氏针灸穴位和十二经络穴位。选穴原则是：经气为病，候于所合。如小肠经热而内眦赤，则脉见于左寸，心合小肠，腑脏自病，随脉位上下而分候之；如小肠有宿食，暮发热，则当右尺实也，余可类推。凡有形的癥瘕积聚，均在上下脉位分诊之。

4. 藏象脉法针灸法则

（1）主穴：切菽位脉确定五脏针灸的主穴，以董氏针灸五脏解部选穴。主穴选准与否，直接决定效果有无。

（2）配穴：对症选穴，治疗兼夹症状；并选取防止病情传变的穴位。配穴选准与否，直接决定效果久暂。

（3）先针五脏主穴，后针六经配穴。

（4）针刺深浅由色脉决定。

（5）本部脉病，可能是他脉传变。

（6）脉大、脉沉者，均难治，即使是外感咳嗽。

（7）杂病重脉不重色，新病重色、重症，可以轻脉。

（8）考虑十二时辰流注和五脏相生法则。

（9）针刺深浅决定疗效大小，菽位搬运法是关键。

（10）医者自身健康，能提高针治患者治愈率。

5. 病案举隅

（1）一女，45 岁。腰痛 3 年，加重 1 周。体型肥胖，右侧肢体麻木，面黯。切右脉关尺大，左脉偏浮，左关脉偏弦。诊断：久病不在阳。腰痛 3 年以上，病在阴。据右侧脾肾脉大，知腰痛病在阴和脾肾，选穴以腕顺一二，配通肾一线、火菊一线。先针十五菽，然后提至三菽，把肺部多余之气搬运至十五菽，偶加中九里、昆仑之类九菽（体胖属脾虚）以从阳引阴，最后治愈。

（2）一男，60岁。肾脏恶性肿瘤术后，腰臀部及下肢酸痛，上楼乏力，六脉皆大，告知难治。诊断：知此病在阴及二蹻。先针太溪，菽位搬运，后针州水、心门、曲陵主穴，下肢配外踝下，逐渐缓解，乏力消失。

（3）一男，腰痛3个月，咳嗽时腰痛加剧，牵扯下肢稍麻，CT检查示椎间盘突出，西医诊断"椎间盘突出症"，欲做手术而未做，西医予对症处理未解。来诊时见面色青晦，双关脉浮大，双寸沉，舌淡苔不厚。诊断：此病在阳，病位在肺、肝。为针灵骨、大白穴，在十二菽和三菽之间搬运，1周愈。此案下肢配穴是关键，初配阳陵泉，缓解之后，配驱风妙穴七虎穴及束骨、金门穴。

6. 结语

藏象针灸法则是笔者临床上一直应用的以脉合针药的方法，临床下针效果斐然。根据《伤寒论》六经辨证确定主方之后，切脉得脏气干移纵横之象，针对性加减，比单用主方、比问症状加减效果会好很多。

传统经络偏重于阴阳属性，六分而再分阴阳则为手足十二经，负阴而抱阳，冲气以为和，循环无端，从而形成人体正常的生理循环。病理产生的过程，其一是经络瘀堵，其二是经气下降，其三是经络表里互相干移传化，太过则实，不及则虚，通过针刺平调经脉之气而治病。

董氏针灸偏重于从五脏角度，以脏统腑诊断疾病，用倒马针或为数不多的数针直接调动五脏之气，恢复五脏经气的正常生理循环，达到驱邪或补虚的目的。这也成就了董氏针灸直通五脏，用针少、见效快的特色。

此文很早就构思于脑海，一直没有形成文字。第一次是2009年在河南中医药大学做"脉法与针灸的不传之秘"的讲座，之后逐步公开于明医网，之后做了四期董氏针灸中级班以上的培训讲座，部分学生运用之后，临床效果也得到了极大的提高，很是欣慰，也算是笔者为传统古针做了一点微不足道的贡献吧。

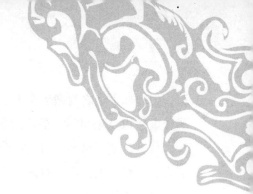

第八章

医案 86 则

　　本章所录医案 86 则，是由杭州宝泰堂中医门诊部李红叶医师记录整理的案例，多是色脉合参，运用藏象针灸法则诊断治疗的临床案例，有些描述详尽，有些仅是简单记述。前 25 则是李红叶医师的脉案，后面有笔者的案例，也有几则是几位学员临床治疗的反馈，今录于此，希望各位读者能从这些医案中有所收获。

　　1. 某女，因感冒觉气短，咳嗽，脉右寸浮。随针三士穴，浅刺，针入即感喉咙松弛，呼吸均匀。

　　2. 某女，60 岁，每逢冬天阵发性干咳，无痰，历 20 余年，其他季节不作。为针三士穴，浅刺 3～5 分，留针 40 分钟。查体见双腿内三重区域瘀黑紫络，三棱针点刺出黑血数十滴，自此干咳即愈，随访未复发。

　　3. 某女，47 岁，左侧偏头痛 10 余年，以胀为主，其性素喜忧郁，查体见左腿侧三里、侧下三里区域瘀黑络明显，遂用三棱针点刺，血出痛止，未针。

　　4. 某男，肺部恶性肿瘤术后 5 年，体胖，咳嗽，痰黏不易咯出，针曲陵、曲池、分金（院长称为"定嗽三针"），水通透水金，每次留针 40 分钟即能吐出一部分痰，咳嗽明显好转。

5. 某女，47 岁，绝经 1 年，阴道干痒，为针天宗、云白，针后痒好转，经常反复，后以天宗、云白为主穴，配通肾或水相，针灸 10 次愈。

6. 某男，48 岁，2016 年 4 月 7 日就诊。头晕，气短乏力，嗜睡，面黑，舌胖苔厚腻，脉沉，左寸尤为沉滑。告知病人有冠心病，以后可能会出现胸闷、心慌，甚至心绞痛等典型症状，建议其再做进一步检查，患者说经济条件不允许。遂以脾三叉、水曲（双侧）为主穴，针灸 3 次，头晕消失。2016 年 10 月 20 日复诊，主诉胸闷，堵塞感明显，心慌，气短。诊见舌体胖大苔腻，脉左寸沉弱，左关浮双尺滑。右侧地宗穴压痛明显，遂针之，针入 3 分钟左右，病人说胸中开阔，胸闷消失。又针上白、中白，左侧门金、水曲、肠门，留针 40 分钟，感觉良好。处方：瓜蒌薤白半夏白酒汤合真武汤加味。嘱每周针灸 3 次，治疗至今（2016 年 11 月 18 日），临床症状基本消失，左寸略沉。叮嘱病人继续调理巩固，体质还未改变（此病人身上有多个脂肪瘤）。

7. 某女，46 岁，因冬日偶然在东北露天演出穿露背礼服落下肩背冷痛的病根。患者形容背如覆冰，夏日来诊时里面穿件棉背心，诊脉左寸沉至十二菽左右。针通天一线、肩中、反后绝。前两次无任何变化，第三次开始针灸时患者感觉脊背发热，但半夜时仍冷痛如初。继续针灸，10 次结束，患者冷痛好了七成余，继续针左寸九菽。因长期在外地工作，无法继续治疗。

8. 某女，湿疹，皮肤瘙痒，取穴以门金、曲池为主，针灸当晚觉湿疹水泡渐消，瘙痒减轻。

9. 某女，白领，便秘，大便三四天一次，无明显便意，食欲旺盛。为针双侧门金、双侧火串，留针过程中胃肠蠕动，取针排便。

10. 女童，2 周岁，因天冷贪食火龙果致上吐下泻一夜，到最后泻下绿色水样便。为针门金穴，留针半小时，泻止。冲服 3 包小柴胡颗粒，愈。

11. 某女，34 岁，艾玛妇产医院进修人员，双侧面颊至眼角部黄褐斑。以木斗、木留为主穴，配合面斑部位点刺出血，间或双侧分枝上、下穴刺血，针灸共 20 次，面斑消除，同时发现面部皮肤毛孔缩小变细腻。

12. 某女，50 岁，体瘦，面色萎黄，神经根型颈椎病，就诊时颈痛、左手手指麻木。针刺木斗、木留、腕顺一和腕顺二，针灸当晚手麻减轻。后续针刺以木斗、木留为主穴，兼配其他穴位，共针灸 20 次，配合中药葛根汤加味，愈。

13. 某女，26 岁，乳腺小叶增生，每于经前乳房胀痛，嘱下次月经来潮前 1 周来针灸 3 次，连续两个月经周期，以木斗、木留为主穴，乳房胀痛消失，且经来顺畅，颜色由黑转红。

14. 某女，导游，双侧下肢水肿多年，精神萎靡不振。以水曲、脾三叉为主穴，针灸 14 次，水肿消失。

15. 某女，身高 160cm，体重 85kg，小便每天多达十几次，便溏，鼻头爱出汗，脉沉。灵骨、大白、中白、水曲为主穴，针灸 10 次，大小便均正常，上腹围明显缩小。

16. 某女，47 岁，体胖，卵巢囊肿导致左下腹疼痛，腹部触诊能摸到鸡蛋大小包块，轻轻摸上去即感到很痛。当时想到火散穴可以治疗急性胰腺炎所致腹痛，遂在双侧火散穴察看有无异常。右侧火散穴压痛，故下针。针入几分钟后病人觉得疼痛减轻，连续针灸 1 周左右疼痛消失，腹部包块触诊时也觉变小。

17. 某女，38 岁，双腿多个脂肪瘤，大腿外侧一线呈串珠状，山核桃到花生米大小不等，膝盖内侧也有多个，个头小些。以三重穴为主，配四花一线、肠门、肝门、门金等化痰湿穴位，每周 3 次，脂肪瘤渐渐变软变小，后为缩短疗程，配合中药海藻玉壶汤加味，治疗长达 7 个多月，脂肪瘤基本消失，体重也减轻了 5kg。

18. 某男，面瘫 1 周，经西医治疗效果不显，转投中医。就诊时口眼歪斜，左侧额纹消失，眼睑闭合不全。查体见三重穴有瘀络，遂用三棱针点刺出血。针灸时以三重穴为主，配合合谷，面部局部针刺，口腔黏膜点刺出血，共针灸 15 次，愈。

19. 某女，经常口干，饮水不解，遂针通肾穴，针入病人即感有水从喉咙出来，口润。

20. 某男，28岁，因经常熬夜致眼肌痉挛。取通肾一线，水曲为主穴，愈。

21. 某女，60岁，双脚背处湿疹样皮炎10余年，患处皮肤干裂、夜间瘙痒甚，用手搔抓后患处红肿渗出明显。查体见大腿驷马穴处有紫黑瘀络，以三棱针刺血，瘙痒明显减轻。

22. 某女，晨起发现眼底出血，为针手解穴、曲池、太冲，5次愈。

23. 一孕妇肾结石痛，手指按压马金水、马快水，痛减，5分钟左右疼痛消失。

24. 某女，染发剂过敏致皮肤瘙痒，双侧分枝上、下刺血，共两次，愈。

25. 某女，泌尿系结石致小便涩痛，血尿，针水通、水金、三阴交。针灸一次，小便涩痛消失，因患者不能坚持针灸，以中药猪苓汤加减善后。

（以上是李红叶医师的案例，以下大部分是李医师跟笔者临床时记述笔者的案例，也有一部分是记述马雁、刘建辉、吕万峰诸医的案例。）

26. 某男，腰痛，不能自转侧1周，查舌苔黄腻、脉滑。先按大白止痛，后针灵骨、中九里，1次愈，

27. 某女，62岁，左侧腋下肌肉瘤大如鸭蛋，肩关节活动受限1年余，有三高史，面红舌暗，寸涩关滑尺弱，针右木斗、木留十二菽，左灵骨十五菽，偶加天皇、阳陵泉，肩关节局部拔罐，共治15次，肌肉瘤消除，肩关节活动正常。

28. 某男，44岁，晨起左侧肢体无力3小时，有高血压病史5年，嗜烟酒，近期疲劳过度，又因风吹致左侧肢体无力，查面红，舌苔黄腻，饮食二便可。针州水、左灵骨、左三重穴，5天痊愈无后遗症。

29. 某女，47岁，被灸数年成坏病，全身瘙痒，怕风怕冷，夜不寐，痛苦极，舌苔稍黄，脉双关沉滑，求医数年无果，前医多以寒治，多服用温阳药。求治本门诊时，不愿意再服药，遂嘱日啖梨3个、生蚝肉半斤，针刺外三关、大白、曲池，十数次痊愈。

30. 某女，41岁，头顶痛5年求治，脉左寸上鱼，双关滑稍大。针木斗、木留、中九里1次痛消，内服吴茱萸汤7剂，针刺10余次，追

踪两年痛未作。

31. 某男，47岁，银行行长，不寐3个月。焦虑不寐，夜间小便4次，左关大。针内踝下痛点、百会、镇静，左关好转，小便1次，能睡6小时。

32. 某女，月经先期，一般提前7天，量稍多，无血块，脉尺滑，舌苔腻，不愿意服药。针腕顺移尺入关，针阳陵泉十二菽，每经前10天针3次，月经逐渐正常，但仍于行经前两天停治。

33. 某女，37岁，子宫内膜异位症，痛经严重，脉大尺涩，经多次治疗效果不显，近日经前针八髎效果明显，遂仔细切脉，以左关为目标，加阳陵泉、中九里，行经气搬运法，效果显著，数月未痛，后续观察中。

34. 俄罗斯女，24岁，学生，青春痘反复发作2年，不愿意服药，双寸沉，双尺滑，月经推迟有血块，痘色暗，仿血府逐瘀汤法，大椎刺血，补下三皇，嘱睡前服红酒10mL，痘3周消。

35. 童某，59岁，乳腺恶性肿瘤肺转移、胸骨转移、淋巴转移，用柴胡剂配合足三重穴，经治4个月，胸骨、淋巴、肺转移消除（体虚白细胞低，针足三重穴至十二菽停针）。注：此例是个案，童某是佛教徒，心态极好，常在寺庙做义工，也极信医，才有如此良效。

36. 某男，阴虚燥咳，无痰咽痒，11月10日晚求治，针分金穴搬金入水，1次愈。

37. 某女，14岁，经期外感1天，鼻塞流涕。木穴刺血，针中白，内服生姜红糖水冲服小柴胡冲剂，1次愈。

38. 某女，13岁，月经淋漓不尽10余天，红糖水冲服鸡子黄，两次止血。

39. 王某，35岁，嗅觉、味觉丧失4月余，右关滑大，右寸弱。针灵骨、大白、镇静、四花四针，4天嗅觉恢复，10天味觉恢复，随访1个月诸症未作。

40. 陆某，41岁，腰痛10年，腰扭伤急性发作，痛绕带脉。针水曲、州水，随症配穴，5次减轻，10次痊愈。

41. 江某，27岁，月经后期，经行腰酸，面黯体瘦。针州水、还巢，经前、经后针刺，不足 20 次，经行畅，腰痛无。

42. 刘某，64 岁，帕金森病双手震颤 7 年，针法皆以镇肝息风为主，效果差，后针州水为主，补肾 3 个月，效果尚可。

43. 林某，57 岁，多发性肠息肉，肠鸣，腹胀，便溏，泛酸。予半夏泻心汤，针三其穴、木斗、木留，3 个月再察，肠息肉全消。

44. 某男，32 岁，昨天扭伤腰部，疼痛在腰椎第 5 节正中，不能前屈后伸，左右活动可。针夹承浆，后针后溪，留针 5 分钟，疼痛全消。

45. 某男，35 岁，车祸后第 12 胸椎损伤，致周围软组织疼痛 1 个月，左侧为甚。针左中白，一针痛止。

46. 某男，40 岁，腰痛数月，牵扯左下肢疼痛，左小腿酸胀麻凉。针右木火、右三士穴，针完痛止。

47. 某男，26 岁，颈酸痛数月，第 6 颈椎处点刺出血，痛减。

48. 男，47 岁，颈椎增生，左上臂内侧疼痛，自述由受凉引起，夜晚疼痛不能入眠，止痛药无效。首日针灵骨、少商刺血，痛减；次日温针灸局部，痛再减；第三日针右驷马中、上穴，左灵骨穴，痛止。

49. 某女，70 岁，双下肢肿胀，膝关节为甚，拟膝关节置换，患者犹豫来针。首日针双肩中、下肢通天，次日针双通天、通关、通山，眼见肿见消，痛渐减。

50. 某女，37 岁，右面瘫两天，眼睑闭合不全，口角歪斜，针中泉、下泉，针后出血，射黑血甚多，再于口腔黏膜刺血。

51. 某男，40 岁，左面部口角外、颧骨下至耳前麻木蚁走感 3 天，受凉引起，他针合谷及局部无效。于左中泉、下泉刺血，1 次愈。

52. 邻居，女，30 岁，踝关节扭伤，全关节肿胀疼痛，上午针对侧小节穴，痛减七成，下午针同侧驷马三穴，晨起肿消痛除。

53. 某男，59 岁，脑外伤右侧颅内血肿未手术，头痛 10 天，镇痛无效，平卧胀痛，坐起剧痛，左侧肢体肌力为 0，针右灵骨、大白、正会，左三重穴，留针 40 分钟，出针痛止。

54. 某人面瘫，左侧面麻，针七虎穴加对症穴位，病程缩短。

55. 某人坐骨神经痛，针对侧手千金、五金穴，配患侧七虎穴，止痛效果良好。

56. 某人眼视物模糊，辨为风邪上扰证，针七虎穴立效。

57. 刘某，女，54 岁，内蒙古巴盟人。自诉心烦意乱，喉部紧束欲死，痰多难咯，心慌憋闷，劳累后症状加重，头部感觉胀痛难忍，甲状腺肿瘤术后 5 年复发，近期越长越大，于是从内蒙古来宝泰堂求治。触诊甲状腺侧面有 4~5cm 大小瘤体，质硬稍可推动。脉象双寸初按滑，细按滑中带弦。用穴以双三重穴为主，两边同时下针，共 6 针，治疗期间加服软坚散结中药和外贴膏药，在治疗 10 余次后，瘤体变软、慢慢变小。

58. 浙大老教授，男，65 岁，面色灰，身材中等偏胖，头发花白，自述背痛 3 年，时左时右，常服非甾体类止痛药，能缓解疼痛，但止痛效果有限。10 日前来诊。述右侧背阔肌疼痛，以酸痛为主，血压高，小便多，查背部肌肉软，无明显筋节，可能存在"骨不正"的情况，告知患者此痛属虚，患者思考后，遂要求针灸治疗。切双关尺大，双寸稍小而涩。首针左重子、重仙穴，嘱运动肩背肌。针入疼痛缓解，但夜晚疼痛又作，酸痛难眠。后续针刺重子、重仙、阳陵泉、通肾、通背、脾三叉等穴。随脉症选用上述穴位，连续 10 日，结束治疗。

59. 某男，67 岁，糖尿病 20 年，自服降糖西药，病情稳定，但近半年来，眼睑肌肉无力，眼球视物不平，怪在远近之物皆能看清，唯视物中间一段模糊不清，兼双耳内奇痒，四肢皮肤瘙痒不能安眠，他院诊为糖尿病眼底病变、糖尿病周围神经病变，给予多种治疗无效。求治时见身体稍胖，面色黯黑，舌红苔根部黄腻，音沉破败，脉双寸涩，关尺无力而滑，双尺沉按稍紧，小便黄，大便稍干，饮食睡眠尚可。针州水、腕顺、降糖四针（脾三叉、火散、水相、通肾），有时加针内踝下，有时加针列缺穴。

60. 丁某，30 岁，已婚，尿频尿急，胸闷 5 年，性生活质量下降，脉象关尺浮而无力，双寸稍沉，舌边有齿印。以妇科、还巢穴为主穴（左右交替）。次日配四花上，第三日配阳陵泉，症状有所改善，但不明显，舌无变化仍有齿印。第四日配火菊，胸闷消失。第五日配木妇穴，尿急症状改善，脉浮减。

61. 徐某，男，57 天，西医诊断为先天性小肠疝气脱垂，睾丸肿胀发亮，日夜哭闹不止，哭闹大小便自遗，西医担心睾丸肿胀时间太长引起损害，强烈要求手术（也有道理）。患儿母亲不得已求问于我，检查患儿手指五间穴，发现食指肿胀，于是在患儿手五间穴点刺出血。第一日点刺，哭闹好转，知道已经取效，拟继续针刺。第二次点刺，睾丸肿胀减半，夜晚仅哭闹 1 次，继续以五间穴"冲锋陷阵"。第三日点刺后，睾丸肿胀消除大半，疝气回缩，睾丸部位已经能见褶皱，于是开外洗药 3 剂。

62. 某女，45 岁，自述患桥本甲状腺炎 5 年，经各方治疗效果不明显，月经少，睡眠差，身体酸痛，怕冷，疲惫，嗜睡，下肢水肿不太明显，体形肥胖，面色黧黑，有黄褐斑，甲状腺触诊有橡皮感，舌淡稍青有瘀斑，六脉沉，左寸轻切指边有小滑脉。经治 2 个月后，血液检查甲状腺球蛋白抗体（TGAb）从 407μg/L 降 209μg/L。治疗思路及用穴如下：观其脉证，乃阳虚水泛，兼夹瘀血诸证，治宜温阳化瘀为主，利水化饮、软坚散结为辅助，以通天穴、驷马穴一线调其体质，以三重穴及足千金、五金一线化其瘀血，间或用火陵一线温阳散结，治疗效果医患均感满意。同时配服温胆汤加味治疗。

63. 汤某，45 岁，身材偏胖，背酸痛两天，低头左右侧弯曲诱发疼痛，自诉有颈椎病史，诊见双寸沉弱，双尺脉弱。针左侧重子、重仙穴及双肾关，起针无不适，予以葛根汤去甘草加羌活，送服九龙丹，愈。

64. 吴某，女，52 岁，多发性子宫肌瘤，自诉子宫能长的地方全部长了肌瘤，其人身体虚胖，运动即喘，眼圈黧黑，痛经 10 年，血量超多。遂针刺双三重穴，针 5 次后经期疼痛消失，10 次后所有症状均减轻，目前所有的肌瘤在 B 超监视下均在缩小，并且生活质量明显提高。

65. 男，76 岁，尊荣人，述哮喘刚愈，双膝关节膝盖疼痛，上下楼梯疼痛，走平路不痛，胃部不适、疼痛，腰部酸痛，前屈后伸、左右侧曲稍感舒适。切脉：关尺沉滑，右寸九菽弱。舌淡苔黄腻稍厚。此人练功，膝关节做"双盘"能持续 1 个小时。首日针灵骨、大白，浮间穴刺血，腰痛减轻，膝盖痛未减。次日要求治疗萎缩性胃炎，以土水穴刺出黑血 15mL，针双侧四花上穴。复诊述左膝关节近乎无痛，右侧无变化，切脉右寸六菽，沉滑脉减。针左胆穴、右火枝穴。3 日后复诊时见脉象缓和，患者也满意，针心膝穴，下肢通关、通山，右侧三金穴刺血。电话随访得知膝关节疼痛在逐渐减轻。

66. 某女，78 岁，面肌蠕动，头晕，耳鸣两年余，体瘦，面部鼻和颊部红、掌四周泛红、掌心黄，脉双寸浮大、尺弱。面肌以口角及下颌蠕动为主，因出差 10 天，给予中药 5 剂，控制较为理想，面肌蠕动减轻。复诊：给予针刺两针，面肌蠕动消失，耳鸣减半。本案泻驷马两穴，补对侧水通穴，效果满意。复诊：脉双寸还是大，但程度减轻。轻泻侧三里一针，轻补对侧水通附近一针，蠕动近消失，耳鸣情况减七成。老年人年龄大，不敢补泻太过，开 5 剂中药。5 天后再来，恢复九成，偶有双唇边蠕动，耳鸣偶作。

67. 某男，外科住院病人，40 岁，脑外伤 6 天，西医诊断为脑震荡。头晕心慌不欲呕，后脑连颈酸痛，左上肢麻木，舌胖大无苔水滑，六脉缓滑无力。首日针右肾关、左肩中，针完后头晕心慌消失，左上肢麻木消失，切脉见滑脉消失。其他 3 天是科室其他医生下针，今天复诊，头晕心慌未作，左上肢麻木消失，只是感觉无力，诉说左侧因为摔伤，天气变化时出现胸闷。切脉右正常，左关弦，左尺脉稍浮。针双侧阳陵泉。

68. 某患者于 2009 年 9 月 18 日亥时就诊，30 余岁，身体虚胖，头晕，月经不调，针通天穴六菽，连续针 3 天，未见头晕复发。

69. 某女，50 岁，左三叉神经痛 15 年，面部牙齿疼痛无良法，甚至要做三叉神经毁损术。切脉见右关偏紧，左寸、左尺细浮，针右侧三里、右三重上，针 20 分钟痛去大半，后用麻黄汤加半夏 3 剂，连续针治 3 天，疼痛维持在轻痛性质。离开后电话联系，由他医切脉知左关浮紧，余脉可，用大剂白芍玄参加味治疗，后续观察中。

70. 某男，40 岁，龟头冠状沟皮炎 1 个月，暗红似阴证，渗出明显，针还巢、妇科、天皇穴，1 周痊愈。

71. 某女，38 岁，甲亢突眼 2 年，长期服用优甲乐，近期突眼明显。针刺驷马穴，配下三皇、四肢穴，10 次之后突眼好转，病人发现自己的黄褐斑淡了三分之一。

72. 徐小姐，26 岁，述头晕、恶心、口苦、欲呕、四肢酸、胁痛、腹痛。这是典型的小柴胡汤证，嘱买小柴胡冲剂冲服即可，但药房没货，遂针脾三叉，留针 1 小时，诸症十去九分。

73. 刘某，男，急性心肌梗死，面青黑，喉间憋闷胀不能呼吸，颈酸欲死，左关紧弦，左寸沉而迟，先针中白、水相、太冲、火散以保肝肾不脱，后针上白、曲池、地宗以缓胸之痹急，针入即解，后调养 4 周，复查心电图正常。

74. 某女，夜场小姐，每酒后晨起头痛鼻塞，巅顶痛欲呕，面痒而不甚，下午自动缓解，来诊不愿用药，遂为针正会、二间、门金穴 10 余次，除根。

75. 某女，哮喘 10 余年，遇风寒必然诱发哮喘，痰清，大便溏，以太阴病下针，针火菊，配驷马穴或灵骨、大白，愈。

76. 5 月 28 日下午 3 点半，丈人急性心梗，我赶到时丈人面白如纸，浑身豆大汗珠，不能言语，呼吸困难，我一摸脉左寸几乎没有（吓死我了）。急针保命针：第一针刺下中白（鬼门）、水相、火散、火主，针下即见丈人出一口气，针完保命针，几分钟就喊胸口疼，留针几分钟能言语，豆汗变细汗，左寸有脉动，胸口仍痛。取足上针，左手上的针继续留针。搀扶自行，上我车，途中大概走了 20 米，然后驱车约 30 分钟到医院挂急诊，1 小时后做冠脉造影，左冠状动脉前室支完全堵死，左冠状动脉回旋支堵 70%，右冠状动脉无堵塞。当即左前动脉下 2 个支架。目前已出院，状况良好。（马雁）

77. 一公司经理，被鱼刺卡喉，半夜电话问有无良法，因路远让其第二天到公司处理。次日来诊，已不能说话，发音嘶哑，几乎听不到。用手电筒照其咽喉，可以看到鱼刺卡在喉部，喉部红肿，遂针足五金、足千金，竟然大效。（刘建辉）

78. 厦门本地畲族渔民，43 岁，初诊胸闷、腹胀、嗜睡、整天无力，舌淡苔厚腻，脉双寸沉、双关浮，当时针灵骨、通天一线、土水、木斗、木留交替，3 个疗程后一切正常。（刘建辉）

79. 某患者，温州人，军医，退休后返聘到 174 医院，任影像科主任。三叉神经痛 14 年，每天发作 10 余次，如同火烧，该患者小脑做过手术。针双侧足三重穴，共治疗 45 次，完全治愈，至今没有复发，还因针灸瘦了 10 多斤，没有反弹。（刘建辉）

80. 某女，38 岁，腹痛，切关脉沉弦，诊断为肝乘脾，针木斗、木

留，针后痛消。（刘建辉）

81. 小儿，13 岁，男，脸色偏暗。易感冒发烧，本次感冒 20 余天未愈。刻诊：咽喉疼痛，怕风怕冷，脉浮数，小便黄，前额经常痛，鼻中有黄浓鼻涕，鼻子堵塞感明显，特别是晚上，父母观察小孩睡着后打鼾，嘴巴张开呼吸。诊为外感风邪，邪热壅肺，背部肺俞刮痧，出很多紫红色瘀点。针重子、重仙，配曲池、门金，当晚头痛消失、鼻塞减轻。第二天针重子、重仙，配曲池、镇静，连续 7 次后鼻塞、流涕、头痛症状消失，已经能实现闭嘴呼吸，唯独遗留夜间打鼾。（刘建辉）

82. 患者为某局长夫人，看遍全国很多名医皆无进展。刻诊：浮肿严重，有腹水。左脉细数，右脉近无，舌红无苔。针左水相、右脾三叉两针，起针后右脉起，患者明显感觉轻松。第二日，脉象保持在昨天水平。为其针左脾三叉、右水相，起针后脉数象减，取针后 20 分钟，患者呕吐出很多胃内容物，遂即大感轻松。（吕万峰）

83. 患者因左腿静脉曲张经人介绍来诊。刻诊：体瘦，面黯，左腿膝内侧明显曲张，甲状腺处肿大，舌暗苔薄黄，双关脉一到三菽浮大，左寸沉九菽。治疗：取木斗、木留为主穴，选配心门、中白、下白、天宗、天皇穴。针灸 3 次后腿痛明显减轻，甲状腺肿大处明显消散，出现皮肤皱纹。现已治疗 15 次，腿胀痛消失，甲状腺肿大消七成，继续治疗。（吕万峰）

84. 黄某，男，64 岁，某物流公司司机，患腰痛 1 年余，X 线片示第 3、4 腰椎骨质增生，现不能弯腰，疼痛异常，舌淡苔白，脉象弦滑。首日针灵骨、大白，腰痛稍好。第二日无变化，改针手千金、手五金，针后无效。细看其手，无名指根部有暗红色阴影，遂改针上三黄，针深一寸，针尖朝向腰部斜刺，针后半小时患者腰痛明显减轻。

85. 一老年患者，77 岁，腹胀（下午甚于上午），打嗝，不能多吃油腻煎炸食品，舌淡白苔稍腻，脉细滑无力。首日针木斗、木留无效，隔日针通天、通胃亦无效。遂针上三黄穴，腹胀缓解，一夜安然入睡。

86. 李某，54 岁，强直性脊柱炎、慢性肾功能不全（5 期），体胖，肌酐超高（477μmol/L）。取清血四穴为主穴，经治 3 月余，肌酐降至180μmol/L，强直好转，肾功能由 5 期降至 3 期。

第九章

针灸穴位及医案（陈渡人原著，王全民重编）

陈渡人师兄（董门排名第十一）　　　住址：北投八仙里89－4号

陈渡人师伯，是董门早期的弟子之一，带艺投师，文章斐然，著有《验方奇药保健录》，以团结中医力量，推行中医运动，交换治疗经验，公开验方奇药，普及中医常识，促进人类健康为宗旨。董门第一代弟子中的大师兄是林菊初师伯，于1962年7月1日拜在董师门下。陈渡人师伯则于1964年5月16日拜在董师门下。著有秘本《景昌奇穴与医案》，本书（手写未刻版）原版是竖体版，之前存于袁国本师伯处，后袁师伯赠予吾师全民先生，经过师父的校勘整理成横排文档，原稿件师父于2009年交于笔者保存。原版共记载穴位41条，医话、医案267则，今征得师父同意，也为了还原董氏针灸的原貌，本书公布全部穴位41条，和医话、医案101则（也有部分条目为穴位，为保留原貌，未做调整），以飨读者。

为了保存本书原貌，笔者暂不做注解，目的是为了不干扰读者思维，希望读者能从董氏针灸医案、穴位里思索提高。

景昌奇穴

1. 解穴（图13）：在膝盖上正中线旁开一寸上二寸。师云：此穴清血。

2. 上清穴（图14）：屈小指指纹内是穴。范仲（范仲师兄：董门排名第五）：发晕针时，针是穴，据云十分舒服。主治解针错误（编者按：即解除之前针灸引起的晕针、麻木等反应）。（全民按：即手解穴。）

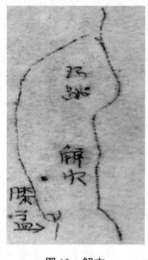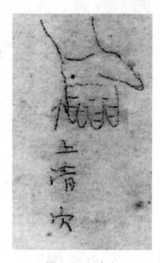

图13　解穴　　　　　　　图14　上清穴

3. 珠圆穴：穴在小指第三节中央近末节横纹处。（全民按：1973 版无此穴。）

4. 内外膝眼穴：师曰：内膝眼穴属肾经，外膝眼穴属肺经。又曰：外膝眼配三里穴治牙痛正发。

5. 火海穴（图15）：治坐骨神经痛。按：是穴与马快穴穴位难分，应注意。

6. 火山穴（图15）：治膝盖下脚部痛，穴在瞳下一寸（约）。按：马快穴在目尾内约 0.5cm 直线下。（全民按：参看"40. 马快穴"之说明。）然则火山、火海应在目瞳正中线下。火海穴（全民按：非火海穴，乃火顺穴）应在目头（目内眦）内 0.5cm 垂直线下。又，师曰：火山、火海、火顺属心经。

7. 火顺穴（图15）：参看"6. 火山穴"以定位。主治膝盖冷与痛。（全民按：此三火穴位置说明需小心分辨，唯正在目瞳正中线下之穴道，应即1973年版之玉火穴。从"6. 火山穴"之说明，火山穴即玉火穴。马快穴应在火山穴之外侧。1973年版无火顺及火海穴。）

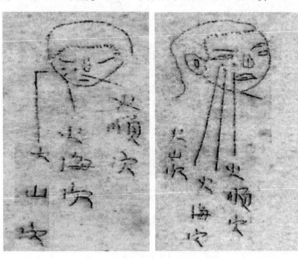

图15　火海穴、火山穴、火顺穴

8. 三皇穴：即天皇、地皇、人皇。（图16）

天皇穴：在内踝正中上四寸，后开一寸。主治遗精、早泄、阳痿。按：以遗精较为卓效。（全民按：1973年书，人皇应是小腿内侧，除踝上三寸，意同内踝正中上四寸。后开一寸，明言应贴骨。）

地皇穴：在天皇穴与人皇穴中间。

人皇穴：在内踝上十二寸。

9. 千金、五金穴：足与手均有千金、五金穴，约如图（图17）。

10. 灵骨穴：灵骨穴在合谷穴约上半寸至一寸间，两指歧骨中。主治牙痛。渡人按：民间疗法，以大蒜泥贴大指、食指翘起两筋分歧

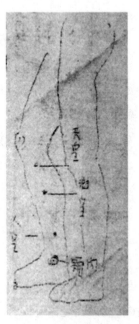

图16　三皇穴

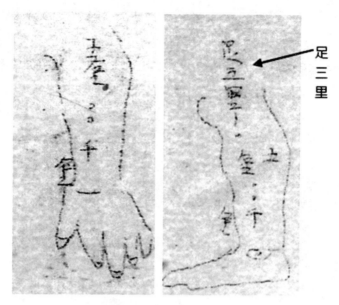

图17 千金穴、五金穴

凹部，该处动脉应手，与灵骨穴相去约半寸。

11. 穴部区分：一部为十指，二部为掌手，三部为下臂，四部为上臂，五部为足趾，六部为足，七部为下肢，八部为大腿，九部为两耳，十部为面头，身上不取穴（全民按：即胸与背不取穴）。

12. 腕顺穴（图18）：豌豆骨下一寸为腕顺二穴，其下一寸为腕顺一穴。主治眼睑麻痹及风火眼，左病针右，右病针左。（全民按：有人颠倒腕顺一及二穴位置，陈渡人本讲义，澄清腕顺一与二穴的定名与定位，与1968年讲义及1973年教科书相合。）

13. 三其穴（图19）：即其门、其角、其正三穴。

其门穴：在手腕外横纹上二寸与食指本节相对正处。

其角穴：在其门穴上二寸。

其正穴：在其角穴上二寸。

上三穴主治：急性痔疮，女人赤白带下，胃肠炎，子宫炎，腹部胀满。手术：针二分。渡人按：其正穴侧属大肠经，与肺相表里。（全民按：胡丙权定穴有误。）

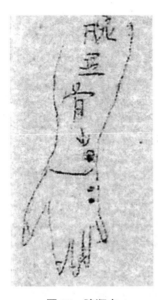
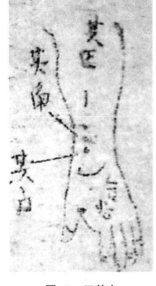

图18　腕顺穴　　　　　图19　三其穴

14. 三重穴（图20）：即三重一、二、三穴。

一重穴：在外踝上三寸后开一寸。（全民按：应为前开一寸，比对本讲义景昌医案51条，1968及1973版，皆前开一寸。）

二重穴：在一重穴上二寸。

三重穴：在二重穴上二寸。

三重穴主治：瘀块，神经麻痹，甲状腺肿大，扁桃腺炎，脑痛，脑膜炎。又脑瘤加回马针特效。

15. 阴里穴及通胃、通背穴（图21）：与1973版之通肾、通胃及通背穴不同。

阴里穴：在膝上一寸，内开五分。主治：腰痛，脊痛，疝病，肾亏。针五分。

通背穴：在膝上一寸半，内五分。针五分。主治：背痛及半身不遂。左病针右，右病针左。

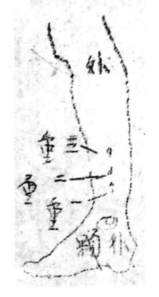

图20　三重穴

通胃穴：在膝上三寸半，内开五分。主治及针法与通背穴同。

16. 大、小间穴（图22）：在食指上。（全民按：不同于1968及1973版之五间穴。）

大间穴：在食指二、三节横纹中，针二分。主治：关节发炎、酸麻。

小间穴：在食指本节与二节横纹中，针一分。主治：与大间穴同。

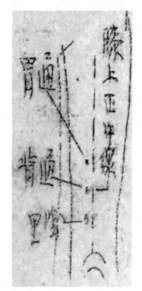

图21　阴里穴、通胃穴、通背穴　　　　图22　大间穴、小间穴

17. 建力穴：在曲池与尺泽穴中央下五分。主治：全身无力，肝病，气喘，神经痛，半身不遂。

18. 建中穴（应为中力穴）：在曲池与尺泽穴中央下二寸，即建力穴下一寸五分。（全民按：按照董师与赖金雄师兄合制的董氏经穴图，此穴应是中力穴，才不致与上臂的建中穴重名。）主治：心脏病，腿痛，肩痛。针五分。

19. 回马针与指挥针（图23）：回马针者，同经扎二针，相去一寸也。治效加速，唯下针应问病人是否能受，不舒服则宜立即去针以策安全。指挥针即回马针在旁开加一指针也，其治效较回马针为大。

20. 不定穴（图24）：不定穴以上图部位为多。取穴时，找暗黑点下针，通常拔针即可止痛。主治：脚手痛。注意：下针必将筋拨开，否则针错手挛难解！下针前应先爪切。

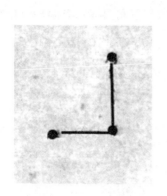

图23　回马针与指挥针

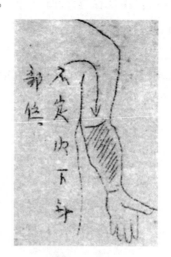

图24　不定穴

21. 三黄穴（图25）：即其黄、明黄、天黄。（全民按：此上三黄与1968及1973版取穴位置不同。）

其黄穴：在血海穴下二寸内侧。

明黄穴：在其黄穴上二寸，针寸半至二寸。

天黄穴：在明黄穴上二寸，记在血海穴内侧旁开二寸向上三寸半。明黄穴在天黄穴下二寸，其黄穴在明黄穴下二寸。主治：肝病，肝硬化，脊椎长软骨压迫神经致腿痛如裂帛。

主治：三穴同用，治黄疸病。与七里穴四穴同用，治肝病、黄疸、骨畸形发达。

注记：人按明黄及以下每寸针一针，共三针，治胆病。明黄至七里，每寸一针，共三针，治肝病。

又按：三黄穴属胆经及脾经。

22. 七里穴（图25）：在天黄穴上三寸，治法与手术见"21. 三黄穴"。（全民按：非现行之七里穴。）

23. 三间白穴（图26）：即大间白、上间白、下间白。

大间白：在合谷穴下六分，白肌肉上，去上、下间白各五分。主治：腰痛，坐骨神经痛。

上间白：在大间白前。主治：胃炎，手臂痛，肠病。

第九章　针灸穴位及医案（陈渡人原著，王全民重编）

下间白：在合谷与大间白中间。主治：膝盖痛，手骨痛（左治右，右治左）。

上、下间白同用主治：脚痛，麻木，坐骨神经痛，腰痛。

［全民按：下图（图26），上间白与下间白标示有误，应互换。］

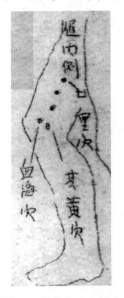
图25　三黄穴、七里穴

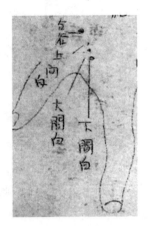
图26　三间白穴

24. 中、下白穴（图27）：即中白穴与下白穴。［全民按：下图（图27），中白穴与下白穴标示亦有错，应该互换。］

中白穴：在小指及无名指本节缝中靠近关节，即静脉外侧歧骨中，其后从五至七分有一穴。

下白穴：在中白穴后。

上二穴主治：未明。

25. 李白穴及云白穴：穴位约如下图（图28）。主治：阴道炎，半身不遂，气喘，腿下部神经痛（小儿麻痹用手）。

注记：观察是二穴部位应下移。

26. 建中穴（图28）（全民按：董师于1973年正式出版的《董氏针灸正经奇穴学》中将本穴正名为肩中穴）：在肩颙穴下二寸半。主治：半身不遂，脚无力，小儿麻痹。

注：建中（肩中）　心

建中（肩中）　　前肺

建中（肩中）　　后肝

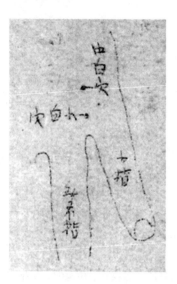 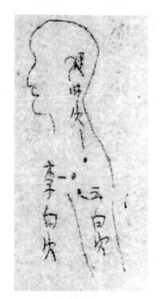

图 27　中白穴、下白穴　　　图 28　李白穴、云白穴、建中穴

27. 上、下曲穴：上曲穴及下曲穴在建（肩）中穴后侧二寸，两穴相去各一寸（至一寸半）。

主治：腰痛，坐骨神经痛。

注记：上为笔记，唯师点穴，两穴均在建（肩）中穴内侧旁开约二寸。上曲穴在建（肩）中穴下一寸，内开二寸。故是二穴与李白、云白穴记载似误。（全民按：笔记应对，上、下曲穴在小肠经，云白、李白在大肠经。）

28. 下三里、侧三里：侧三里在三里穴后一寸半，下三里穴在侧三里穴下一寸半。手术：用回马针。主治：牙痛，面神经痛，舌下肿，甲状腺、脸肿。

29. 上、下、中泉穴（图 29）：即上泉、中泉、下泉。手术：回马针。

中泉穴：在阳关穴前二寸半。（全民按：三穴亦略异于 1973 版。）

上泉穴：在中泉穴上一寸半。

下泉穴：在中泉穴下一寸半。

主治：三穴主面麻痹，神经跳，口眼歪斜。

30. 通天穴：在膝上正中线七寸。主治：边头痛，膝盖痛（左痛针右），心脏炎即心跳，高血压，贫血怔忡。

31. 正筋穴：在足后跟上三寸半，应对正中线下针，偏则扭脚难解。

32. 正宗穴：在正筋穴上一寸。两穴主治：脊椎骨痛，转筋（特效），头项痛。

33. 四马穴：即四马一、二、三穴也。

四马三穴：在风市穴上三寸，前开三寸。

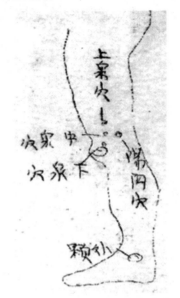

图29　上泉穴、中泉穴、下泉穴

四马二穴：在四马三穴下二寸。

四马一穴：在四马二穴下二寸。

三穴主治：坐骨神经痛（左痛针右），两腿六穴同用。胸痛，坐骨神经痛，心脏性风湿病，全身无火心力不足，肩背酸痛，横膈膜痛，半身不遂。师曰：四马穴统治全身病。按：四马强心活血。金雄云：下针脉数。施术注意：下针二针对应，注意病是否能守。不能，宜即去针。注记：林菊初（全民按：董门排名第一大师兄）所指之四马穴近似正中通天线。

34. 四马外穴：四马穴外后开约一寸，似为肺经穴，师治肺经病时用之，穴名不明。（全民按：近1973年教科书的骊马穴。）

35. 下承浆穴：在承浆穴下，治腰痛。

36. 通水穴：在两口角下，治肾水不足，胁痛。（全民按：即水通穴。）

37. 通泉穴（全民按：即水金穴）：在承浆穴与通水穴间，治腰痛。

38. 镇静穴：即印堂穴，治脑神经病。

39. 正会穴：即百会穴。

40. 马快穴：在目外眦内后（原文如此）三分下一寸，治结石。

41. 上、下背穴：上背穴治四肢病及膀胱经病，下背穴治妇科病，皆出血针。（全民按：上背穴应为胸一至胸十二，下背穴应为腰一至骶椎。）

景昌医案

1. 下承浆穴：在承浆穴下，治腰痛病人。按：戎辨明治腰痛，下针立即止痛，之后再以针上灸，灸患部而瘥。

2. 侠承浆穴：穴在两口角下，治胁痛因肾经病者。（赖正雄）（全民按：即排名十六之赖金雄师兄。陈渡人师兄讲义中，赖金雄与赖正雄名字常相混用，笔者疑刻版讲义者非陈渡人师兄，刻版人常将"金"的草写笔记误植为"正"尔。）

3. 中承浆：在承浆与侠承浆间，治肾因腰痛。赖正（金）雄语。

4. 心下胀：一军人，心下即胃部胀满，为胃水气不化也，针姐妹穴及通心穴，立无胃鸣，水行也。（全民按：通心穴，见医案32条。）

5. 冻水胀：一中年人，好打麻将，致左环跳至风市间"漏风"数年，医治费花十余万元，不效。针两通天、通关及通胃、通肾，半日余而大效。患者云：患部汗后即冷，十分难受。

6. 三棱针用法：一，每针放十人应磨一次。二，持针针头宜略内斜，用啄挑法，方不致误于过深。

7. 双蛾：急性双蛾治法：一，先在大陵至曲泽间，每寸针一出血点。二，以左手提起喉结节板，以三棱针针出血。三，本证封喉则死。西法为患部开刀。

8. 疔毒：疔毒无论起于何处，但以脚手头面背者为多，急如下法治之：一，先针前心部，即天突至玉堂间左右旁开各一寸半成方面，点放出血。（全民按：金五穴。）二，针后心部点放出血。（全民按：即后心穴。）三，忌吃酒。四，急症三四小时会（全民：脱字，补"有效"二字）。

9. 胁痛：一徐娘，右胁下痛，针侠承浆（肾经）立瘥。问何由。曰：掌肾经气血不正常。

10. 痧胀：单刀拳王于老先生，突暴病，自云为"羊毛疔"，实则气血寒束之痧胀也。头痛身热而困。治法经过：一，前心方块点放出血。二，心下胃上部挑刺不使出血。三，背部胸、腰椎两旁各三线，每线各一寸点放出血。四，委中找青筋点刺放血。五，眉上半寸每五分点刺出血。（全民按：一为喉蛾九穴点放出血。二为五金穴点刺出血。三为五岭点刺出血。四为委中出血。五为上里及四腑一及二点刺出血。）

11. 腰痛：一人因持物弯腰，立致腰痛，俗称"岔气"，先在侠承浆针以止痛，再在患部点放出黑血，立瘥。

12. 增加脉搏：赖正（金）雄云：针通天、通关及曲泽上、下各一寸，立效。

13. 口疮：赖正（金）雄云：口疮唇破干，两原唇穴下点刺出血立瘥。（全民按：两原唇穴应为膝上之上及下唇穴。）

14. 重感冒发高烧：赖正（金）雄云：在下述部位点刺出血立瘥：胸脊椎骨两旁开至近胁、近肩。二十分钟内脉搏可由每分钟一百次，减为八十次。（全民按：即五岭放血，董师常用，放血后常令病人服六味地黄丸以助汗。）

15. 目热痛：赖正（金）雄云：在目上左、右眶部点刺出血立瘥。（全民按：应包括上里及四腑一、二穴。）

16. 肝系统：赖正（金）雄云：三阴交至地机至阴陵泉间属肝经。

17. 耳痛：赖金雄云：三重穴至中四花间点刺出血甚效。

18. 手不能举：赖金雄云：在肩井至建力、李白、云白部出血立瘥。按：林再兴治本症，在天宗、秉风、肩髎部刺出血，然后以吸角吸出血亦效。又用拉索法，多半自愈。（全民按：拉索法应为走罐或刮痧法。又，林再兴不在弟子名单中。）

19. 阿是痛：赖金雄云：凡阿是穴痛寻是阿是青筋，点刺出血均效。

20. 肩凝、肩酸、肩痛：赖金雄云：均在酸痛凝处出血则瘥。林再兴用吸角出血，然后温灸。

21. 风疹块：赖金雄云：宜在阴陵泉至人宗间及内庭部出血。渡人按：内庭出血可疑。（全民按：内庭即在门金穴下，可出血治风疹块，唯用三棱针时应注意浅刺即可，不可深刺及动脉。又所指人宗穴，疑为人皇穴。）

22. 燥秘：张中校，燥秘，下结肠部触可知。人瘦，刺针足千金、门千金用回马针，收奇效。（全民按：门千金，疑为足五金，方能形成回马针。）

23. 口歪：一学生，口歪，针三重、地仓、侠承浆，肾泉（膝上外）效。（全民按：肾泉，当为上泉穴，山东口音，上与肾，音相近。）

24. 头痛：一人头痛，针灵骨及侧三里，效。（赖金雄）

25. 牙痛：一人牙痛，针灵骨立效。换民间治法，在灵骨贴大蒜泥。

26. 肌肉萎缩：一军官，右腿肌肉萎缩，行动不自然，苦无他法。师曰：此血管病也。针其黄、天黄、明黄以治愈。

27. 背痛：一人背酸痛，针足中关及通天两穴立止疼痛。（全民按：足中关，似外三关中穴。）

28. 猴痧：痧起按之不定部之肿痕，为"走痧"。起，按之定部之肿痕为"猴痧"。治法：在肿痕上点放出血则愈。渡人云：此痧胀也。

29. 冻冰肩：师曰：冻冰肩针建中穴（全民按：肩中穴也），穴属心经。渡人按：然则针建中（肩中）为强心乎？

30. 脑神经病：高雄一船妇小儿约四五岁，只叫"妈"，余无他证。师曰：此脑神经病也。针百会及镇静二穴。

31. 膊宗穴：在肘尖上三寸，内开约寸半。即曲池穴上外各一寸。

32. 足通肾穴、通心穴、通肺穴：内踝正中下二寸后开一寸为通肾，前开一寸为通心，前开二寸为通肺。

33. 生口水，治头晕：在耳轮后三分之二上方，去轮边约半公分，斜刺小针，勿着软骨。

34. 左肩痛：针右外膝眼。按：此穴难针，用时慎之。

35. 高血压：针分中穴，穴在手背中指及无名指本节缝中约二公分半处。（全民按：有人称内白穴也。）

36. 通水穴：即赖金雄所指之"侠承浆穴"，主滋生肾水，止腰背酸痛。

通泉穴：在通水穴与承浆穴间，与通水穴同功。（全民按：通水即水通穴，通泉即水金穴。）

37. 腰背酸痛：针通水穴或通泉穴，或二穴同用。

38. 虚火难眠：针通水穴或通泉穴，或二穴同用。

39. 失眠：针通水、通泉、承浆。

40. 胸侧、腹侧痛：针四马穴，用回马针。

41. 少腹痛、下腹痛：针下四花穴及门金穴。

42. 坐骨神经痛：坐骨神经痛致一至二脚难行，针四马穴。

43. 四马穴：穴在两手垂直食指末端。（全民按：应再向上三寸半。）

44. 三皇穴：人皇穴在内踝尖上四寸，内开一寸。主治遗精。内踝上八寸为地皇穴，内踝上十二寸为天皇穴。三皇穴针法：用斜针，针尖向内斜进，治糖尿病，直下靠右则治肾病。

45. 鼻炎：针四马穴三针。

46. 输卵管闭塞：针姐妹穴，两穴相去二寸。在心经内一寸。

47. 肝门穴：穴在手曲泽横纹尾，属肝经，诊断点。（全民按：1968、1973 版之心门穴。）

48. 脚跟行不着地：一孩儿，行路脚跟不着地，师断为脑神经性疾患，针正会及镇静穴。

49. 肺结核治法：一，在四花部放出黑血，以止咯血。二，针四马穴。三，随证针通天、通肾。四，日服白及粉，以花生汤送服。

50. 耳鸣：针四马穴。

51. 三重穴：在外踝头前一寸，其上每一寸各有一穴，共四穴。第一穴太敏感，欠安全。第二、三、四穴较安全。（全民按：1973 版取穴略不同。）三重穴主治：脾病，口眼歪斜，脑神经病，甲状腺病。

52. 止呕：通背穴上五分。

53. 肝胆病：治肝病用明黄穴及上一寸一穴、上二寸一穴，共三穴。治胆病用明黄穴，及其下一寸与二寸各一穴。注：明黄穴，至冲门穴横纹约七寸。（全民按：与穴位篇21条所述位置不同，但同于1973 版。）

54. 四指见五指：一人，将手四指看成五指，因患糖尿病致然。针明黄穴（肝胆中穴），转针即见四指。

55. 口歪：一汕头军人，口歪，针四马外共三针。师云：治肺系病加通肾穴效。（全民按：四马外，即1973年本之驷马穴。）

56. 鼻炎：针四马穴外开约一寸三针，每针相去一寸，外加通肾，心经有病者加通天。（全民按：即上条之四马外，肺经，1973版之驷马穴。参考65条。）

57. 头痛、遗精：针人皇二针。人皇左内踝上三寸。

58. 平均疗法：师曰：治风湿病，每应左病针右、右病针左。

59. 后跟不任地：一少年幼患麻痹，今一脚后跟不任地，点刺委中青筋出血立瘥。

60. 左膝阴痛：针通泉、通水穴。（全民按：即水通和水金穴。）

61. 下背至腿酸痛：针马快。

62. 右手关节痛：针左手灵骨穴至二间穴间，共二针。加食指、中指本节缝中部一针。（全民按：缝中一针即三叉肺。又灵骨至二间穴间为活穴不定穴。）

63. 皮红湿痒：一中年妇右脚内外踝上半寸至三寸间，环红皮湿痒，针通天穴及明黄肝胆系三针，通胃、通肾各一针。

64. 足酸难行：马老副官，67岁，左足外后侧酸痛难行，师为针通天、通胃无效。曰：非神经性病，为血管硬化，师在昆仑、委中部找青筋点刺出血立瘥。

65. 鼻炎：一男子，鼻炎，针通天、通胃、通关，立瘥。（参考56条。）

66. 肩痛：一人，天贞、肩髎、肩宗部痛，在膀胱经背部点刺出血无效。改足膀胱经飞扬至昆仑间青筋出血，立舒。（全民按：天贞、肩髎、肩宗部痛，疑为肩贞、臑俞、天宗部痛。又青筋出血处，疑即七虎穴。）

67. 头痛：一人头痛，针足人皇回马针，立瘥。

68. 肺结核：一中年人，二期肺结核。治法：一，在四花部放血，云使白血球得上肺食菌。二，针通天、通胃及四马略偏外。三，使每二日服白及粉三两，花生汤送服。

69. 腿弱：老妇腿弱，足不任行，心怔，脉迟，针建中及通天、通胃，立能起行。按：心怔为水气。诸针似强心健胃，故能行。

70. 疝气：一军官，睾丸部下垂，痛连左少腹，在公孙至中都间找青筋放血立瘥。

71. 右胁打伤：针四马穴三针，月余收效。按：能加服风湿酒或百练松脂更佳。

72. 头痛：一人头痛，针血海穴内后约一寸，似为胆经，立瘥。按：此可能为少阳头痛。（全民按：疑为火全穴。）

73. 目涩目重：一人，目涩且重，眼免（原文如此）如胀，针明黄肝经三针立瘥。按：此案在眉上放血更佳。

74. 胃痛：师云：胃痛用大壮隔纸灸通天立效。按：热胃可疑。

75. 腰酸：一人腰酸，先在患部用三棱针点针，不使出血，以通痹气，次泻委中部青筋血，立效。

76. 头痛：一人，头痛，针明黄下胆经共三针。

77. 左腿麻痛：荣总司机妇，不良于行，针四马穴立瘥。按：此妇经修治过，体弱甚。

78. 肝硬化：一上校病人云：服用一便方治肝硬化甚效：白萝菔（莱菔）、青绿豆煮白糖。附补肝：用牛肝及西红柿。

79. 乳癌：陈永通云：师治一乳癌已破烂，四马穴、三重穴，加贴膏药。按：似可加服百炼松脂，以白芍、川芎、生地、赤芍、丹参煮水送服。

80. 肝胆炎：茵陈蒿泡开水常服。

81. 三关穴（图30）：上关穴在高骨下陷部压酸点，中关穴在上、下关穴中心点，下关穴在外踝上三寸。（全民按：即外三关穴。）

82. 三泉穴（图31）：上、中、下泉穴，每穴相去各一寸半，与三重穴同治坐骨神经痛。

83. 盲肠部胀痛：针下四花穴与门金穴。

84. 腹胀：一老人，自云水灾泡水后，诸病为患，今腹胀痛。其人甚虚，针通天穴。

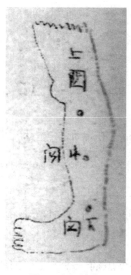
图30 三关穴

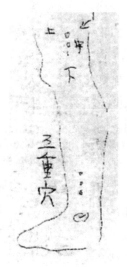
图31 三泉穴

85. 重感冒战寒：萧靖因冒感，战寒，多衣无温。师为点放出血（图32），效。赖金雄云：彼治感冒均用此法，最为速效而简单。

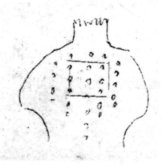
图32 点放出血

杨添盛患此症，卒至臀部开刀出血水盈盆而死。欲吐，加提起哑门穴，点出血。

86. 干霍乱：干霍乱，但欲呕吐，提哑门皮点放出血即效，赖金雄病时师手法。

87. 鼻窦炎：一学生自云患鼻窦炎，针通天及四马二十余次。

88. 肩烧热：士林刑事组长太太感冒后，肩部至项发烧，针人皇回马针，及通天、通胃各一针。

89. 膝盖痛：一人膝盖痛，针胸脊椎两旁膀胱经出血。

90. 脚扭伤：一人脚扭伤，针胸脊椎旁膀胱经出血。师曰：该部出血治四肢病。

91. 大趾侧生瘤：一人，大趾侧生瘤，针天皇，通肾（又似血海）次之，瘤由软而平。

92. 足跟痛：胡文治曰：足后跟痛，在项后，捏起皮针出血，如状甚效。（全民按：即七星穴。又按：胡文治，应为排名十七之胡文智师兄，后所有胡文治，均应为胡文智，1964 年拜在董师门下。）

93. 感冒：胡文治（智）曰：感冒，在胸脊椎骨缝出血甚效。

94. 腰痛：一养鸡肥胖湘妇，腰痛，针膊宗穴，转针，立即止痛。

95. 急性肠炎：师之下女，左少腹突患痛，云为急性肠炎（按：病名可疑）。针千金、门金、千金出血。（全民按：其中一千金应为五金，即门金及足千金、五金倒马。）

96. 舌强言语蹇涩：一老人，舌强，言语蹇涩，针建中、上曲、地宗。

97. 左颧骨病：针三重穴，共六针。

98. 尿道病：一女，尿则疼痛，针李白、云白。

99. 腹侧痛：腹侧胀痛，属肺者，针四马；属肠者，针四马加通天、通胃。

100. 手跌伤：余手跌伤，文治（智）为在四花部出血。

101. 面麻痹：一中年男子，左面部麻痹，针三重穴。

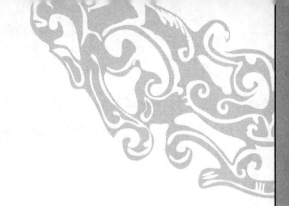

第十章

董公景昌医案语录注评 38 则

  依师父全民先生传授，目前手头上有董公医案五百余则，这些医案跨越十年时间，分别记述了董公十年间的用穴特点和董氏奇穴的发展历程，使人感受到一代针圣的博大和董氏针灸临床的神效。从陈渡人师伯针灸医案《景昌奇穴——针灸穴位及医案》到恩师跟师时亲历之医案，加上其他师伯、师叔所提供给恩师的董公下针医案，这些医案从各自不同的角度历述了董公针下的风采。恩师一并传授于笔者。

  参考董氏针灸已出版的书籍，如赖金雄师伯《董氏针灸奇穴经验录》、杨维杰师伯"董氏奇穴讲座"三书（《董氏奇穴讲座：穴位学》《董氏奇穴讲座：治疗学》及《针灸宝典》）、胡文智师伯《最新实用董氏奇穴全集》、胡丙权前辈董氏针灸四书（《董氏针灸图谱治疗学》《董氏五行刺络疗法》《董氏奇穴全集验证》《董氏针灸临床精要秘录》），这些宝贵的医案和论述，以董公医案为核心，让笔者能从多角度、多视野、跨越十年整体地去看待董氏针灸。通过医案对比与临床验证，方知目前大陆流行的董氏奇穴，已经远远偏离了董氏针灸的范围，甚至连董氏奇穴的"守形"都谈不上，遂决定公布董公针灸医案语录 38 则，取火地晋大象之意，让读者了解真正的董氏针灸和董氏奇穴。

1. 心下胀

一军人，心下即胃部胀满，为胃水气不化也，针姐妹穴及通心穴，立无胃鸣，水行也。

☞解语石注

此病人为虚痞，董公针姐妹穴，姐妹穴解部为六腑及肾分支解部；通心穴在内踝正中央下二寸前开一寸。姐妹穴作用于六腑和肾，通心穴作用于心火。下针机理甚明，效即可期。

若兼外感而心下有水气者，姐妹穴就不合适了。

2. 冻水胀

一中年人，好打麻将，致左环跳至风市间"漏风"，医治花费十万余元（台币），不效。患者云：患部汗后即冷，十分难受。针两通天、通关及通胃、通肾，半日余而大效，三日而愈。

☞解语石注

冻水胀，顾名思义，有冻、水、胀三个症状，结合病人好打麻将、疼痛部位"漏风"，现代诊断多为坐骨神经或股外侧皮神经病变及臀部筋膜挛缩发炎。患者花费十万余元，想必各种疗法均用过，而现在可选用的穴位和疗法很多，董公如此下针的思路，即选通天、通关补火，通肾、通胃行水，乃治病必求于本。

3. 腰痛

一人因持物弯腰，立致腰痛，俗称"岔气"，先在夹承浆针以止痛，再在患部点放出黑血，立瘥。

☞解语石注

急性腰扭伤，很简单的病，大家都会治，但是就有一些病例我们不能下针立瘥，董门独特的用针思路在这个简单病例上得以完美体现。夹承浆穴即在水金、水通穴附近，后天八卦属坎应肾，董公针此以毫针行气，后在患部放出黑血以祛瘀，行气活血，下针思想如此。

4. 燥秘

张中校，燥秘，下结肠部触可知。人瘦，针刺足千金、五金、门金，用回马针，收奇效。

☞解语石注

便秘一证，古籍论述颇多，大体分虚实即可，实则以承气泻下；虚则补气，补中益气、大剂白术方均可，无非运化中焦，斡旋气机，增液润肠而已。此案燥秘，针足千金及五金倒马，加门金穴倒马，足千金、足五金为肺解部，用此二穴开水之上源，引高原之水下行，门金穴为胃十二指肠解部，直接疏通胃腑。董氏针灸法天则地的用针思想，董公发挥得淋漓尽致。

5. 便秘

一胖妇，大便不顺，针承浆两侧之通泉穴。

☞解语石注

肥人多湿、瘦人多火，肥妇人便秘，多为脾肾两虚，董公针通泉穴（通泉穴即1973年版后的水金穴）以补肾行水，肾为胃之关，下针思路如此。又宜注意《灵枢·阴阳二十五人》，人的体质不同致所患病证不同，用针亦各有不同，如下案。

6. 脾约

一清瘦军官，脾约，燥屎如棋盘子，针通天、通肾，十次，大便润，气色由黑而泽。

☞解语石注

脾约，《注解伤寒论》："约者，俭约之约，又约束之约。胃强脾弱，约束津液，不得四布，但输膀胱，致小便数、大便难。"通天补火、通肾行水，又通天穴在胃足阳明脉，通肾穴近脾足太阴脉，董氏针灸解部法天，十二经脉循行则地，天地一理作用于人，下针有效，面色转泽是治愈的信号。

7. 便血

范仲曰：师治便血，每用三棱针点刺其正、其角、其门穴出血，立瘥。（按：本人得是病，用之果效。）

☞解语石注

此案用其门、其角、其正三穴，多无争议。选此案重点在于提醒读者，董公临证用三棱针居多，而董门用三棱针之术，也非想象中那么简单。三棱针虽为泻血之针，但董公用之却有神奇，有出血与不出血之别：出血重在调血，不出血重在调气。读者宜静思其理，进而联想到梅花针、浮针、浅刺诸针的起效机理，则悟天地之间无非阴阳耳，落实于人无非气血而已。

8. 口歪

一学生，口歪，针三重、地仓、夹承浆、肾泉（膝上外）效。（全民按：肾泉，当为上泉穴，山东口音，"上"与"肾"音相近。）

☞解语石注

口眼歪斜，为面神经疾患，多针对侧穴位，选针方案很多，唯上、下泉二穴为肺部及面部机动解部，直接对应肺之风寒风热，面部机动不利，三重穴作用于脾，余二穴为局部取穴。

9. 肌肉萎缩

一军官，腿部肌肉萎缩，行动不自然，苦无他法。师曰：此血管病也。针其黄、天黄、明黄以治愈。

10. 脑神经病

高雄一船妇之小儿，约四五岁，只叫"妈"，余无他证。师曰：此脑神经病也。针百会及镇静二穴。

☞解语石注

此二案甚为精彩，董门用针简约而不简单。从现代医学角度来看，各种疾病发病的根源，都可落实到神经系统和循环系统。就传统医学来说，万病无非病气病血耳；再推而广之，万病皆为六经病，或者六经合病、并病，再与致病因素痰饮、水气、宿食、瘀血中的一种或者两种，甚至三种结合。《伤寒杂病论》的辨证思想和治疗大法无非围绕这些展开。第9案、第10案，体现了董门下针握要之法，简约而精准，焉有不效之理？请读者从气血的层次方面去体会二案的精彩。董门用穴诊断和用穴治疗，你中有我，我中有你，气病血病，非此即彼，诊断治疗一气呵成，此中精彩非董门嫡传难以悟及。

11. 背痛

一人背痛，针足中关及通天两穴，立止疼痛。（全民按：足中关，似外三关中穴。）

☞解语石注

你会考虑这么下针吗？还是守穴下针？听某人说某穴位可治其病就用某穴，看彼书说某穴主某病就用某穴，殊不知人因天地变化分为二十五型人，天地四时变化，寒暑易节，选穴也不同。

12. 虚火难眠

针通水穴或通泉穴，或二穴同用。

13. 失眠

针通水、通泉、承浆。

☞解语石注

失眠一症机理复杂，但无非阴阳而已，表现为虚实之不同。通水、通泉二穴的解部，分别对应肾中水火，犹交泰丸使水火既济矣；二穴在胃足阳明脉上，胃不和则卧不安，犹如半夏汤通阳引阴。失眠一症变化甚多，以此穴位加减治疗，必有良效。

14. 坐骨神经痛

坐骨神经痛致一至二脚难行，针驷马穴。

☞解语石注

驷马穴解部为肺、肝，肺主皮、肝主筋，周围神经疾患多由此源下针，焉有灵骨、大白二穴能统治之理？结合重子、重仙二穴，上三黄三穴，来思考治疗某些坐骨神经痛的机理，则更为全面。万病无非五行中某行或亢或害，或某行不承不制，调气血偏胜而补泻之，明阴阳虚实而外内之，董门掌诊、面诊结合脉诊及其五音的闻诊，均能断病下针。

15. 脚跟行不着地

一小儿，行路脚跟不着地，师断为脑神经性疾患，针正会及镇静穴。

☞解语石注

此案宜与第9案、第10案共参，由此可见重公下针的简约和精准。与现在某些针者一次动辄数十针的针法不同。后者看似有理，实则无理，看似多下针、多取穴诸经互调，实则害人不浅而不自知。

16. 四指见五指

一人，将手四指看成五指，因患糖尿病使然。针明黄穴，转针即见四指。

☞解语石注

此为糖尿病并发症，患者多有周围神经病变、眼底动脉硬化等，现代医学治疗无非营养神经而已，但效果并不满意。董门用针，或光明穴，或三叉穴等，均可有效；但明黄穴，随针刺深浅不同，则解部分别对应肝、心、肾，一针有多针之效。

17. 鼻炎

针驷马穴，三针，每针相去一寸，外加通肾穴，心经有病者加通天穴。

☞解语石注

鼻炎针驷马穴毫无疑义，但每针相去一寸，就非仅仅守穴了。要知道，驷马三穴是相距二寸的，阴穴求一线，阳穴求一片，临证下针，要以实见为主，不必拘泥。

18. 左膝阴痛

针通泉、通水穴，立瘥。（全民按：即水通和水金穴。）

☞解语石注

选择此案，旨在告诉读者治疗一些阴痛疾患"王道之法"和"霸道之法"的区别。王道之法一般以关节对应取穴，例如曲池对应膝关节、肩关节对应膝关节等，效果虽然慢，但不失王道；而霸道之法，则多从手臂内侧阴经取穴，或以内关为主穴，或在指关节刺血而强说成排寒等，这不是董氏针法，更不是嫡传针法，只能算自创针法，读者宜甄别。

此病董公选肾解部治疗，是治在少阴；又穴在阳明脉上，可防邪气深入至太阴。二穴能直接对应骨病，而从穴位所在之阳位来看，又能直接从阳引阴。

19. 足酸难行

马老副官，67 岁，左足外后侧酸痛难行，师为其针通天、通胃无效。曰：非神经性病，为血管硬化。师在昆仑、委中部找到青筋，点刺出血，立瘥。

☞解语石注

董门治病，非此即彼，无非于气血上着手；远针还是近针，一切以病象决定，而非一些流行董门书籍所述（流行董门书籍，仅为入门教材）。选此案用意，在于让读者窥见董氏针灸的博大精深及用穴思路。

20. 疝气

一军官，睾丸部下垂痛连左少腹，在公孙至中都间找青筋放血，立瘥。

☞解语石注

五间穴治疝是成方，但临证须变通使用，并且这个成方对于部分疝气是无效的，详解见"一一部位"五间穴。早期董公治疝七案，均在下肢脾太阴脉和肝足厥阴脉上用针。

21. 左腿麻痛

荣总司机妇，腿麻，不良于行，师针驷马穴立瘥。按：此妇体弱甚。

☞解语石注

麻为气虚，以驷马穴斡旋气机，气调而立良于行。驷马穴位于阳明少阳之间，生发少阳之气，径补阳明多气多血之经，体弱也不惧针力。

22. 乳癌

陈永通云：师治一乳癌已破烂，针驷马穴、三重穴，加贴膏药。（全民按：陈永通师兄，1964 年 6 月 9 日拜在董师门下。）

23. 脂肪瘤

师曰：治脂肪瘤，宜用明黄为主。余经验，至少可收软坚之功。

☞解语石注

对于肿瘤的治疗，言未可治者未得其术也。董门针术为治疑难大病而设，直接调五行，燮阴阳。第 22 案为恶性肿瘤，驷马穴治皮，三重穴像个大闸，可强化太阴，防止病从太阴入厥阴。第 23 案，调理明黄穴，肝、心、肾俱调，结合襄阳名医刘厚斋昆陈贝甲汤（二陈汤加昆布、山甲、浙贝），一般两个月可消除多发性脂肪瘤。

24. 大趾侧生瘤

一人，大趾侧生瘤，针天皇、通肾（又似血海）数次，瘤由软而平。

☞解语石注

观此下针之法，大趾侧生瘤多是痛风石或痛风结节之类，围刺和开刀，均非调理之法，而从脾胃经脉入手则效。古来有论痛风属"食毒"者，可从。

笔者验方：制川、草乌各 24g，茯苓、草薢各 30g。可配合针刺使用。

25. 尿道痛

一女，尿则疼痛，针李白、云白。

☞解语石注

思考一下自己下针是否也能如此？针李白、云白也许是个案，但对比其他针法，这样选穴显得相当的王道。远针、近针的运用无非如此，以远治近、以近治远、以远治远、以近治近无成法，一切依人据病选择。

26. 腹侧痛

腹侧胀痛，属肺者，针驷马穴；属肠者，针驷马穴加通天穴、通胃穴。

☞解语石注

我常用门金穴治腹痛、妇女腹痛效好，因为门金穴属于胃和十二指肠，有燥金之性，但远不如上述针法细腻。

笔者经验：腹痛分区取穴下针效好。

27. 手酸不能持物

桃园一妇，右手曲泽至腋间，洗衣持物扫地则酸，针侧三里部回马针，立能在地上取起枕头。

☞解语石注

侧三里、侧下三里穴在少阳阳明之间，径直补阳明、生少阳，也有对应之用，是董公表演给病人看的止痛效穴。现在流行的对应针法，均从《素问·缪刺论》化出；高端选穴，则以《洛书》数变化而出。我们看见的《洛书》图是死的，仅仅属于变化中的一种，死守一个死图，自然就不明活泼用穴之理，反怪《洛书》图是错的。用方也一样，不明其理，到最后只能让中医沦为一种经验医学，只能让针灸用穴沦为一种经验用穴（《河洛精蕴·卷八》前五篇可参）。

28. 头晕

一军官头晕，难以弯腰俯首，师针承山至委阳、委中间青筋及胸脊外侧，立舒。按：此为调理膀胱经法。

29. 头晕

一男头晕健忘，看书不能过半时，师为其针两腿各三针，留针后一小时而瘥。按：三针穴位似为肾、胆、肝三条经脉之穴。肾穴滋水，胆穴清热，肝穴舒神经。（全民按：似通肾、通胃、通背三穴。）

☞解语石注

第29案，三穴涵盖了治晕之全：肾穴滋水，如六味方；胆穴清热，如柴胡剂；肝穴舒神经，如侯氏黑散、天麻钩藤剂。针药看似不同理，实则一理。

目前流行的针法，大多是虚则针灵骨，实则背部刺血等，不守穴下针，不依病人下针，还长篇人论其理。选此案，用意在于打开有缘者的心灵之窗，须知天外有天，董氏针灸的精华，远远不止流行的董针书籍所言。

30. 脚强难行

一军官，左脚强难行，病部在下腿，师在其胸脊椎左侧，从腰至项点刺出血，立瘥。按：此为调理膀胱经法。

☞解语石注

此病常见，活血以行膀胱之气。

31. 喉梗骨

范仲云：师治一人，喉梗骨两天不下，针三重穴立下。林菊初云：师治喉梗骨，针三重穴不效者，加针侧三里穴，用垂直针，针尖指向三重穴，而三重穴则用横针。

☞解语石注

此案的重点在于不效后的加减用穴法。林菊初师伯，董门首座大弟子，于 1962 年 7 月 1 日拜在董师门下。

32. 胁痛

一人跌打内伤致胁痛，针承浆左右之通泉穴，两次愈。

☞解语石注

另案：一徐娘，右胁下痛久，针夹承浆，立瘥。问何由？师曰：肾经气血不正常。

33. 半身不遂

蓬莱别馆王君，过补之后久病，今肉坚硬，尿失禁，针驷马加通肾，瘥。

☞解语石注

此案妙在驷马穴加通肾穴，金水相生之义，详见穴解篇。

34. 鼻窦炎

一学生自云患鼻窦炎，针通天及驷马甘余次愈。

☞解语石注

此案鼻窦炎董公针了二十余次才使其愈，读者是否觉得自己的方法更快？驷马穴加通天穴是调理体质之法，董门判断治愈的标准是体质的改变，并不只是症状的改变，《灵枢·终始》提示了用针之道，就是要我们如何去判断病愈和起效之间的关系——"凡刺之道，气调而止，补阴泻阳，音气益彰，耳目聪明。反此者，血气不行。所谓气至而有效者，泻则益虚，虚者，脉大如其故而不坚也；坚如其故者，适虽言故，病未去也。补则益实，实者，脉大如其故而益坚也；夫如其故而不坚者，适虽言快，病未去也。故补则实，泻则虚，痛虽不随针，病必衰去。必先通十二经脉之所生病，而后可得传于终始矣。故阴阳不相移，虚实不相顷，取之其经。"

35. 语录

师曰：心要细，胆要大，左手如握虎，右手如掌龙。

三棱针治病占三分之一。按：此说可从，祛瘀血之毒也。

用三棱针，以病人体壮为条件，体弱切不可用。

治小儿麻痹的季节：每年春发两季，通常两季即愈。

补泻不说不必尽信，又不必去用。

☞解语石注

几句简单的语录，说明了针法的重要性，读者应细细甄别，细细对比。胡丙权前辈《董氏针灸临床精要秘录》记载用针之法可参："意境要随心而动，下针前，意先精，而后带动心之意识，可增进念力，手法意念配合一致，猛而粗者为初学，杀而带猛者治惊吓，杀而带劲者是霸针，意而带劲者治筋骨，意柔相随者治脏腑，若能意境神贯注，则为至高无上心法。"这段话字字珠玉，仍不足涵盖董门针法的全部，董门针法是"五""六"结合的典范，故而一切长效的针法，均立足于此。

董门针法，不是不注重补泻，而是注重更高层的补泻；不纠缠于复杂的招式，要知道这些复杂的招式，只是手法而已，和针法完全不同，更和心法不同，《素问》《灵枢》何时何篇曾讨论过这些繁芜的手势？

36. 脚痛

一山东老妪，脚连跟痛，及脚面均痛，行难。点刺患部青筋出血，立瘥。

☞解语石注

此案针法为"见而泻之，无问所会"的典范操作。

37. 诊断

师论病全凭看手底相，即看：

手掌青筋暗点也；

食指至鱼际穴为肺经；

中指至掌心劳宫穴为心经；

无名指本节手心部为肝脾经；

小指本节手心部及其外侧为肾经。随经取穴。

☞解语石注

此掌诊没有流行书籍中的复杂，但也没有想象中那么简单。高端的董门掌诊是干支互化互合，结合五脏在手掌《洛书》图中的反映。男子左右手掌后天八卦图的应用是相反的，也是立体的，故而从《针灸大成》开始，均取男子左手为标本。读者应注意董氏掌诊图左右的差别，不可混淆了左右掌诊之用。

此掌诊法，直看五脏盛衰，然后根据五脏盛衰，依据五脏解部，虚则补之，盛则泻之。依掌诊直通五脏盛衰，当是我董门掌诊的精华所在，而非世俗看掌反应点来断病所能比。

联系到董氏正经的大腿五经，其中所蕴含的五脏解部的意义就不言而喻了。

38. 教动问好

师每治一病，下针之后，必问"还痛吗?"请"动动看"。按：问痛有心理治疗作用，问动有活血作用。

☞解语石注

"教动"习惯，即后来演变出来的动气针法；"问好"，是时刻观察患者病情。从此条中，我们能感受到董公下针的风采，如亲自观看董公下针。

第十一章

王全民先生董氏针灸随笔 7 篇

一　必也正名乎："中国"董氏针灸

　　既说是随笔，开宗明义第一篇，为什么又提出了一个颇为严肃的题目"必也正名乎"呢？自我解嘲，就是"予岂好辩哉，予不得已也"。本来，自董师仙逝后，凡谈董师针灸之道的师兄们，都从不同的角度切入，不管称董氏奇穴，或称董氏针灸，所强调的都是"董氏"真传，也从未在"董氏"之前，加入任何"地域"的字眼，如杨维杰师兄1980年的《董氏奇穴针灸发挥》及1992年的《董氏奇穴针灸学》，赖金雄师兄1987年的遗作《董氏针灸奇穴经验录》，胡文智师兄1987年的《最新实用董氏针灸奇穴全集》，胡丙权先生1986年的《董氏针灸临床精要秘录》及1991年的《董氏五行刺络针法》等书，还有陈渡人师兄1964年编的《景昌奇穴——针灸穴位及医案》讲义，都没有在

"董氏"或"景昌"之前，加入任何"地域"的字眼。

董师自己的两本著作，1968年署名"山东董景昌撰述"的《董氏针灸正经奇穴学》讲义，及1973年署名"山东董景昌编著"的《董氏针灸正经奇穴学》教科书，除自称自己是山东人外，也没有在他的董氏针灸著作的"董氏"之前，加入"地域"的字眼。但奇怪的是，胡文智师兄的徒弟，李国政先生所出的一系列董氏针灸书籍，在1985年左右，顶起了"台湾"董氏针灸的旗号，姑且不论李国政先生在推动董氏针灸发展方面的功过如何，但在"董氏"之前，加上"台湾"这个地域性名词，就是值得讨论的。这个名称上的争议，本应由李国政先生的师父胡文智师兄出来说句话，但胡师兄一直未曾表示意见，直至胡师兄也参与了其弟子陈擎文先生的"台湾"董氏针灸典藏计划后，答案不言而喻。因此，杨维杰师兄和包括笔者在内的几位师兄联络后，首先于去年（2008年）初，质疑"'台湾'董氏针灸"一名的正当性，并且以董师著书时署名"山东董景昌"，提出与其用"台湾"董氏针灸，不如用"山东"董氏针灸，更合乎董师署名之原意。

殊不知，用"山东"董氏针灸，仍不合董师之原意。人们常对在自己身边习以为常的东西，一不小心，就会忘了。就像空气与水之于人类，何等重要，但平常若呼吸正常，饮水无缺，就会忘却空气与水对人类的重要性。同样的，笔者也犯了这个毛病，千找万找，居然忘了董师颁给自己学习董氏针灸的毕业证书。所幸这次世界针联邀请笔者在河南中医学院主办的"针灸风采全球行——董氏针灸中国大陆推广会"上主讲，为了证明自己是董师嫡传弟子，翻出这张毕业证书，才发现董师颁发毕业证书的职衔署名是"中国董氏针灸研究所所长董景昌"（图26）。至

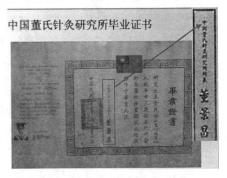

图26　中国董氏针灸研究所毕业证书

此，历史真相大白，董师原意，不是"山东"董氏针灸，更不是"台湾"董氏针灸，而应是"中国"董氏针灸。即董氏针灸不专属山东，更不专属台湾，而是在中国文化及医学体系中所孕育而出的"中国董氏针灸"。

二 董师论针灸的面授口传

董师景昌公，籍隶山东省平度县，生于 1916 年 5 月 23 日，殁于 1975 年 11 月 7 日（农历十月初五），享年 60 岁，同月 15 日卜葬于阳明山第一公墓。

董师生前留下来的著作，分别是 1968 年亲自撰述的《董氏针灸正经奇穴学》讲义及 1973 年亲自编著的《董氏针灸正经奇穴学》教科书，两书脉络相通。其间，1972 年郭家梁前辈著的《实用中国针灸经穴学》附录有《董氏针灸正经奇穴学》。郭前辈的这本书，笔者原拥有，但不幸于 1974 年 9 月的葛乐礼台风骤来的水灾时，与笔者的大部分董针笔记，同时被淹没毁去。此外，还有两个董师为柬埔寨龙诺治病的用针记录，分别是 1971 年 11 月 3 日到 26 日及 1972 年 3 月 25 日至 4 月 16 日的记录。以上可说是董师生前公开的资料。

当我们看董师的著作时，首先应该看书的自序。自序是介绍评述一部著作或一篇文章的文字。序，或称为引，是说明书籍著述或出版旨意、编次体例或作者情况等内容的文章，也包括一些问题的阐明。董师的自序，1968 年和 1972 年的文字非常相近，两者的自序都相当简洁，而 1973 年的自序则更完整。唯 1968 年的自序里有两句独有的文字，很重要，即"援用现代语文，撰述本书"。因此，在书中的解剖项下，除西方的解剖学内容外，还将中医传统的五脏五行观，借神经之名以显之。

我们从 1973 年版的董师自序来说明。董师自序一开始除肯定针灸治病，历史悠久后，即点出宋仁宗时铸的"腧穴铜人"及颁行的"五脏图"。"腧穴铜人"指的是王惟一于公元 1027 年（宋天圣五年）造出的两座针灸铜人模型，并写出《铜人腧穴针灸图经》来说明。铜人的外形和普通青年男子的形状一模一样，手足和躯干等连接部分均装有榫头络瓣，可拆下来，也可装上去；体内则装着铜制的心、肺、脾、胃、肝、肾、大小肠等五脏六腑；铜人的表面还写了金字标明十二条经络和三百五十四穴位的名称。这两个铜人又称为"天圣铜人"。后来几经战乱，这两具铜人逐渐不知所踪，几十年前曾误认流落在日本，但经查访后，已予以否定。而明朝 1443 年出现的仿"天圣铜人"的"正统铜人"目前流落在俄国。对于中国针灸铜人有兴趣的朋友们，可以参考央视制作的"铜人谜踪"DVD。

针灸铜人大家都比较熟悉，那"五脏图"又是什么呢？如果是宋仁宗时代的"五脏图"，就应该是《欧希范五脏图》。北宋的《欧希范五脏图》是全世界第一部工笔细描的人体解剖图。谁是欧希范？他不是达文西、维萨留斯、王清任、哈根斯这类对人体有高度兴趣的人。宋仁宗庆历年间（公元 1041～1048 年），广西起义领袖欧希范、蒙干等人，由于中了宋官吏杜杞的圈套，在假意犒赏义军的宴会上，欧等人酒醉如泥，于是束手就擒，两天中有 56 人斩首于市。宜州推官吴简进行了解剖，并与书工将所见绘成图谱，名之曰《欧希范五脏图》。这幅图目前已失传，当时吴简还做了文字记录："喉中有窍三，一食、一水、一氧，互令人吹之各不相厌。肺之下，则有心、肝、胆、脾。胃之下，有小肠，小肠之下有大肠。小肠皆莹洁无物，大肠则为滓秽，大肠之傍有膀胱。"这段记录，与现代观察比较，有部分错误，但是对肝、肾、脾、心、大网膜等内脏器官位置的描述，基本上是正确的。

董师认为"腧穴铜人"与"五脏图"，"供世人参证，针术更趋昌明"。笔者特别注意董师用到"参证"两字，这是道家的用语，但与"内证"这个词有别。而供世人"参证"，也要先完成铸"腧穴铜人"，颁行依解剖而画的"五脏图"。即先有"参（观察）"，后才有"证（内证）"。这与伏羲氏先"仰观天文，俯察地理，近取诸身，远取诸物"后，才"始画八卦，以通神明之德，以类万物之情"是一致的。而不是凭空"内证"而已。"参证"，要有参有证。因此，董

师接着说："垂今历两千五百年，医圣辈出，遗著亦伙，惜以文字深
奥，语意含蓄，非躬亲体验，实难领悟真谛，是以面授口传，居于重
要地位，但囿于私相传习，秘而不宣，致高深医理，每失所传，良可
惋惜！"这段文字中，重要的地方在"躬亲体验"四字，没有"躬亲
体验"，就"实难领悟真谛"，所谓的"面授口传"就是从躬亲体验
中，达到领悟真谛。仍是"参证"二字的发挥。但若囿于私相传习，
秘而不宣，则高深学理，会失其所传，这里就预藏了董师公开家传针
灸的伏笔。

三 董氏针灸另有渊源，自成一派

　　董师在谈及针灸秘传之弊后，接着提出历代针灸穴位的变动性：
"一般所传之针灸医学，循十四经脉络，定为三百六十五穴位。但观历
代名医遗著，经穴经废弃者有之，经外再发现者亦有之。不独'腧穴铜
人'未臻完备，十四经脉络穴位亦迭有鼎革，针灸医学仍须继续研究与
发展，乃不争之论。"针灸穴位既有鼎革，那董氏针灸不同于传统者为
何呢？

　　董师写道："景昌先祖所传针术，异于'十四经'脉络，所设穴道
部位亦与'三百六十五穴'者大不相同，且重针轻灸，治法简便而功
效显著，其多诊断为难治之症，均经景昌以祖传针术神速治愈。吾董氏
针灸另有渊源，自成一派。奈先祖遗著毁于兵燹，至深遗憾！所幸景昌
记忆力强，对先祖面授之针术尚能牢记要诀，来台以后施行义诊，计有
三十万病患同胞深受董氏针术之惠，复因三十万人次之临床验证，董氏
针术之疗效乃无可置疑者也。"这段很重要，分别论于后。

　　"景昌先祖所传针术，异于'十四经'脉络"，这是被许多研究董
氏针灸者所忽略的一句话。这句话，对从1968年到1973年的书名都有
的"正经"二字，有很大的冲击。因为，董师明言其先祖所传针术是
"异于'十四经'脉络"的，因此，所谓的"正经"，究竟何指，却没
有明说。而观董氏针灸各区段的分布，与传统的"十四经"脉络有重

叠之处，但也有歧出之处；尤其是各穴的五行解部，不完全依照所循传统"十四经"来决定，甚至与原来循行的"十四经"根本没关系。如在食指第一节掌面正中央偏向拇指外开三分的大间穴，解部就是心脏及六腑；其上二分的小间穴，则是肺分支、心脏及六腑解部。因此，董氏针灸的"正经"应另有解，而这个"正经"之意，有强烈的五行中各有五行的意思在内。而董氏针灸"正经"的意义，分别可从1964年陈渡人师兄《景昌奇穴——针灸穴位及医案》讲义、1986年胡丙权先生《董氏针灸临床精要秘录》及1988年池琛师兄的徒弟陆建中先生的《董氏棱针征穴学》里，略见端倪。

"所设穴道部位亦与'三百六十五穴'者大不相同，且重针轻灸，治法简便而功效显著，甚多诊断为难治之症，均经景昌以祖传针术神速治愈。"这段文字，稍涉董氏针灸的朋友们都知道，因此不必详论。重点在董氏奇穴之"奇"，主要在其治法简便，功效显著，合乎"守数据治，无失俞理"，即执简驭繁，确实掌握选穴简要的原则。因此，"吾董氏针灸另有渊源，自成一派"。

可惜的是，"先祖遗著毁于兵燹，至深遗憾！"所幸遗著虽毁，但董氏先祖凭其记忆，尚留有"要诀"，"所幸景昌记忆力强，对先祖面授之针术尚能牢记要诀"，即由先祖"面授口传"，牢记住要诀，然要诀如何发展才能还原董氏针灸的原貌呢？那就是董师"来台以后施行义诊，计有三十万病患同胞深受董氏针术之惠，复因三十万人次之临床验证，董氏针术之疗效乃无可置疑者也"。从牢记的要诀，到"董氏针术之疗效乃无可置疑者也"，是董师经二十五年积累的临床经验中，从三十万人的诊疗中，逐一"验证"出来的。而不是靠着一本载满穴道名称的"秘籍"发展出来的。身为1973年《董氏针灸正经奇穴学》教科书助编的袁国本师兄曾经笑言："如果老师手中有一本载满近两千个穴道的秘籍，那这本秘籍就不知道有多厚了。"因此，我们可以说，从1968年的董氏针灸讲义，到1973年的董氏针灸教科书，是董师从其三十万人次的"验证"中，删芜存菁"参证"出的精华。与孔子将从民间搜集的三千诗篇删减成三百篇的《诗经》，是同等的意义。因此，学习董氏针

灸，就应以 1973 年董师亲自编著的《董氏针灸正经奇穴学》教科
书为准，才不负董师编书传针道的原意。

四 董师对十四经主治之修订

董师在阐扬董氏针灸的渊源及个人的"参证"过程后，对于传统
的"十四经"的运用，也有其独特的见解。董师说："景昌临床治病，
固以祖传针术为要着，然对'十四经'各穴之治效亦曾研究而比较之，
经临床验证，一般'十四经穴学'中所列各穴之主治病症，有未尽者，
亦有效微者，特将有关穴位经景昌验证确定其主治之病症，按实修订附
载于后，提供同道参考，亦期抛砖引玉也。"这个附录即《董氏对"十
四经"主治病症之修订》，是非常重要的一个文献，对研究董氏针灸起
了他山之石的作用，因为里面充满了董氏针灸用针的思考，但以往都被
学习董氏针灸的人，误认为不属于董氏针灸范围而忽视了。举个例子
来说，在 1973 年董师亲编的董针教科书里，提到在眼中央直下之颧骨
直下陷处有一个玉火穴，第一个主治就是心经之坐骨神经痛，但什么是
心经的坐骨神经痛呢？在董氏针灸十个部位里，背部及胸腹部各区中都
找不到答案。但这个心经坐骨神经痛的答案就在《董氏对"十四经"
主治病症之修订》里，一共有两处提到：其一是心经的"通里——治
心经之大腿后坐骨神经痛"；其二是心包经的"大陵、内关、间使——
治心经之坐骨神经痛，大腿后正中央痛"。也就是用《十四经》主治的
内容补足了董氏针灸奇穴的内容。如果再仔细研究这个《董氏对"十
四经"主治病症之修订》，将会发现许多后背及胸腹穴道的运用，都暗
合董氏"不定穴"的含义。

大约三十五年前，笔者年轻时，曾为杨维杰师兄所办的中医杂志写
过一篇"《董氏对'十四经'主治病症之修订》简按"一文，后杨师兄
在其出版的《董氏奇穴针灸发挥》及《董氏奇穴针灸学》中，都将此
文附在书后，唯简体字版，把笔者的名字误为"王作民"而已。但这
篇简按的内容相当不成熟，笔者有后记："综上所述，是乃《董氏对

'十四经穴'主治病症之修订》的简按。乃是景师对于十四经穴之发明与贡献；其着眼点纯在临床之效验上，故独出一格。由于笔者从景师习针术仅三年，加以资质愚鲁，故于精妙处尚不能完全悟解。故于本简介中，不无疑误者。而凡有疑误处，盖由笔者任责之，识者察之，庶无损于景师针术之精妙也。"

除用针灸治病外，董师亦有家传的食疗特效方，名为《董氏祖传简便食疗特效方》。陈渡人师兄《景昌奇穴——针灸穴位及医案》讲义中有一董公食疗案："痰迷心窍，师曰：痰迷心窍难以为眠，以甲鱼二两，白糖二两，香油二两，煎服三次必愈。"笔者临证也选用过几个，如酸枣核炒熟研末，每服三钱治失眠，生用亦每服三钱治昏睡不醒；黄芪每服五钱煮水喝，治糖尿病、倒食、脾胃虚、肚子胀，预防癌症；鸡脚草煎水洗膝盖以下，治痢疾特效，亦治鼻衄淋病；生姜一两捣烂合红糖一两煮水服之，治腹痛极效。这些都是笔者最常用的食疗特效方。

总之，《董氏祖传简便食疗特效方》是仍待开发的一个领域。而董师最经常用的中药成方，根据陈渡人师兄的记载，则包括了六味地黄丸、盐制桂附地黄丸、天王补心丹、炙甘草汤、黄精粉花生汤（治肺痨）及花生汤冲服白及（治肺结核）等。这个领域，还待更多研究董针的朋友们，一起来开发。

五 《董氏针灸正经奇穴学·导言》探讨之一

董师1973年亲编的《董氏针灸正经奇穴学》教科书的"自序"之后，即进入"导言"，其全部内容如下。

《董氏针灸正经奇穴学》计设740穴，分布于手、臂、足、腿、耳及头面等处，区分为十个部位，即：

一、手指部称"一一部位"。

二、手掌部称"二二部位"。

三、小臂部称"三三部位"。

四、大臂部称"四四部位"。

五、足趾部称"五五部位"。

六、足掌部称"六六部位"。

七、小腿部称"七七部位"。

八、大腿部称"八八部位"。

九、耳朵部称"九九部位"。

十、头面部称"十十部位"。

除以上十个部位外，尚有"前胸部位"及"后背部位"，此胸背两部多以三棱针刺之，无需毫针深扎。

董氏针法与一般所传之针法相较，计有下列多项优点：

一、在四肢、耳朵及头面部位取穴用针，足可治疗全身诸病，如必需刺胸腹及腰背部时，亦仅以三棱针浅刺即可，危险性少。

二、施针手术简便，仅用"正刺""斜刺""浅刺""深刺""皮下刺"与"上转""下转""留针"各种手法即可达到所期望之治效，不必拘泥于"补""泻"等理论。

三、不采"弹""摇""捻""摆"等手法，可减轻患者之痛苦，减少"晕针"的情况。

四、董氏针术乃循"正经"之"奇穴"刺之，如诊断正确，认穴准确，手法精确，则奏效神速，立除沉疴，其治效之宏非一般所传之针术可比矣！

根据原文，我们来做进一步的探讨。首先遇到的就是"740穴"的问题。有人认为，从"穴名"上来看，1973年董师手撰的教科书仅208穴，因此有继续增补446穴之举，此种支离的作法，笔者无法认同。因为，如细读董师教科书内容，可以发现董师的穴名，往往是一个穴组或穴区含着不同的穴数，在一一部位里，第一个出现穴名下有不同穴数的就是指驷马穴，其【取穴】"当食指背第二节中线，外开二分之中点一穴，其上三分一穴，其下三分一穴，共三穴"。驷马这个穴组的"共三穴"的计数法，在其他的穴组里也都是如此，全书首尾相贯，此其一。

其二，在背部的穴组里，同样的穴名，会出现在不同的穴组里。如三江穴，包括第十三椎下之分线穴起，每下一节一穴，其顺序为水分、水克、水管、六宗、凤巢、主巢7穴及十四椎下旁开四指之六完、六满、六道、华巢、环巢、河巢6穴（两边共12穴）；而双河穴则有十四椎下旁开四指之六完、六满、六道、华巢、环巢、河巢6穴（两边共12穴）。三江穴和双河穴，有12个穴道是相同的，唯三江穴多出了督脉上的7个穴，主治因此而不同。双河穴的12个穴三棱针刺出黑血治手臂痛及肩臂痛；而多加7个穴的三江穴，同样三棱针出血，但主治起了变化：主治经闭、子宫炎、肠炎、闪腰、岔气、急性肠炎。这就是董师裁用之妙。故在穴位计数上，三江穴是19穴，双河穴是12穴，要分别计数。

由以上两点可知，董师心目中的740穴，是穴数而不是穴名。依董师例，两边计数，董师1973年亲著的教科书，共有672穴。

此外，赖金雄师兄在他的《董氏针灸奇穴经验录·导言》中也说他这本书"依据《董氏针灸正经奇穴学》为蓝本，亦设七百余穴"。赖师兄的书，除将还巢穴命名为凰巢穴外，只加了凤巢穴一穴、消骨三穴及上反三穴，两边合计，共增14穴。总数实为686穴。

杨维杰师兄亦在其"董氏奇穴及十四经穴学术与临床相关问题讨论"2009年12月的讨论条（总第109条）中写到："根据董老师之第一本也是唯一的一本书《董氏针灸正经奇穴学》（1973年版）所载，董氏奇穴计设740穴，但事实上该书所列穴位，从'一一手指'至'九九耳部'，共159穴名，197穴位，左右两边皆有穴位，则有394个穴位；'十十头部'有25穴名，44穴位；背部穴名有17个，180穴位；前胸部位5穴名，56穴位。总共206穴名，674穴位（有些重复穴在此并未扣除）。在我的讲义中补入了三叉一二三、次白、七里、夜盲（小节不计）共6穴名12穴位。则书中所载总共212穴名，686穴位，距740穴已不远矣。"唯背部穴道笔者记数为176穴，杨师兄计为180穴，故有4穴数目之差。（全民按：笔者已重新计数，背部应只有176穴。）

杨维杰师兄接着写到："我们当年几位后期的学生，一直跟到老师去世，最后几年，常到老师诊所见习，看老师扎针，因为当时还在学校读书，虽然功课不紧，但也不可能天天去，为了求全，所以常跟几位师兄弟借笔记抄写或影印，因此我手头有过吴增麟、田彩云、田志洪、王全民、汤维正等几位师兄弟的笔记。当时自己所看及师兄弟笔记之记录，老师所运用之穴位与其所写的书中内容相同，并未如外界所言尚有数百个。一则老师既然公开了那么多，就没有必要隐藏其他的；一则收集了多位同学不同时间在诊所的所见，不太可能有所遗漏，纵然老师有可能一时隐藏某些穴位，也不可能长期隐藏。有些疑难大病老师治疗时也花费了不少工夫，不可能为了隐藏不让学生知道而不用有效穴位，当然老师在不断进步，也偶尔会因研究所及灵感涌至，有几个新的穴位出现，但应该不出 50 个，不会有几百个的差异。或许还有一个理由，正因老师在不断进步，有些穴位老师在临床总结后弃而不用了，因此就不列在书中了。"

通过以上的讨论，相信爱好董针的朋友们，对"《董氏针灸正经奇穴学》计设 740 穴"，能有较清楚的认识了。

六 《董氏针灸正经奇穴学·导言》探讨之二

在 1973 年董师亲著的《董氏针灸正经奇穴学》的导言里，开宗明义即说：

《董氏针灸正经奇穴学》计设 740 穴，分布于手、臂、足、腿、耳及头面等处，区分为十个部位，即：

一、手指部称"一一部位"。

二、手掌部称"二二部位"。

三、小臂部称"三三部位"。

四、大臂部称"四四部位"。

五、足趾部称"五五部位"。

六、足掌部称"六六部位"。

七、小腿部称"七七部位"。

八、大腿部称"八八部位"。

九、耳朵部称"九九部位"。

十、头面部称"十十部位"。

除以上十个部位外，尚有"前胸部位"及"后背部位"，此胸背两部位多以三棱针刺之，无需毫针深扎。

从这段话我们可以知道，董氏针灸的主要部位，即"一一"至"十十"的十个部位。而最早谈到这十个部位的资料，到目前为止，是陈渡人师兄的《景昌奇穴——针灸穴位及医案》油印讲义："穴部区分：一部为十指，二部为手掌，三部为下臂，四部为上臂，五部为足趾，六部为足，七部为下肢，八部为大腿，九部为两耳，十部为面头，身上不取穴。"所谓身上不取穴，即胸背两部不设穴，因为胸背两部位"多以三棱针刺之，无需毫针深扎"之故。

董氏针灸这十个部位的设穴思维，基本上与《针灸甲乙经》将四肢穴位归经，其余依腧穴所在分为头面部腧穴、胸腹部腧穴及背部腧穴，是相类同的。但问题是，为什么要以一至十的数字来设定呢？笔者当年未曾当面问过董师，也一直提不出一个合理的答案来，直至最近，看了一本德国的针灸入门书及李建民的《发现古脉》后，找到一个合理的答案。

首先从这本德国的针灸入门书，即 Hans – Ulrich Hecker 等四人合著的 *Practice of Acupuncture*（Thieme，2002.）谈起。这是一本图文并茂的针灸入门书，用了大量的彩色图片来说明中国的针灸，其中第 20 页的三阳轴线（the three yang axes）及 21 页的三阴轴线（the three yin axes）图文很有意思。

笔者把三阳轴线图意译为三阳经交接图（图 27）：

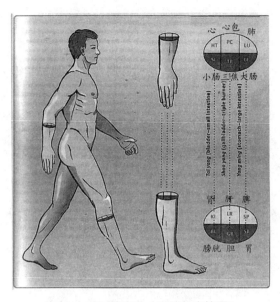

图 27　三阳轴线图（三阳经交接图）

将三阴轴线图意译为三阴经交接图（图 28）：

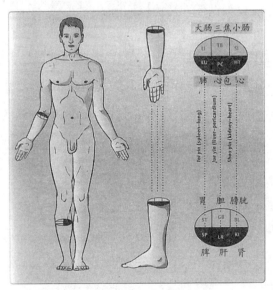

图 28　三阴轴线图（三阴经交接图）

这两个三阳经及三阴经交接图，不知读者是否注意到图片设计上存在的问题？相信眼尖的读者已发现，原书作者为求手部三阳经能与脚部三阳经顺利交接，以及手部三阴经与脚部三阴经交接，手部掌面向下的位置非常别扭，也就是交接得似乎不是很顺畅。为什么呢？

　　这里涉及一个古代针灸铜人及图片制作的问题，即绝大多数的针灸铜人或图片，铜人或图片上人的站立，都是两手向下垂的姿势，这个姿势对于十二条经脉的交接顺畅与否影响很大。两手下垂的铜人或针灸图，都只是迁就人的自然站立姿势，而不是经脉流动姿势。我们若将针灸铜人或针灸图片上的人，双手都向上伸，采用两掌面在头上相对的画法时，阳经与阴经的交接就将是十分流畅的了。李建民的《发现古脉》（社会科学文献出版社，2007.）引用了程绍恩《经络针灸心法》（北京科学技术出版社，1994.）的"十四经脉气血大循环图"，即以手向上延伸的概念，画出了十四经脉气血的大循环（图29）。

　　故从手走足的手三阳经，自然与自头走足的足三阳经，串成纵式的一气脉；而从足走胸腹的足三阴经，也自动地与从胸腹走手的手三阴经，自然地串成纵式的一气脉。笔者也因此找到了一个对董氏针灸十个部位的合理解释，即由向上伸展的手来看，手指为"一一部

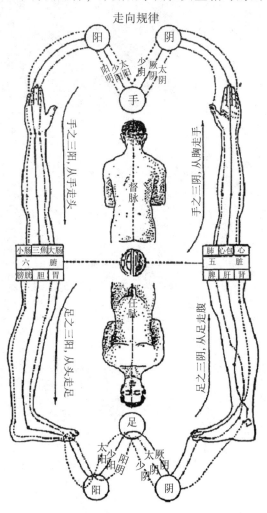

图29　十四经脉气血大循环

位"，手掌为"二二部位"，小臂为"三三部位"，大臂为"四四部位"；而由足来看，底下的脚趾为"五五部位"，脚掌为"六六部位"，小腿为"七七部位"，大腿为"八八部位"；然后是耳朵的"九九部位"及头面的"十十部位"，合成整个的人体经脉气血大循环。这个解释，尚属粗略，还请读者朋友们一起来讨论。

这篇文章刊出后，吕知哲（字隐仙）先生提出："看图深有启发，董氏设穴分部思维可以探讨，个人认为要'回归纯朴的董氏针灸'，十个部位排序，依人体部位来分割是很容易理解的，以数字来设定，也许只是加入标序吧。"吕先生的这个思维不错，但所谓纯朴的董氏针灸，应是对董氏针灸的运用来说。笔者常说，董氏针灸易学难精。易学，即就董针的纯朴而言；难精，则是就其中蕴涵的道理而论。

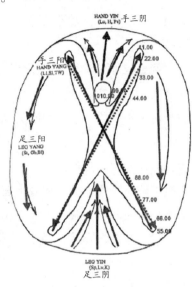

图30　手足六经循环图

董氏针灸十个区段的划分，笔者增绘"手足六经循环图"，重加内容来说明（图30）。向上伸出去的手，手掌斜上，手指指向天际，即是"一一部位"之始；同理，脚心略斜，脚尖踏向实地，恰是"五五部位"之始；而手足六经流行一身，如环无端，此间也蕴含了天地之间唯一人的思路。

七　《董氏针灸正经奇穴学·导言》探讨之三

关于董氏针法的优点有四段文字：

一、在四肢、耳朵及头面部位取穴用针，足可治疗全身诸病，如必需刺胸腹及腰背部时，亦仅以三棱针浅刺即可，危险性少。

二、施针手术简便，仅用"止刺""斜刺""浅刺""深刺""皮下刺"与"上转""下转""留针"各种手法即可达到所期望之治效，不必拘泥于"补""泻"等理论。

三、不采"弹""摇""捻""摆"等手法，可减轻患者之痛苦，减少"晕针"的情况。

四、董氏针术乃循"正经"之"奇穴"刺之，如诊断正确，认穴准确，手法精确，则奏效神速，立除沉疴，其治效之宏非一般所传之针术可比矣！

赖金雄师兄在其《董氏针灸奇穴经验录》的申述，已深得董师用针之奥，笔者特引录于下。

对于第一段文字，赖师兄认为董师是"讲求经络的阴阳气血平衡，不局部取穴"。故董师"多以'段'或'区域'为取穴单位，穴道范围大，取穴方便；且各穴往往成组或倒马使用，效果更佳。例如，足三重穴组虽谓在腓骨前缘，踝骨上三寸、五寸及七寸处，但只要在该线该段上倒马取穴即可生效，不需太拘泥于尺寸"。

对于第二段所说的施针手术简便，赖师兄未多做叙述，而陈渡人师兄的《景昌奇穴——针灸穴位及医案》油印讲义，对于董师的不拘泥于补泻理论，则有所着墨。讲义中记载："师曰：补泻不说不必尽信，又不必去用。"笔者私自揣测，董师在手术这一条文中的上转及下转，已寓补泻手法在内，而正刺、斜刺、浅刺、深刺及皮下刺，都有很深的含义，对比董师在大、小、中、外、浮等五间穴的应用，一开始就有针刺深浅之意在。这点也是刘毅最近谈脉与针刺深浅之所本，都与五脏诊法相关。

对于第三段文字，赖师兄针对预防晕针，特别指出："又董师施针时，病人皆取卧姿，几可完全避免晕针，值得取法。"笔者跟随董师所见亦同，董师甚少让病人坐着针灸。在此可以提出另一项研读董氏针灸取穴内容的注意点，即董师书上所言取穴时，基本上是以病人躺着向上的姿势，来针四肢穴道，"一一部位"手指上穴道的外与内的定位，"三三部位"穴道的外与内的定位，都可以从此找到端绪，而不是从西方解剖学大体定位来看内与外。不明乎此，而以西方解剖学大体定位来看内与外，自然就会将穴道定位弄错了。

针对第四段文字，赖师兄直言："在诊断上，董氏掌诊及穴道上的青筋（或红筋）反应是董门师生常用的独门诊法。"在介绍董氏掌诊之后，赖师兄又说："然而董氏掌诊虽然简便，并不表示应用董氏奇穴只有透过掌诊一途而已，传统的四诊八纲仍当灵活配合运用。因为各种诊法尽管不同，但它们治病重视身体内外联系与整体关系的原理并无二致。尤其是诊察做粗工的患者，掌上即使有青筋也为其粗糙的表皮所掩盖，此时掌诊便无用武之地了。"

最近，帮董师编写 1973 版《董氏针灸正经奇穴学》教科书的袁国本师兄也提到董师诊疗的过程："他的诊疗过程是这样的，病人进来以后，都会到他诊疗室里面，他认为如果是内科方面的病的话，就会给他诊脉，还有就是看舌头、看手掌这些。如果是一般的疼痛的话，他根本不用诊脉，看看气色，看看手掌，就给患者下针了。他下针不需要患者脱衣服，就是让患者躺在床上，或者坐在沙发上，就下针了。他针，也针很少，有时一针两针，最多针六到八针，在一个人身上花不了多少时间，几分钟就可以了。"此外，袁师兄也提到董氏针灸的"正经"，即董氏"正经"不可局限在传统针灸的十四经之中。

上转即左旋，生生不已之理，即"水能生木，木能生火，火能生土，土能生金，金转生水，左旋一周而相生，便是《河图》顺数"；下转即右旋，隔位相克之理，即"火能克金，金能克木，木能克土，土能克水，水转克火，右旋一周而相克，便是《洛书》逆数"。

故"一顺一逆，一生一克，而五行之千变万化，总不出其范围"。

《河图》　　《洛书》

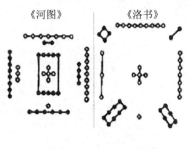

图 31　《河图》《洛书》

☞解语石注

以上几篇是恩师对董氏针灸的随笔系列文章，从中可以看出恩师对董公的发自内心深处的敬仰与缅怀。师恩重如山，挚语见真情。想到这里又想到自己，想到恩师对我的谆谆教导，对我的鼓励和支持，对我的要求与期待，无形之中增添了自己对董氏针灸的热爱程度，增加了

自己对董门的感恩之情。发扬好董氏针灸，发挥董氏针灸治病的特
色，坚持本色的董氏针灸，已是笔者眼下重中之重、当务之急的使
命，希望和爱好董氏针灸的医者共同携手，从而创造出董针的另一个
辉煌。

后　记

　　1968 年版的《董氏针灸正经奇穴学》（油印讲义）是现知最早的论述董氏针灸的一部专著，对于董氏针灸学术的发展，影响深远，经过董公景昌先生及诸位师伯 5 年的修订，由袁国本师伯助编于 1973 年，定稿而成董氏针灸的代表作《董氏针灸正经奇穴学》，成为代表董氏针灸最高水平的巨著。笔者结合 1973 年版，从 1968 年版中，读出了更多代表董门先祖的设穴思路和用针思想，故笔者的注疏，选 1968 年版的《董氏针灸正经奇穴学》（油印讲义）作为注疏的底本，兼补 1973 年版的《董氏针灸正经奇穴学》的穴道。

　　此部拙作最初命名时，对于是叫"董氏针灸正经奇穴学注疏"，还是叫"董氏奇穴注疏"，曾经犹豫不决。经恩师全民先生指点，又反复推敲，觉得上述命名终不尽如人意。笔者的本意是通过注疏《董氏针灸正经奇穴学》来让董氏针灸爱好者能真正从穴到法，从穴入法，进而从法入道。但奇穴的运用，如果在临床行针中没有董氏针灸的灵魂——董氏针灸针法及针道，终究仍会流于"粗守形"之弊。所以，笔者结合《素问》《灵枢》《黄帝明堂》《甲乙经》《易经》及道家诸典，结合师父全民先生及袁国本师伯的无私传授，结合自己的大量临床经验，对穴位做了一些不同于前辈著述思想的考量，故而在最后把书稿的名称定为"董氏针灸注疏"。拙作对董门先圣的设穴思想，和董门用穴之道做了一些源头上的探索，这个探索还很粗浅，区区十几万字，未抄袭任何书籍，对于某些经典的摘录，仅仅是为了说明问题，非为字数而字数，希望读者体谅，也希望笔者的拙作能打开各位学习董氏针道的窗户。真正的知识，不是让人自满，而是让人愈觉不足。现今知识爆炸，各类书籍和培训班比比皆是，真知教人知不足，假知教人自高贤，真假区分标准如此，而相对于寥寥的时空，我们短暂的一生，又能做多少事让自己成为"高贤泰斗"，甚至让自己篡改"董氏针灸"为"董某氏针灸"呢？

中华民族的复兴，首先是文化的复兴，尤其是传统文化的复兴。传统医学又是传统文化的重中之重，传统医学并非仅是经验医学，而是传统哲学理念指导下的传统文化与人相结合的天人合一体，弘扬传统文化，必须弘扬传统医学。古老的董氏针灸融合天地人合一的哲学思想，无疑在文化复兴中占据了重要的席位。笔者相信，古董针理论的回归将成为创造针灸行业辉煌的一个良好契机。

故笔者在著述的同时，恍兮惚兮之间，新的行程又开始了，书中很多命题也仅仅是刚开了头，《内经》的立极点在哪里？《内经》体系和《伤寒论》体系的结合点、《辅行诀脏腑用药法要》体系和董氏针灸体系的共性在哪里？草木药和金石药如何更精准地搭配使用？进而，如何天地人合一地去行针用药？行针之道是如何具体落实到对自然现象的再认识，和如何具体落实到顺应自然规律上去的？如何去运用《道德经》和《周易》调动天地之间的大能量为人类服务呢？笔者在以后的著述中，将会在针药的应用中，结合病例，在理和效之间加入更多的天、地、人合一的思想，为后学者铺设桥梁。

拙作在撰写过程中，得到恩师全民先生的指导和鼓励，终于顺利完成；又承蒙终生追随董公景昌先生的袁国本师伯亲笔题字作序，并给予指导意见；南京中医药大学研究生杨环为本书绘图；杭州毛小静女士为本书做了20幅董氏针灸穴位图，在此一并表示感谢。

刘　毅

2010 年 10 月于杭州宝泰堂

董氏针灸穴位索引

一　画

一重穴 ···················· 90

二　画

二角明穴 ················ 12
二重穴 ··················· 91
十二猴穴 ················ 162
七快穴 ··················· 145
七虎穴 ··················· 107
七星穴 ··················· 152
人士穴 ··················· 56
人宗穴 ··················· 62
人皇穴 ··················· 101
九里穴 ··················· 125
九猴穴 ··················· 155

三　画

三江穴 ··················· 160
三金穴 ··················· 155
三重穴 ··················· 91
三眼穴 ··················· 20
土水穴 ··················· 42
土耳穴 ··················· 131
下九里穴 ················ 126
下白穴 ··················· 35

下曲穴 ··················· 64
下泉穴 ··················· 123
下唇穴 ··················· 99
大白穴 ··················· 28
大间穴 ··················· 2
上九里穴 ················ 126
上白穴 ··················· 34
上曲穴 ··················· 65
上里穴 ··················· 141
上泉穴 ··················· 124
上唇穴 ··················· 99
上瘤穴 ··················· 68
门金穴 ··················· 75
小间穴 ··················· 2
马快水穴 ················ 144
马金水穴 ················ 143

四　画

天士穴 ··················· 57
天宗穴 ··················· 62
天皇穴 ··················· 99
天皇副穴 ················ 100
天黄穴 ··················· 117
云白穴 ··················· 63

木火穴 ………………………… 10

木斗穴 ………………………… 76

木穴 …………………………… 16

木耳穴 ………………………… 131

木妇穴 ………………………… 69

木枝穴 ………………………… 146

木炎穴 ………………………… 19

木留穴 ………………………… 77

五虎穴 ………………………… 23

五岭穴 ………………………… 153

支通穴 ………………………… 64

止涎穴 ………………………… 22

中白穴 ………………………… 35

中间穴 ………………………… 3

中泉穴 ………………………… 123

内通山穴 ……………………… 129

内通天穴 ……………………… 129

内通关穴 ……………………… 128

内膝眼穴 ……………………… 108

手千金穴 ……………………… 50

手五金穴 ……………………… 50

手解穴 ………………………… 40

分枝下穴 ……………………… 151

分枝上穴 ……………………… 150

分金穴 ………………………… 59

六快穴 ………………………… 145

六完穴 ………………………… 78

火山穴 ………………………… 47

火包穴 ………………………… 68

火主穴 ………………………… 71

火耳穴 ………………………… 131

火全穴 ………………………… 118

火连穴 ………………………… 79

火串穴 ………………………… 47

火枝穴 ………………………… 118

火陵穴 ………………………… 47

火菊穴 ………………………… 80

火散穴 ………………………… 80

火硬穴 ………………………… 70

火腑海穴 ……………………… 48

心门穴 ………………………… 52

心常穴 ………………………… 19

心膝穴 ………………………… 9

双凤穴 ………………………… 154

双河穴 ………………………… 160

水中穴 ………………………… 159

水仙穴 ………………………… 83

水耳穴 ………………………… 132

水曲穴 ………………………… 78

水金穴 ………………………… 147

水相穴 ………………………… 82

水通穴 ………………………… 146

水晶穴 ………………………… 84

水腑穴 ………………………… 159

水愈穴 ………………………… 65

五　画

玉火穴 ………………………… 148

正士穴 ………………………… 87

正本穴 ………………………… 142

正会穴 …………………… 134

正宗穴 …………………… 86

正筋穴 …………………… 86

四花下穴 ………………… 96

四花上穴 ………………… 94

四花中穴 ………………… 95

四花外穴 ………………… 97

四花里穴 ………………… 96

四花副穴 ………………… 95

四肢穴 …………………… 100

四腑一穴 ………………… 142

四腑二穴 ………………… 141

失音穴 …………………… 130

外三关穴 ………………… 108

外间穴 …………………… 3

外膝眼穴 ………………… 108

六　画

地士穴 …………………… 56

地宗穴 …………………… 62

地皇穴 …………………… 100

耳三穴 …………………… 132

耳环穴 …………………… 130

耳背穴 …………………… 132

光明穴 …………………… 109

曲陵穴 …………………… 58

后心穴 …………………… 158

后会穴 …………………… 136

后枝穴 …………………… 61

后椎穴 …………………… 60

州仑穴 …………………… 135

州火穴 …………………… 149

州水穴 …………………… 150

州昆穴 …………………… 135

州金穴 …………………… 149

州圆穴 …………………… 135

冲霄穴 …………………… 161

妇科穴 …………………… 21

七　画

花骨一穴 ………………… 85

花骨二穴 ………………… 85

花骨三穴 ………………… 85

花骨四穴 ………………… 86

李白穴 …………………… 63

还巢穴 …………………… 5

足千金 …………………… 105

足五金 …………………… 106

肝门穴 …………………… 52

肠门穴 …………………… 52

灵骨穴 …………………… 28

八　画

其门穴 …………………… 43

其正穴 …………………… 44

其角穴 …………………… 43

其黄穴 …………………… 118

顶柱穴 …………………… 158

明黄穴 …………………… 117

制污穴 …………………… 22

侧二里穴 ………………… 105

侧下三里穴 ·················· 105

金五穴 ···················· 163

金耳穴 ···················· 131

金林穴 ···················· 157

金前下穴 ·················· 124

金前上穴 ·················· 124

肺心穴 ······················ 11

肩中穴 ······················ 61

姐妹一穴 ·················· 112

姐妹二穴 ·················· 112

姐妹三穴 ·················· 113

驷马下穴 ·················· 121

驷马上穴 ·················· 120

驷马中穴 ·················· 120

九画及以上

指三重穴 ··················· 13

指五金、指千金穴 ··········· 9

指肾穴 ······················ 14

指驷马穴 ····················· 8

背面穴 ······················ 61

胃毛七穴 ·················· 163

重子穴 ······················ 25

重仙穴 ······················ 25

复原穴 ······················ 20

前会穴 ····················· 136

首英穴 ······················ 60

总枢穴 ····················· 138

海豹穴 ······················ 69

浮间穴 ······················· 3

通山穴 ····················· 110

通天穴 ····················· 110

通关穴 ····················· 110

通肾穴 ····················· 114

通背穴 ····················· 115

通胃穴 ····················· 115

眼黄穴 ······················ 21

落通穴 ······················ 64

喉蛾九穴 ·················· 161

脾肿穴 ······················ 17

腑肠穴 ······················ 96

腑快穴 ····················· 144

腑巢二十三穴 ·············· 163

腕顺一穴 ···················· 37

腕顺二穴 ···················· 38

富顶穴 ······················ 60

感冒一穴 ·················· 113

感冒二穴 ·················· 114

感冒三穴 ·················· 159

搏球穴 ······················ 89

解穴 ······················· 127

鼻翼穴 ····················· 149

精枝穴 ····················· 157

镇静穴 ····················· 139

附：

董氏针灸穴位彩图 20 幅

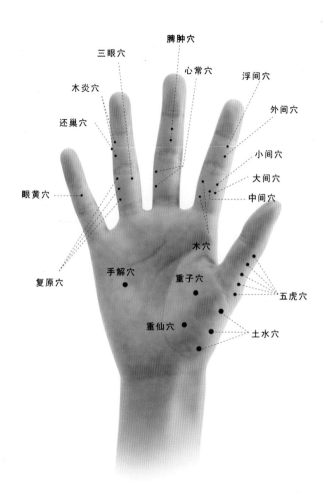

脾肿穴
三眼穴
心常穴
木炎穴
浮间穴
还巢穴
外间穴
小间穴
大间穴
眼黄穴
中间穴
木穴
复原穴
手解穴
重子穴
五虎穴
重仙穴
土水穴

一一二二部位 1

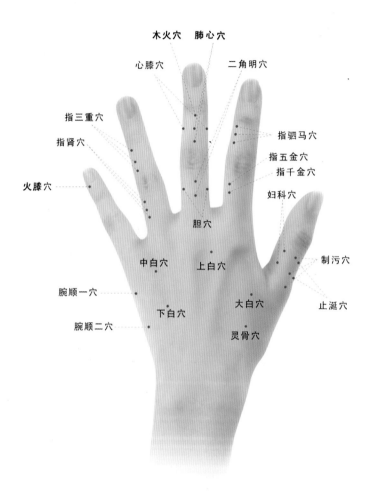

木火穴　肺心穴
心膝穴　二角明穴
指三重穴　指驷马穴
指肾穴　指五金穴
指千金穴
火膝穴　妇科穴
胆穴
中白穴　上白穴　制污穴
腕顺一穴　止涎穴
下白穴　大白穴
腕顺二穴　灵骨穴

一一二二部位2

278

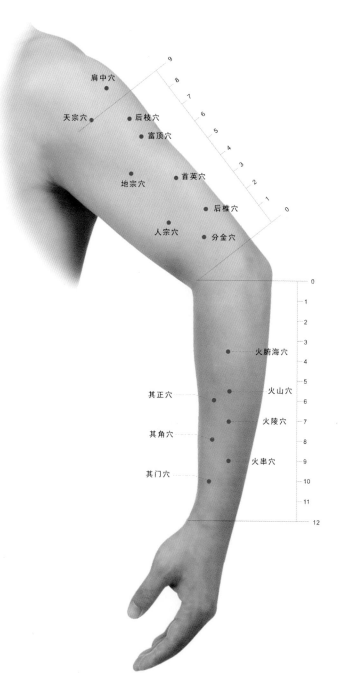

肩中穴

天宗穴 后枝穴

富顶穴

地宗穴 首英穴

后椎穴

人宗穴 分金穴

火腑海穴

其正穴 火山穴

其角穴 火陵穴

火串穴

其门穴

9 8 7 6 5 4 3 2 1 0

0 1 2 3 4 5 6 7 8 9 10 11 12

三三四四部位 1

279

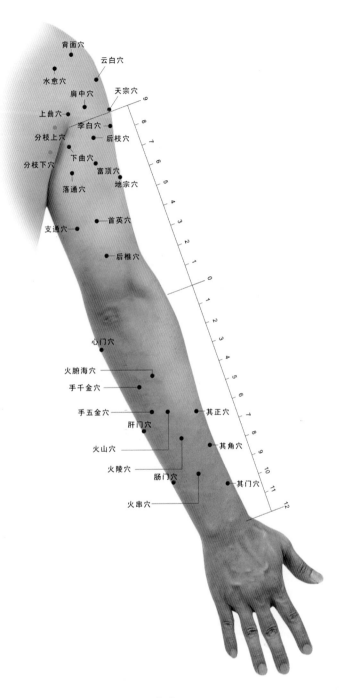

背面穴
云白穴
水愈穴
肩中穴　天宗穴
上曲穴
李白穴
分枝上穴　后枝穴
下曲穴
分枝下穴　富顶穴
落通穴　地宗穴

支通穴　首英穴

后椎穴

心门穴

火腑海穴
手千金穴
手五金穴　其正穴
肝门穴
火山穴　其角穴
火陵穴
肠门穴　其门穴
火串穴

9
8
7
6
5
4
3
2
1
0
1
2
3
4
5
6
7
8
9
10
11
12

三三四四部位 2

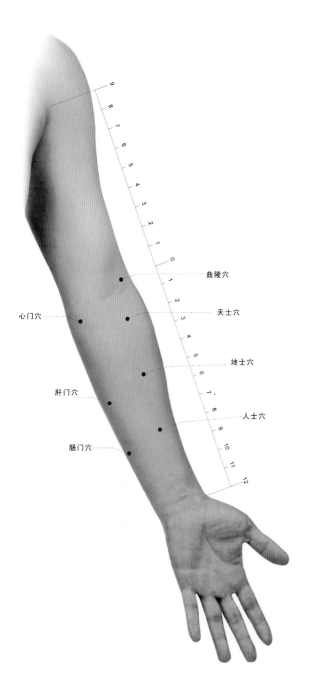

曲陵穴

天士穴

地士穴

人士穴

心门穴

肝门穴

肠门穴

三三四四部位 3

281

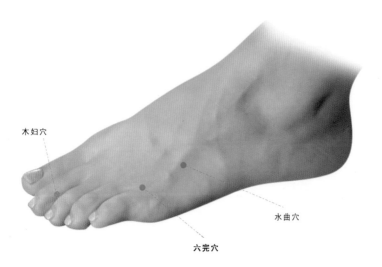

木妇穴

水曲穴

六完穴

五五六六部位 1

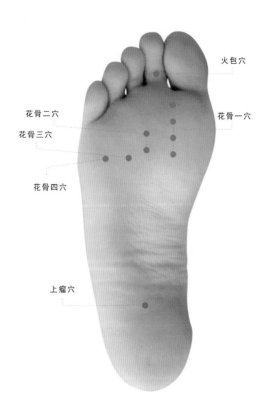

火包穴

花骨二穴

花骨一穴

花骨三穴

花骨四穴

上瘤穴

五五六六部位 2

282

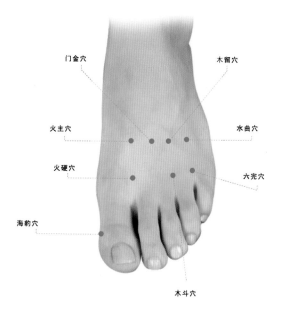

門金穴   木留穴

火主穴   水曲穴

火硬穴   六完穴

海豹穴

木斗穴

五五六六部位 3

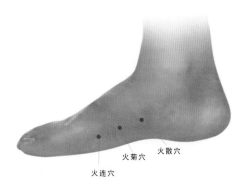

火菊穴 火散穴

火连穴

五五六六部位 4

283

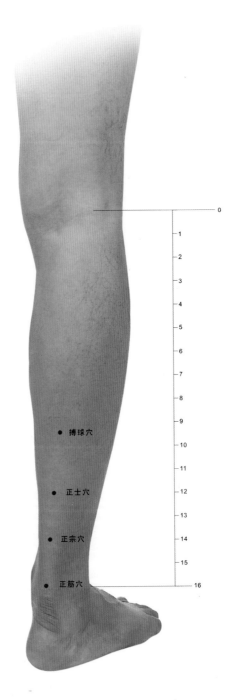

七七八八部位1

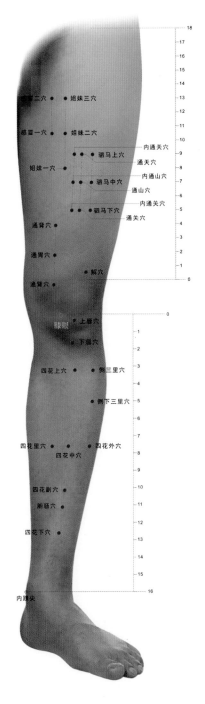

姐妹二穴 ● ● 姐妹三穴

感冒一穴 ● ● 姐妹二穴

18
17
16
15
14
13
12
11
10
9
8
7
6
5
4
3
2
1
0

● ● 驷马上穴 —— 内通天穴
—— 通天穴
姐妹一穴 ● ● ● 驷马中穴 —— 内通山穴
—— 通山穴
● ● 驷马下穴 —— 内通关穴
—— 通关穴

通背穴 ●

通肾穴 ●
● 解穴

通肾穴 ●

0
膝眼 ● 上唇穴
1
● 下唇穴
2
四花上穴 ● ● 侧三里穴
3
4
● 侧下三里穴
5
6
四花里穴 ● ● 四花外穴
7
四花中穴 ●
8
9
四花副穴 ●
10
腑肠穴 ●
11
四花下穴 ●
12
13
14
15
内踝尖 ●
16

七七八八部位2

285

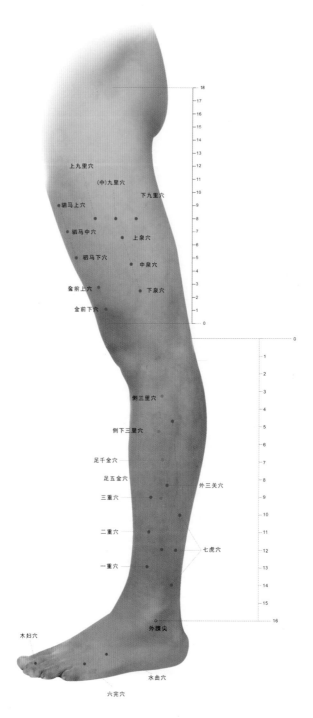

上九里穴

(中)九里穴

下九里穴

驷马上穴

驷马中穴　　上泉穴

驷马下穴　　中泉穴

金前上穴　　下泉穴

金前下穴

18
17
16
15
14
13
12
11
10
9
8
7
6
5
4
3
2
1
0

0
1
2
3
4
5
6
7
8
9
10
11
12
13
14
15
16

侧三里穴

侧下三里穴

足千金穴

足五金穴　　外三关穴

三重穴

二重穴

七虎穴

一重穴

外踝尖

木妇穴

水曲穴

六完穴

七七八八部位 3

286

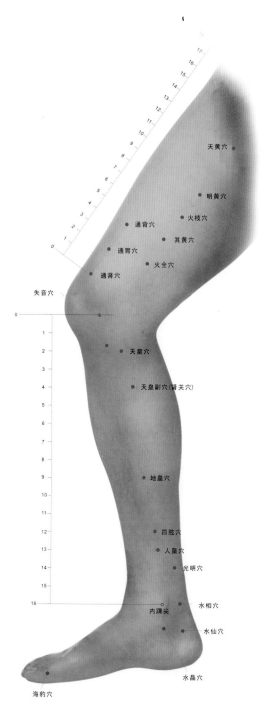

天黄穴
明黄穴
火枝穴
通背穴
其黄穴
通胃穴
火全穴
通肾穴
失音穴
天皇穴
天皇副穴(腎关穴)
地皇穴
四肢穴
人皇穴
光明穴
水相穴
内踝尖
水仙穴
水晶穴
海豹穴

七七八八部位4

287

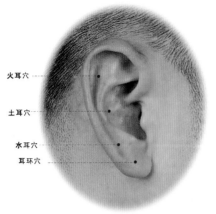

火耳穴
土耳穴
水耳穴
耳环穴

九九部位 1

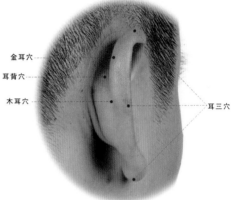

金耳穴
耳背穴
木耳穴
耳三穴

九九部位 2

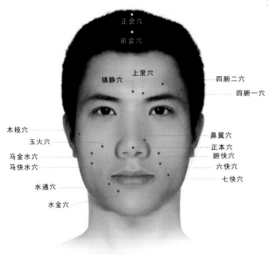

正会穴
前会穴
上里穴
镇静穴
四腑二穴
四腑一穴
木枝穴
玉火穴
马金水穴
马快水穴
鼻翼穴
正本穴
腑快穴
六快穴
七快穴
水通穴
水金穴

十十部位 1

288

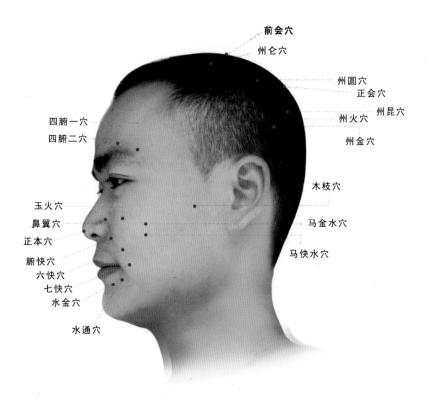

前会穴
州仑穴
州圆穴
正会穴
州昆穴
州火穴
州金穴
四腑一穴
四腑二穴
木枝穴
玉火穴
鼻翼穴
马金水穴
正本穴
马快水穴
腑快穴
六快穴
七快穴
水金穴
水通穴

十十部位2

后会穴
州水穴
总枢穴

十十部位3

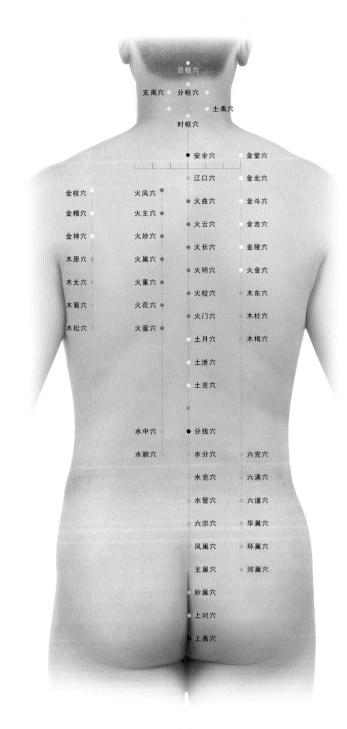

后背部位

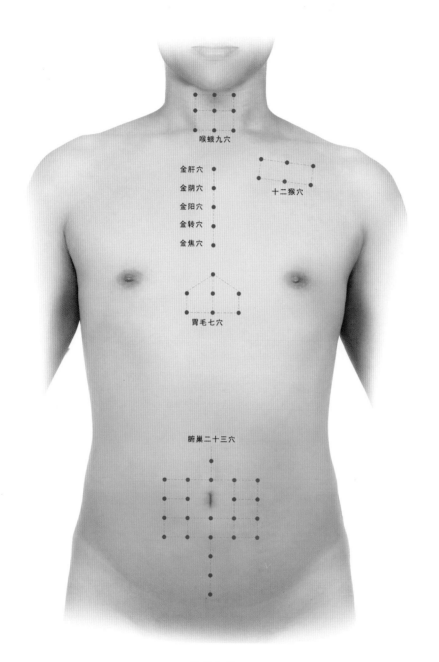

喉蛾九穴

金肝穴
金阴穴
金阳穴
金转穴
金焦穴

十二猴穴

胃毛七穴

腑巢二十三穴

前胸部位